高機能アルコール依存症を理解する

——お酒で人生を棒に振る有能な人たち——

著

セイラ・アレン・ベントン

監訳

水澤 都加佐

訳

伊藤 真理 ・ 会津 亘 ・ 水澤 寧子

星和書店

Understanding the High-Functioning Alcoholic

Breaking the Cycle and Finding Hope

by

Sarah Allen Benton

Translated from English

by

Tsukasa Mizusawa

Mari Ito

Wataru Aizu

Yasuko Mizusawa

Translated from the English Language edition of Understanding the High-Functioning Alcoholic: Professional Views and Personal Insights, by Sarah Allen Benton, originally published by Praeger, an imprint of ABC-CLIO, LLC, Santa Barbara, CA, USA. Translated into and published in the Japanese language by arrangement with ABC-CLIO, LLC through Japan UNI Agency, Inc., Tokyo. All rights reserved.

著者からのメッセージ

　私が本書を書いたのは，かつて私自身が断酒をする過程で，そしてまた，回復者として生活をしていくにあたって，必要としていた——しかし見つけられなかった——本だったからなのです。かつての私がそうであったように，自分自身の依存症について納得したいと考える人たちのための本です。なぜなら，高機能依存症者一人ひとりの物語は，社会に蔓延し続けるステレオタイプの依存症者のイメージとは全く異なっているからです。

　本書はまた，高機能アルコール依存症者たちの家族，精神保健の専門家，医療従事者，そして医学教育の現場で薬物依存症を学ぶ際にも，そして一般の人たちにも役立つでしょう。数々の研究やインタビュー，私の経験（高機能依存症者としての経験も）をこの一冊にまとめあげました。人生のさまざまな段階（高校，大学，大学院，社会）における高機能依存症者の特徴や言動パターンを描写しています。各章の終わりに私の過去の日記や振り返りを添えましたが，それを読んでいただければ，実際に私が依存症者として経験した考えのゆがみがどのようなものであったかがわかると思います。それはアルコール依存症という病気が依存症的な考えの中で作り出したものであり，他の高機能依存症者たちも同じように経験すると思われるものです。

　本書の後半部分は回復に焦点を当てており，高機能依存症者には，どのような治療の選択肢があるのか，また高機能依存症者が直面するかもしれない障害について知る情報源にもなると思います。結局，ここで描かれているのは，断酒をした高機能依存症者たちが，ただ断酒をするだ

けでなく長期にわたって自分の課題に取り組み続ける必要があると気づき，そして自分の人生の中に心の安らぎと本当の自分を見つけるまでの探索の試みなのです。

2010 年 7 月

セイラ・アレン・ベントン

まえがき

　本書は，これまで語られてこなかった何百万人もの依存症者たちの物語を描写しています。本書が目指しているのは，アルコール依存症者は皆同じ病気に苦しんでいながら，それがさまざまなかたちであらわれているかもしれないということを社会に知ってもらうことです。ホームレスも高い地位にある組織の幹部も，どちらもアルコール依存症者になる可能性があります。社会経済的な階級，教育レベル，また外見が違うからといってアルコール依存症という病気に違いがあるわけではないのです。しかしながら，高機能アルコール依存症者は，勉強や仕事をこなして成功する能力を持っているため，しばしば治療を始めるのが遅れたり，全く治療がなされなかったりすることがあります。ありとあらゆる依存症者は，診断を受け治療されるべきです。なぜなら，否認が彼らを死に追いやるからです。

　高機能依存症者という言葉は，多くの人にとって理解したり共感したりできる言葉のようですが，皮肉なことにまだ正式に定義されたり検討されたりしたことがありません。社会には何百万人もの高機能依存症者が存在していて，その言葉を知っている人は使いますが，高機能依存症の実態とこの分野の研究との間には驚くべき溝があるのです。

　本書は，臨床家がアルコール依存・乱用を診断するときに使ってきたアメリカ精神医学会の「精神疾患の分類と診断の手引第4版改訂版」によって定義された伝統的診断基準に挑戦しています。なぜなら，多くの高機能アルコール依存症者はこの診断と治療の間にできた溝から漏れ落ちて放置されてしまうからです。さらに，依存症という病気に対する世間にはびこった社会的な否認とステレオタイプのイメージが，アルコール依存症者たちを取り巻いています。アルコール依存症の新しいイメー

ジが明らかになることが不可欠ですし，そこには高機能依存症者も含まれていなければなりません。

　本書は，関連する研究成果，依存症の専門家や高機能依存症からの回復者へのインタビュー，そして著者の個人的振り返りを組み合わせています。依存症や精神保健領域のさまざまな専門家がインタビューに応じてくれたことによって彼らの豊かな経験や見解を本書にまとめることができました。高機能依存症者の当事者インタビューでは，彼らの個人情報を守りながら一人ひとりの人物像を明らかにするために仮名を用いたり，あるいは性別，職業，必要と思われる場合には断酒歴などを紹介したりもしました。彼らは皆 12 ステップの回復プログラムを通してアルコールを断っていました。各章の終わりには，「今だからわかること：筆者の振り返り」と題したパートを設け，筆者が実際に書いた過去の日記を紹介しながらそのとき何が起こっていたのかを著者自身が考察しています。それらを読むことによって，高機能アルコール依存症というテーマについて，筆者が精神保健カウンセラーという専門家としてだけでなく，一人の当事者としても理解していく様子を知ることができるでしょう。

謝辞

　まず，私を救ってくれた AA の 12 ステップ回復プログラムに深く感謝したい
と思います。アルコールを断つことなしに，本書と今の生活は決してありえな
かったでしょう。そして，仲間たちへ。あなたたちは，私の回復という大きな挑
戦に対して心から共感する同士のネットワークとして支えてくれています。イン
タビューに応じてくれたアルコールを断った依存症者の皆さんにも，絶えること
のない感謝を送ります。皆さんの声が本書の心であり魂となっています。皆さん
の正直さのおかげで，そして皆さんの経験によって，多くの当事者が助けられる
ことでしょう。よき手本となり自らの経験による知恵を分かち合ってくれた私の
スポンサーにも感謝しています。私に，スポンサーという名誉な役目を経験させ
てくれた人々にも。皆さんと回復への道のりをともに歩めることは喜ばしいこと
でした。

　さらにさまざまな話を聞かせてくださった専門家の方々にも深く感謝します。
皆さんの知恵や専門性は，本書に計り知れないものをもたらしてくれました。次
の方々にお礼を述べたいと思います。ハーバート・ベンソン博士，リチャード・キャ
ロン氏，クリニカル・ソーシャルワーカーのテレサ・バロック・コーエン女史，
看護師で CS，理学修士でもあるジョアナン・デューダ女史，アナ・コソック博士，
マイケル・レビー博士，クリニカル・ソーシャルワーカーのマウラ・マリガン女
史，医療ソーシャルワーカーでもあるアルフレッド・C・ピータース博士，クリ
ニカル・ソーシャルワーカーのメラニー・レナウド女史，ルイス・T・サンチェ
ス博士，ジェームス・スコルツェリ博士，教育学修士のライアン・トラヴィア氏，
デイビッド・C・トレッドウェイ博士。

　私の人生に関わってくださったスーパーバイザーや精神保健の専門家，そして
同僚たちには，心からありがたいと感じています。皆さんの洞察や導きによって，
他の人の相談に乗り助言をする能力を磨くことができました。ジュリー・シルバー
博士の指導の下，ハーバード大学医学部の社会人教育コース，図書，回顧録，ノ
ンフィクションなどを通してこのような機会を得ることができました。私はこの
ことに永遠に感謝し続けるでしょう。そしてまた，担当編集者であるスザン・ア
イエロ博士へ。あなたは公的な立場においてだけでなく，非公式な私のセラピス
トとしてもかけがえのない人です。研究助手のテラ・カレメインへ。あなたの情
熱と情報を見つけ出す才能は，私自身が身動きが取れなくなったときに最も役に

立ってくれました。

　そして，回復への道のりをすばらしい夫と手を携えて歩き続けられることを誇りに思っています。あなたの無条件の愛や，本書を書いていたときにあなたが示してくれていた心の平和に感謝したいと思います。結婚最初の１年，私はいつもコンピューターの前に座っていて，テイクアウトの食事を注文してばかりだったのを許してくれてありがたいと思っています。回復の最も難しい時期の間もずっと，私が弱気になって，ひどい状態だったときでさえ，あなたは希望と信頼を持って私の味方でいてくれました。あなたは本当にすばらしい人だし，あなたと人生をともにできるなんて私は本当に恵まれています。

　人生を通してゆるぎない愛を与え，生涯にわたる夢を追い求めるよう励まし続けてくれた両親にも恵まれました。両親は，私の回復への努力をいつも助け，自分らしく生きるよう励まし続けてくれています。父は，書き記すことで自分を表現するひらめきを与えてくれ，私を信じ続けてくれたことに感謝しています。母や親としての否認を撃退する強さを持ち，私のアルコール依存症を自分自身にも，そして当事者の私にも受け入れられるようにしてくれたのです。私の心によりそってくれたことや深い思いやりに対して私は感謝し続けるでしょう。私の編集者になるよりも母親として，より優れている人だったということを知りました！

　何年もの間，近くても遠くてもそこにいてくれた友人たちにも感謝をささげます。皆の友情に，私は深く感動させられました。私たちは，出会うべくして出会ったと私は信じているし，皆はそれぞれ私の人生に意味をもたらし，そしてかけがえのない光を送り込んでくれました。すべて神が人々を通してなさったと私は信じています。一つひとつの章を熱心に読んでフィードバックしてくれたトリシア・アンダーソンにも感謝を。彼女はおおいに私を助けてくれました。

　人生におけるすべての経験，うれしいこともつらいことも，対処する力を与えてくれた神に感謝します。今の私があるのもすべての葛藤のおかげであり，それらによって私は深い信仰を持つことができたのです。私は成長し続け，自分の奥底にあるスピリチュアリティにつながることで人生における心の平安を感じることができるのです。

　最後に，可愛い猫のリーラとタルクへ。あなたたちは，神様からのかわいい贈り物よ。

目　　次

《注釈と参考文献について》

　本書中の注釈（「¹」「¹⁰」などの肩つき数字）と参考文献については，星和書店ウェブサイトに一覧を掲載しております。参照されたい場合は，ウェブサイトの本書のページよりダウンロードしてご利用ください。

　なお，編集の都合により本文を一部割愛しているため，本文中に示されている注釈が続き番号になっていない箇所があります。

第1部

|||||||||||||||||||||||||||||||||||||||||||||||||||||||||||||||||||||||||||||||||||||||||||||||||||||||||||||||||

進行性の病・アルコール依存症

|||||||||||||||||||||||||||||||||||||||||||||||||||||||||||||||||||||||||||||||||||||||||||||||||||||||||||||||||

第1章

序

―高機能アルコール依存症者―

高機能依存症者の物語

トレイシーの場合

　トレイシーは 31 歳で，ニューイングランドにある有名なカトリック大学で図書館司書をしています。彼女がはじめて飲めるだけ飲んで酔いつぶれたのは 11 歳のときでした。彼女は高校時代にはパーティーには行きませんでした。なぜなら良い大学に進学することだけに焦点を当てた生活をしていたからです。大学 1 年のときにはじめてパーティーに参加しました。彼女が覚えているのは最初にビールを一本飲んだことと，そして目覚めたら見知らぬ男性とともにシャワーを浴びていたことでした。この恐怖の体験後は，「安全な」場合だけ飲むことに決め，飲み騒いで酔いつぶれていました。トレイシーは大学を卒業し，バーによく飲みに行く人たちと友達になりました。この時点で彼女はすでに毎日飲むようになっていたのです。彼女は実はアルコール依存症だった父親のように自分も飲み始めているということを危惧していました。アルコール

依存症という病をある程度認識していたので，彼女は自分の飲酒をコントロールしようとはしましたが，しかしなかなか思うようにはいきませんでした。トレイシーは国を横断するような遠距離の引っ越しをして大学院に進もうと決心をしました。そうすることで，自分の飲酒問題を治せると考えたのです。彼女は AA（アルコホリクス・アノニマス）の 12 ステッププログラムのミーティングに興味本位でしたが参加するようになり，断酒が容易にできそうだと確信するようになりました。しかし大学院時代にも飲酒は続き，飲酒による失敗をかくし，「誰も傷つけていない」という理由でそれらの失敗を否認し，正当化するのでした。トレイシーはうまく修士課程を修了して学位をとり，そして大学に就職しましたが，彼女の無茶苦茶な飲酒は数カ月ごとに前触れなしに起こりました。彼女は仕事はかろうじて維持しましたが，自分自身にした二度と飲まないという約束は破り続けていたのでした。

ジェイコブの場合

　ジェイコブはニューイングランドで家庭医をしている 42 歳の医師です。彼は高校時代にときどき飲酒するようになりました。あまり社交的なタイプではありませんでした。彼は奨学金を受けられる優秀な奨学生で，卒業式では生徒代表として開会の辞を述べ，そして工業学校で学ぶ学費全額に奨学金が認められたのです。学生時代，1 週間に 3 〜 4 晩は飲むようになりましたが，優秀な成績で多方面に秀でた生徒と受け止められていました。それから彼はある上流階級の音楽学校に受け入れられて，夜も働き，そのため飲酒する時間はほとんどなくなりました。そして彼は 27 歳で結婚し，妻には飲酒することをかくすようになりました。しかし，30 歳で離婚してふさぎ込むようになり，医学部に行けば「自分の何かを癒す」ことができるだろうと確信して，医学部受験のために 4 年を費やしました。34 歳で医学部に入り，新しい街で一人暮らしを始めました。彼は毎日酒を飲んでいましたが，どの日も「今日こそが酒を

飲む最後の日だ」と自分に約束するのでした。しかし，ジェイコブは医学部在学中ずっと飲み続けていたし，そのうえ，どの科目もなんとか平均水準を超える成績を収めていたのです。連日飲み続ける間に臨床実習のローテーションも無事に終え，病欠しなければならないこともまれでした。

エリザベスの場合

エリザベスは63歳で，彼女がはじめて飲酒したのは21歳のときでした。10年間くらいは付き合いで1週間に多くても5杯しか飲んでいませんでした。彼女が飲むのは白ワインだけでした。エリザベスは24歳で美術学修士号を取り，30代は夫と暮らすようになって生活スタイルが変わりました。エリザベスと夫はともにストレスを和らげるため，そして大変な仕事のごほうびとしてアルコールを用いるようになったのです。彼女は飲酒によるはじめての記憶の欠落（ブラックアウト）を30代はじめに，二度目は33歳で経験していますが，毎晩ワインを飲んでいました。エリザベスには子どもたちがいましたが，妊娠期間も授乳期間もずっと飲んでいたのです。おおよそ5年くらいの間に，何度もブラックアウトを経験し，そこでAAの12ステッププログラムのミーティングに通うことに決めました。彼女は3年間で5回だけ参加して断酒していました。彼女はセラピストが自分に伝えたことを回想しました。「たぶんあなたはアルコール依存症者ではない。あなたは何かに依存するような性格ではありません」。彼女自身が受けた信仰的な生い立ちのために，アルコールによって自分自身を見失っているだけなのだと示唆したそうです。そのため，エリザベスは再びワインを飲むようになり，瞬く間に彼女の飲酒はまた以前のような飲み方に戻ってしまったのです。エリザベスは，断酒をするのではなく，自分の飲酒量をコントロールしようとすることに無駄な時間を費やしました。そして，夫が彼女の飲酒を心配し始めたのです。そのため彼女は他の12ステップグループに参加

することを決めました。そのグループはアルコール依存症に対するスティグマが軽いように感じたのです。「私が教育を受けた学校，私の同級生，社会における私のような地位にいる人々，そして成功した私の夫は，アルコール依存症になんてなりえない」。そうエリザベスは感じていたのです。

マシューの場合

　マシューは33歳で，飲酒するようになったのは高校時代のことでした。アルコールは心配や不安を取り去ってくれるように彼は感じたのです。両親は，彼が飲酒するのを注意したので，酒類を入手できるのはごくわずかでした。家を離れてとても評判の良いビジネススクールに進学して，それからは，彼は勝手気ままに飲むことができました。マシューはビジネススクールでの評価は競争で，卒業した後にどれだけ多くの金を稼げるかを決めるのも成績しだいだと考えていました。この時点で彼は毎晩飲んでいたし，今振り返ってみれば，自分は「少なくとも外見ではみんなと同じ」だと証明しようとする気持ちの強さが，飲みながらも彼を頑張らせる原動力になっていました。彼はなんとか学部時代ずっと友達付き合いの和も保ち，彼女も持ち続けました。しかし卒業してすぐ，飲酒運転で逮捕されました。マシューは怖くなったし，逮捕されるのはこれまで育ってきた道のりや，自分自身の人生について持っていた「自分の家を囲む白いフェンス」のイメージに反していると感じたのです。若い職業人として，彼は毎日飲んだけれども勤務中には決して飲むこともなく酔ってもいませんでしたが，しだいに仕事と飲むことを両立させることは難しいと気づきました。しかし彼は，仕事は自分が「まだ大丈夫だ」と証明する時間であり，「頑張り屋モード」にいるということを証明する時間だったのです。

　「高機能アルコール依存症者（高機能依存症者，HFA）」という言葉

は矛盾した表現のように聞こえますが，実はそうではないのです。トレイシーもジェイコブも，エリザベスも，そしてマシューもみんな高機能アルコール依存症者なのです。彼らはホームレスや，仕事や家族・友人，そして家を失った底辺の酔っぱらいたちのような典型的なタイプには当てはまりません。それどころか，彼らのアルコール依存症は違ったかたちであらわれています。そのため本人だけでなく家族や友人，同僚など，周囲の人たちも彼らがアルコール依存症であるとは思えないという結果になっているのです。実際にはアルコール依存症なのに，それを否認することにつながっているのです。

アルコール依存症についての事実と全米統計

　米国保健福祉省が 2007 年 5 月に発表したアルコール乱用やアルコール依存症の評価基準を満たす全米 1800 万人についての研究では[2]，依存症者のたった 9％だけが慢性的で深刻なアルコール依存症者だと報告しています。「年をとっていて，たいていは男性で，道に倒れこみ，（アルコールのボトルの入った）茶色い紙袋を握りしめている。この哀れなイメージ，望みもなく堕落したイメージの転落した大酒飲みのイメージを作り上げているのが，まさしくこのわずか 9％の依存症者なのです[3]。この典型的なイメージこそが，私たちの頭に強い印象を残し，多くの人々がアルコール依存症についての真実を知ることを妨げてきたのです。これ以外にこの研究でわかったことは，若い成人は 30％がアルコール依存症者であり，さらに 20％が「高い機能を持ち高い収入を得ている高学歴者」[4]であり，これは最高 50％の依存症者が高機能依存症者かもしれないということなのです。

　マイケル・レビー博士はマサチューセッツ州の CAB 健康回復サービスで臨床治療サービスの責任者をしており「最初の一歩を踏み出そう」

というグローセスター地域の依存症についての新聞コラムの筆者です。
彼は米国のアルコール依存症者の大部分は高機能の人だと考えています。レビー博士によると, 彼ら依存症者はしばしば「なんとか生き延び」て十分うまくやるべきことを果たす人たちなので, 本人もまわりの人も依存症者かそうでないかに関心を持たなくなるのだといっています。臨床経験が多い看護師のジョアンナ・デューダは依存症の専門家で, 1980年代半ばに入院・通院治療が可能な解毒施設を立ち上げましたが, 今もアルコール依存症者の治療を続けており, 90%の依存症者が高機能の人たちだろうと推測しています。クリニカル・ソーシャルワーカーのメラニー・ルノーも, マサチューセッツ州ボストンのブリガム女性病院の依存症者治療の専門家ですが, 全依存症者の 75%が高機能だと考えています。

　アメリカの高機能アルコール依存症者の推定値から考えると, これまでの研究の貧弱さに驚かされます。これまでアルコール依存症者や依存症一般についての数多くの研究が行われてきていますが, 高機能依存症者についての情報はごくわずかしかありません。高機能依存症者について尋ねた際, ヘーゼルデン財団図書館の責任者でさえ高機能アルコール依存症者に関する研究を見つけるのに苦労していました。ある大学の医学部における高機能アルコール依存症者に焦点を当てた研究が一つと [5], もう一つは高機能の中年男性たちが自らの飲酒パターンをどう認識しているかを調査したものしかないのです [6]。高機能依存症者であろう人々によって書かれた回想録や本がいくつかあり, 『アルコール・ラヴァー: ある女性アルコール依存症者の告白』(キャロライン・ナップ著)はニューヨークタイムズ紙のベストセラーでした [7]。それにもかかわらず, 高機能依存症者について, 多くはいまだに調べられていないのです。

　なぜ依存症者の調査研究にこのようなギャップがあるのかと尋ねられれば, ルノーやデューダのような専門家は以下のように推測しています。高機能の依存症者は慢性的に飲んだりやめたりを繰り返す依存症者のよ

うに国の財政システムに迷惑をかけないし，社会的問題にならないから
だと。そのため，研究助成金は，治療をするような依存症者に関しての
調査研究のほうに与えられる傾向があるのです。クリニカル・ソーシャ
ルワーカーのモーラ・マリガンは，マサチューセッツ州ボストンにある
ウェントワース工科大学のカウンセリングサービス部の部長ですが，以
前は外来患者向け薬物乱用治療施設で悪習慣を変えるためのプログラ
ムの責任者をしていました。彼女は，高機能依存症者の調査研究の欠
落について，「彼らが仕事を保持し続け，法律を犯さずにい続けること
によって治療から巧みに逃げおおせていることによるのだろう」と考え
ています。その一方で，彼女は研究者たちがアルコール依存症者をいく
つかの異なるタイプに分離・選別したくないのではないだろうかと考え
ています。なぜなら，他の依存症者と同じようには病んでいない依存症
者がいるということを示唆したくないからだろうというのです。また，
今までのこの領域における考え方としては，依存症は一つの病気，男性
も女性もなく，若者も高齢者もない，みんな同じ依存症だ，という考
え方が支配的だったからでしょう。*Before It's Too Late: Working with
Substance Abuse in the Family*（手遅れになる前に：家族における薬物
依存症者と治療）を含むいくつかの著作があるデイビッド・C・トレッ
ドウェイ医師は，30 年以上もアルコール依存症者とその家族の治療を
してきました。彼はこう言っています。「高機能依存症者の多くが，通
常民間の高額で守秘義務で守られる施設で治療しているのに対して，高
機能でなく，社会に適応していないアルコール依存症者は，公的な施設
で治療を受けていることが多く，それだからより調査研究がされやすい
傾向にあるのだろう」。トレッドウェイはまた，高機能依存症者は調査
研究の対象にされることを好まないのかもしれない，とも言っています。

高機能アルコール依存症の有名人

　歴史を通して，高機能アルコール依存症の有名人は存在するし，職業としても個人としても生活を維持することが可能で注目を浴びる企業の幹部もいます。1978 年，ベディ・フォードが大統領夫人になった１年後，家族は彼女がアルコール依存症の治療を受けるようにするため，介入（インタベンション）の場を設けました（監訳者注：ベディ・フォードの著書 *Betty: A Glad Awakening*，邦訳『依存症から回復した大統領夫人』〈水澤都加佐監訳，大和書房〉に詳述されている）。ベディ・フォードは 1982 年，親友のレオナルド・ファイヤストーンと共同でベディ・フォード・センターを設立しました。この治療センターは，スペースの半分は男性用ですが，特に女性が支援を必要としていることを強調しています[8]。女優のエリザベス・テーラーはベティ・フォード・センターに入ることを受け入れました[9]。1984 年にはやはり女優のメリー・タイラー・ムーアが何度かのブラックアウトを経験した後に同センターに治療のために入院し，その後依存症者家族のための援助者として働いていました[10]。2001 年には，宇宙飛行士のバズ・オルドリンが 12 ステップの回復プログラム[11]を通してアルコール依存症の治療を受けたことを認めました[12]。十代の憧れの的，バックストリートボーイズの歌手である A・J・マクリーンはグループがツアー中だった 2001 年 7 月にリハビリ施設に入りました。有名な司会者であるパット・オブライエンは，長年テレビ番組の「アクセス・ハリウッド」や「ザ・インサイダー」で活躍しましたが，2005 年，自らのアルコール依存症を認め，ロサンゼルスの施設に 4 日間のリハビリのために入院しました[13]。

　もっと最近では 2006 年 5 月，下院議員のパトリック・ケネディが自らを薬物依存とアルコール依存症でもあることを認めました[14]。アルコール依存症からの回復者であることをすでに認めていた俳優のロビ

ン・ウィリアムズは，1982年にはじめて酒を断ってから2006年に再発しました[15]。2006年11月には，アメリカンフットボールの伝説的な選手であるジョー・ネイマスが自らの人生にわたる「連続飲酒発作」（監訳者注：体からアルコールが24時間抜けないような飲酒を何日も続ける飲み方）を認めました。全国放送のテレビで酔っているのが明白になった後，彼はプロに助けを求める決心をしたのです[16]。2007年のミス・アメリカであるタラ・コナーは「私はアルコール依存症です」と認め，ミス・アメリカの王冠を守るためにリハビリセンターに入りました[17]。カントリーミュージック歌手でグラミー賞受賞者でもあるキース・アーバンは39歳だった2007年の5月に，専門施設での3カ月間のリハビリを終了しました[18]。エリック・クラプトンは2007年に出版された自らの自伝「クラプトン」で，長期にわたってアルコール依存症との大きな戦いを経験したことを明らかにしました[19]。2008年1月には，当時の大統領だったジョージ・ブッシュが「依存症という言葉は自分に当てはまっていた」と公に認めました。1976年に飲酒運転で逮捕されたことを認めており，最終的には1986年の40歳の誕生日祝いで深酒をした後，飲むのをやめたのです。回復期にある若者たちへのスピーチの中で，彼は以下のように話しています。「私は飲むのをやめなければならなかった，そして依存症は，君たちを病に陥れるために君たちの愛情を得ようとし，君たちはその罠にはまるようにアルコールと恋に落ちてしまう」と言いました。彼は続けてクリスチャンとしての信仰が飲まずにしらふでい続けることを助けてくれていると言っています[20]。ここに挙げた人々の名は，自らアルコール依存症者であるために治療を求めた，と公に認めている有名な人たちのごく一部にすぎません。付け加えていえば，世間には，依存症の治療を受けずにいる，あるいは自らが依存症だということを何も言わずに黙っている人たちがもっともっとたくさんいるということなのです。

アルコール依存症を定義する

　高機能アルコール依存症者の特徴を定義するためには，まずはじめにアルコール依存症の症状を明らかにする必要があります。アルコール依存症のカテゴリーと症状については大きな二つの流れがあります。一つがアメリカ精神医学会による「精神疾患の診断・統計マニュアル第4版改訂版」（DSM-IV-TR）によるものです。DSM-IV-TR は精神保健の専門職が患者を診断するときに使われるもので，アルコール使用障害について二つの診断基準を確立しました。それは，アルコール依存とアルコール乱用です[21]。二つ目はアルコホリクス・アノニマス（AA）と呼ばれる匿名を原則とする断酒のための自助グループが使っている教科書ともいえる「アルコホリクス・アノニマス」，一般的には「ビッグブック」[22]という通称名で知られる本の中に見つけることができます。この医学的・臨床的ではないアプローチが，依存症者が自分自身の依存がどんなものかを明らかにし，そしてそれを認められるようにしています。

　アルコール依存症と診断される人にとっては，薬物依存症という診断基準も当てはまるに違いありません。精神科領域では，「アルコールへの依存」（alcohol dependence）という言葉はアルコール依存症（alcoholism）と同義語です。

　以下の四つの項目は，DSM-IV-TR のアルコール依存症の診断基準を要約したものです。

- アルコールへの身体的依存は耐性の兆候か離脱の症状によって示される。離脱は大量飲酒の4〜12時間後に発症する身体的症状によって特徴づけられる。
- 飲酒による悪影響があるにもかかわらず，離脱症状を避けたり軽くしたりするためにアルコールを飲み続ける。

▪ 一度強迫的な飲酒パターンができあがると，アルコールの入手，飲酒，または飲酒の作用からの回復に多くの時間を必要とする。

▪ 精神的または身体的問題が飲酒によって起こり，悪化していることを知っているにもかかわらず（例えば抑うつ状態，ブラックアウト，肝障害など），飲酒を続ける。[23]

　アルコール乱用はより少ない症状で診断され，アルコール依存よりは深刻でないと考えられています。また，診断基準は主にアルコール使用のマイナスの結果の方に焦点を当てています。アルコール乱用とアルコール依存との大きな違いは，アルコールを乱用する者がアルコールに精神的に依存していないということです。身体的な依存では，本人の身体がその物質に依存するようになるのです。飲酒をやめると，身体的な依存がある場合は離脱症状（例えば吐き気，発汗，心臓の高鳴り）を経験し始めます[24]。アルコール乱用と診断された人は，薬物乱用という診断基準もまた満たすに違いありません。下記は DSM-IV-TR でのアルコール乱用の診断基準を要約したものです。

▪ 学校や職場での業績は，仕事中の飲酒，またはその後遺症や余波の悪影響を受けているかもしれないし，学校や職場に行けなくなることがあるかもしれない。

▪ 育児や家事の責任が放棄されることがある。

▪ 身体的に危険な環境下においても（例えば酒気帯び運転）アルコールを飲むことがある。

▪ アルコールの飲用のために，法律的な問題が起こる（例えば逮捕）。

▪ 飲み続けることが社会的または個人的な問題につながる（例えば児童虐待）とわかっているにもかかわらず，飲酒を続ける。[25]

　AA で読まれている「ビッグブック」の視点は，アルコール依存症

の疾病概念に基づいてはいますが，DSM-IV-TR で使われている用語
や診断基準とは異なっています。米国立アルコール乱用・依存研究所
（NIAAA）によれば，アルコール依存症は他の多くの病気のように一
つの病気であり，慢性で生涯にわたる病気だと考えられています。依存
症は予測される経過と症状を呈し，脳の中で変化が起こっていることを
実証する科学的な根拠があります[26]。「ビッグブック」の中でのアルコー
ル依存症の症状の表記は，医学的な定義ではなく一般の人に向けたもの
で，一人の人が「自分はアルコール依存症者なのだ」と自分を認識する
のに必要な情報や方法を提供しています[27]。それとは対照的に，専門家
は同じ人に対して，アルコール依存症だと診断する（つまり，「あなた
はアルコール依存症者です」と言うことになる）かもしれないし，しな
いかもしれません。

1．この病気の飲酒に対する身体的渇望は「ビッグブック」の中の「医
　　師の意見」という章で描写されています。この章にはウィリアム・
　　D・シルクワース医師が 1935 年，依存症治療を専門に何年も働
　　いた後に書いた手紙が載っています。彼はアルコール依存症者は
　　普通にお酒を飲む人たちが持っていないアルコールに対してのア
　　レルギーや過敏さを持っている，と言っています。アレルギーを
　　持っていたり過敏だったりする人がいったん飲酒すると，アレル
　　ギーが発症し，そしてその人は「彼らの精神的コントロールを超
　　え，圧倒された強い欲求によって飲み続けるのだ，と言っていま
　　す[28]。

2．アルコール依存症者は普通の飲酒者が経験する感覚とは全く違う，
　　「表現することが難しいような」高揚感を経験します[29]。この表
　　現しがたい高揚感は，次に飲んでまた同じようにアルコールの効
　　果を感じられるのはいつなのか，という精神的な強迫性（監訳者注：
　　取りつかれたように飲酒することを考える）につながるのです。

3．アルコール依存症者は飲むのをやめたいという願いを持っていることがあります。しかし，依存症者なら知っているように，これは依存症者の不可解な特徴でもあるのです[30]。どんなにやめたいという願望が強くても，また，飲酒をやめなければならない必要性が強く，やめなければならない理由があっても，やめることは一人ではいかんともしがたいのです。飲酒したことによって，悲惨な結果や危険な結果をもたらすかもしれなくても，アルコール依存症者はまた飲むのです。

4．アルコール依存症者は飲むと，その人らしくないふるまいをします。「彼は飲んでいる間，ばかばかしい，信じられない，悲惨なことをやる。まさしくジキル博士とハイド氏」なのです[31]。

　アルコール依存症が進行すると，最初の1杯を求める精神的な強迫性に屈するようになり，この最初の1杯がアルコールを渇望する現象の引き金となります。そして彼らは飲みながらばか騒ぎをやり，後で深い後悔に陥るのですが，それでも治療や援助を受けない限りはそのサイクルを何度でも繰り返します。「ビッグブック」はまたアルコール依存症者の五つのタイプを記しています。

⑴「感情的に不安定な精神病質者」で，しばらくの間飲酒を控えようとする人
⑵「自分は健康に飲めない，飲んではいけないということを認めたがらない人」で，なんとか上手に飲もうと，飲む酒のタイプや飲むときの環境を変えようとする人
⑶「しばらくの間アルコールを全く飲まないでいれば，その後危なげなく飲むことができるようになる」と信じるタイプの人
⑷「双極性障害のタイプ」
⑸飲んだアルコールの効果が体内にあるとき以外はあらゆる点で完全

　　に普通のタイプ。彼らはしばしば能力があり，知的で親しみやすい
　　人たちである。[32]

　これらの異なる視点は，治療を行うグループと 12 ステップ回復プロ
グラム，さらにいえば 12 ステップをベースとした治療施設との間に見
解の相違を生んでしまいました。心理学や社会福祉の博士課程や修士課
程の多くのプログラムでは，学生にアルコール依存症がどういうものか
を，DSM-IV-TR の診断基準というレンズを通して教育しています。
ジェームス・スコルツェリ医師はボストンのノースイースタン大学大学
院課程の薬物依存症分野の教授で，30 年以上も底辺のアルコール依存
症者を中心に治療を行ってきました。彼は自らが教える 16 週間の授業
の中で，アルコールについての議論に 2 時間ほど費やします。彼は自ら
の授業で高機能アルコール依存症者についての議論がもっと必要だとは
考えてはいません。なぜなら，「高機能であろうとなかろうと，あるい
は低機能であろうとなかろうと，アルコール依存症は結局は同じ病気だ
から」だと言っています。
　一方，ルイス・サンチェス医師は州立医師保健プログラムの会長でマ
サチューセッツ州の医師保健プログラムのディレクターでもあります
が，30 年の間ハーバード大学で訓練を受けた依存症専門の精神科医と
して仕事をしています。サンチェス医師は，医学界は，アルコール依存
症の疾病概念を受け入れる分岐点と移行期にある，と考えています。依
存症という疾病概念が身近なものになって，たった 50 年くらいにしか
ならないと言い，こう付け加えています。「医学会が脳や神経伝達物質
などといった薬物の好ましくない傾向を調べるようになってきたのは最
近 10 年程度でしかない。私の意見では，今や病気の概念はもっと明確
になってきている」。
　さらに，サンチェス医師は，依存症という病が，きちんと病気として
受け入れられるのにはしばらく時間がかかると言っています。なぜなら

依存症的行動は実際に社会にとってとても大きな問題になるし，犯罪に
もつながりやすいからであり，そのため，法律の強制力を持つ当局者な
どの人たちは，病気としてアルコール依存症や薬物依存症を受け入れる
のが難しいのだ，と言っています。医療ソーシャルワーカーのアルフレッ
ド・C・ピータース博士は，歯科医療の場や一般医療の場でアルコール
依存症に出会うことが増加するのに伴って，仕事の幅がどんどん広がっ
ている，と言っています。多くの精神科医がアルコール依存症は病気で
あるということを受け入れず，代わりに，依存症は背景に潜んだ精神病
理のあらわれであると考えていると，ピータース博士は感じているそう
です。

　トレッドウェイ医師は，科学的視点から疾病モデルには不備があると
考えていて，アルコール依存症に対して医学的用語として「病気」とい
う言葉を使うことにはいくつかの欠陥があるのではないかと考えていま
す。厳密にいえば，アルコール依存症は依存症者が飲まなくても進行す
る病だという科学的根拠はないことを指摘しています。そのため，治療
の世界は 12 ステッププログラムについては，批判的で否定的なのです。
トレッドウェイ医師は続けてこう言います。「12 ステッププログラムは，
ある視点からみれば，依存症からの回復が成功する割合について言え
ば，伝統的な心理学的，精神医学的なアプローチよりも効果があるので
す。そして依存症治療が 12 ステッププログラムで成功したにもかかわ
らず，大学院や精神保健の専門家からは 12 ステップでの回復者はまだ
完全には受け入れられないのです」。リチャード・キャロンは非営利で
アルコールや薬物依存症の治療を提供する施設としてアメリカで最も早
くできた施設の一つであるキャロン・トリートメント・サービス（現キャ
ロン・トリートメント・センター，旧 Chit Chat Farms and the Caron
Foundation）の元理事です。なぜアルコール依存症が病気として分類
されるようになったか，もっとも大きな理由は，保険会社がアルコール
依存症の治療に対して保険の支払いをするようにしたからだろうと言っ

ています。さらにアルコール依存症の治療プログラムは「アルコール依存症者の利益に役立つと考えたから，支払い対象となるように働きかけた」と付け加えています。彼は，「アルコール依存症の疾病モデルは，アルコール依存症者の飲酒の責任を受け入れるためではなく，すべての関係者にその適応の可能性を残しておくのだ」と考えています。またキャロンは，疾病モデルは依存の原因——依存症者の心の奥深くで感じられている悲しみや空虚感といったものを無視している，とも言っています。

　高機能依存症者は「ビッグブック」に書かれている症状のほとんど，あるいはすべてを経験しています。しかし，仕事を維持し，きちんと育児をし，法律に抵触するような大きなトラブルを避けることで生活をなんとかやっていく能力を持っている高機能依存症者のアルコール乱用は，ビッグブックの症状の数々を診断基準として当てはめる意味がないかもしれないのです。NIAAA で治療回復研究部長をしているマーク・L・ウィレンブリング医師は，こう説明しています。「高機能を維持している人でも，依存症になりうるし，全く乱用の問題がないということはありえない。彼らは非常に成功した学生たちであり優れた両親，優れた職業人かもしれない。そして彼らは，自分の体重に注意を払っている。彼らはジムに通う。そして彼らは家に帰り，4 杯のマティーニかワインを 2 本飲むのだ。彼らは依存症なのか？　その通りなのだ」[33]。

　アルコール依存症ということに関しては，高機能依存症者は，身体依存があるかどうかはそれぞれでも，代わりに必ず精神的な依存があるものです。精神依存のある依存症者が，常習の飲酒者になっているどうかはそれぞれ異なるが，彼らは次に飲めるのはいつか，という考えに取りつかれ，またあらゆる場面で飲酒をする「必要がある」と感じているのです。精神依存という言葉は DSM-IV-TR の診断基準では言及されていません。さらに，高機能依存症者は，せいぜいふつか酔い程度を体験しても，離脱症状を経験しないかもしれないし，また離脱症状を避けるために飲む（例えば，朝の飲酒）のではないかもしれません。これらの

理由で，高機能依存症者はアルコール依存の診断基準には合わないことがあるのです。いろいろな方法で，彼らはこのアルコール依存症のモデルの「隙間をこっそりすり抜ける」ことが可能なのです。精神保健の専門職に就いているある依存症回復者は，精神的に病んだアルコール依存症者（重複診断）や依存症の退役軍人，慢性的な疾患を持つ依存症者のための精神科病棟で働いています。彼は，精神科領域では人をアルコール依存症かどうかを診断するのではないと感じています。なぜなら，彼らは身体依存があって習慣的に飲酒をしているのではなく，精神依存によるアルコール常用者であるからです。高機能アルコール依存症からの回復者である歯科医師はこう言っています。「アルコールや薬に対して身体的に病みつきになっているのか精神的になっているのかは関係ない。どちらにしても，もう依存症なんだから」と。

　NIAAA の臨床・基礎応用研究の副部長であるハワード・B・モス医師によると，NIAAA が 2007 年 5 月に発表した研究では「典型的なアルコール依存症者についての一般的なイメージを一掃すべきだ」としています[34]。このアルコール依存症に関する研究で使われているデータサンプルのほとんどは，治療の場面での個人情報から得られたものです。しかし，アルコール依存症に関連した全国的な疫学調査では，依存症者のたった 25％しか治療を受けていないことが示唆されています。ということは，DSM-IV-TR のアルコール乱用とアルコール依存の診断基準は，より深刻で，治療施設につながる臨床的特徴を持っているケースに基づいており，それ以外の依存症者にも当てはまるように一般化されたものではないかもしれないのです。NIAAA の研究は，DSM-5 の発行に向けてアルコール依存症の分類系統における変化を促すために実施されました。アルコール依存症の五つのタイプ（一般型の中の特殊型）はこの研究から下記のようにまとめられています。

　1．若い成人のタイプは，全米のアルコール依存症者の 31.5％を占め，

　　精神疾患や他の薬物乱用を併せ持つ割合は低い。彼らが自らの飲
　　酒について助けを求めることはまれで，家族に依存症者がいる割
　　合は低い。

2. 若い非社交的なタイプは，アルコール依存症者全体の 21％を占
　　める。彼らは 30 代半ばに多く，約半数が反社会性パーソナリティ
　　障害の診断を受けている。多くは精神疾患や薬物乱用問題を抱え
　　ており，3 分の 1 以上が自らの飲酒について助けを求める。

3. 社会で機能するタイプは，アルコール依存症者の 19.5％を占め，「典
　　型的には中高年で，学歴も高く，安定した職と家族を持っている」。

4. 中流家庭タイプは，アルコール依存症の 19％を占め，精神疾患
　　を患う中高年として説明することができる。このタイプの 25％
　　は自らの問題飲酒に対して治療を求める。

5. 慢性的に深刻なタイプは，依存症者全体の 9％にあたり，社会の
　　底辺にいるステレオタイプな依存症者のイメージにぴったりくる
　　ものだろう。典型的には中高年層者で，高い割合で反社会性パー
　　ソナリティ障害と犯罪性の診断を受けている。3 分の 2 が治療セ
　　ンターでの支援を求め，80％が依存症の家族歴を持っている。[36]

高機能アルコール依存症者の特徴

　全米に潜在する高機能アルコール依存症者の数と正確な診断ができな
いこと，そして調査研究の有効性を考慮すると，高機能アルコール依存
症者の特徴を定義することは非常に重要なことです。精神保健の専門家
らが高機能依存症者を特定することができれば，結果として，彼らはよ
り早く適切な治療を受けられるでしょうし，多くの高機能依存症者を取
り巻く否認や隠ぺいのレベルも低下するでしょう。そうすれば，このか
くれたアルコール依存症の蔓延を覆いかくしているものを取り去ること

が可能になるでしょう。

　高機能依存症者の特徴は，依存症治療の専門家と多くの高機能依存症者の調査研究やインタビューを通じて明らかにされてきています。

　下にあるリストは，DSM-IV-TR の診断基準に則して精神保健や保健医療の専門家によって診断されたか，「ビッグブック」の中に示された症状から自らがアルコール依存症だと認めた人に当てはまると考えられるものです。最も一般的で象徴的な行動パターンをリストアップしていますが，決してこれがすべてではありません。このリストは目安として使われることを狙っており，厳密な診断基準としての利用は意図していません。この後にリストアップされたさまざまな行動範囲は，アルコール依存症という病がどのようにして高機能依存症者の生活のあらゆる面に入り込んでいくのかということを示しています。

〈否認〉

- ステレオタイプな依存症者のイメージに合わないために，自らをアルコール依存症者だと見なすことが難しい。
- 生活はまだ管理できていたり成功したりしているので，自分がアルコール依存症ではないと信じている。
- 回復のための助けを避ける。
- 自らの飲酒について「習慣」「問題」「良くないこと」または「乱用」であると認識している。
- 自分の飲酒を正当化するために，生活がより破たんしている依存症者と自分を比較する。
- 仕事や勉学に励んでいるので（アルコールをご褒美として）飲酒に言い訳をしたり，飲むために理由づけをしたりする。
- 高い酒を飲んだりすばらしいイベントで飲んだりすることは自分が依存症ではないということを示していると考えている。
- 自分自身や家族や恋人，社会的帰属先から（あなたは依存症者では

ないという）強く継続的な否認の言葉を経験している。

〈二重生活〉

- 外見上は生活をよく管理しているように見える。
- 生活していくうえで公私をうまく切り替える能力を身に付けている。
- 他人からのネガティブなフィードバックが避けられるような生活スタイルを確立している。
- 見た目がステレオタイプなアルコール依存症者に合致しない（例えば，おしゃれで，身体的にも魅力的で，エレガントで，いわゆる依存症者という型にはまっていない）。
- 一人で飲んだり，世間的なイベントでは前後にこっそり飲んだりするなどの方法で本当の飲む量をかくす。

〈飲酒の習慣と行動〉

- アルコールへの渇望（強迫的な飲酒欲求）
- アルコールに対する耐性がすぐできたり，上昇したりする。
- 感情的にも身体的にも良くない結果になるにもかかわらず飲む。
- ブラックアウト（記憶の欠落）を経験する。
- 酔ったときの行動のために羞恥心や良心の呵責を感じる。
- 飲酒をコントロールしようとする（節酒に努める）。
- 数カ月あるいは数年もの間，断酒することができる。
- ほどほどに飲むという気持ちや能力の欠落
- 取りつかれたように，たとえ自分以外の人の飲酒でも，やめさせようとする。
- 自分の飲酒について，その量や何を飲んでいるかということについて自分にも他人にも嘘をつく。
- 飲んだときに性的欲求や乱交が増加する。

〈雇用と教育〉

- 職場や学校で優れて見える能力があり平均よりも良い出席・出社率である。

▪ 一貫して雇用を維持したり教育を受けたりする能力がある。

▪ 職場や学校で他の人より優れている。

▪ 経済的にも学歴的にも成功している。

▪ 職場での業績や学校での成績についてとても尊敬されている。

〈**経済的地位**〉

▪ 支払の期限を守る（家賃，ローン，車のリース代，光熱費など）。

▪ 大きな借金はしない。

▪ 自己破産の申し立てをしたことがない。

▪ 仕事や家族，相続した遺産，結婚，宝くじなどによって得た金銭に
よって経済的な問題を避ける。

▪ 平均より高い融資枠を持っている。

〈**対人関係**〉

▪ 友人関係や家族関係を持続させている。

▪ 恋愛関係を持つ（しかし，酔ったときの行動のために信頼を保ち続
けるのには困難を伴うかもしれない）。

▪ 社会的生活を維持することができる。

▪ 地域や職場，学校などでの活動に参加する。

▪ アルコールを飲まずに性的な関係を持つことが難しい。

〈**法的な事柄**〉

▪ しばしば法を犯すが捕まらない。

▪ 酔って運転をして飲酒運転で捕まる。

▪ 飲酒運転で止められるかもしれないが，コネや運，社会的地位，外
見などによって大目に見てもらえたり，寛大に扱われたりする。

▪ 適切な法的代理人を利用することができ，それによって罰金はしば
しば免責される（召喚されたとき）。

▪ 法的制度によってしばしば，二度も三度もやりなおしの機会が与え
られる。

〈底つき〉

「底つき」とは，アルコール依存症者本人自らが，自分は飲酒問題を持っていると認め受け入れて助けを得ようとする前に，彼らの生活や感情が落ち込んでしまう地点，と定義される。

- 感情的喪失（無感覚），尊厳の喪失，道徳的規準，そして人間関係のネガティブな影響という点で，彼らの生活を自分が願い維持してきた基準から外れてしまう。
- 飲酒によって生活にマイナスの影響が及ぼされる。
- 自らの飲酒により，具体的な，目に見える喪失や結果を繰り返し経験する。
- しばしば底つき体験をしても，それを認識することができない。
- 「すべてを失ったわけではないのだから」底つきはしていないという考えにとりつかれる。

〈機能レベル〉

- 社会の一員として機能することができる。
- セルフケアをすることができる。健康的で規則正しく食べ，運動をし，睡眠をとり，衛生状態を維持する。
- 身体的にも良く，身なりも整えている（几帳面でありすぎることも）。

今だからわかること：筆者の振り返り
〈過去の日記から〉

　私はボストンの大学でメンタルヘルスのカウンセラーをしており，有名な精神科病院で地域居住カウンセラーとしても何年も働いてきました。私は学部を優秀な成績で卒業し，2003年にカウンセリング心理学で修士号を取りました。私はまた，多くのカリキュラム外の活動でも優秀な成績を収め，専門職の地位も持ち，人生のあらゆる場面で親密な人

間関係を維持してきたのです。私は自分を幸せな人間だと思うし，すばらしい存在として生きてきたとも思います。私の名前はセイラ，そして私はアルコール依存症者本人です。

　高機能アルコール依存症というテーマに私がつながったのは，専門職としての視点と個人的なレベルでの両方においてです。自分がアルコール依存症者だと認めた後，私の友人たちや家族はそれでも私を依存症者として見ることができませんでした。「でもあなたは真っ昼間から飲み始めないでしょ？」とか，「でも君はいつも酔っぱらってなかったじゃない」とか「12 ステップ回復プログラムに通っている人のようなへまはしてないわよ」といったコメントを何度も聞きました。それらの言葉は私を心地良くさせましたが，代わりに，依存症ではないと，自分の問題を否認する中で，その言葉にもしがみついたのでした。その言葉は，私につきまといました。

　高機能で社会に適応している個人としての私は，自分のアルコール依存症を事実だと認めていくことや，治療を受けること，そして 12 ステップの回復プログラムを必要不可欠なものだと感じることなど，多くの状況がとても難しいものだと知りました。

　大学院での教育——そこには薬物乱用のコースも含まれていたのしだが——を終えた後でさえ，自分の中にある「ホームレスのようなアルコール依存症者」のステレオタイプを取り去るのに苦労したのでした。

　外見的には，私は業績を上げているので，それは私自身にもまわりの人間にとっても私の飲酒の言い訳になりましたし，私をアルコール依存症者だと決めつけることを避けさせてくれたのです。私の成功は潜んでいるアルコール依存症という悪魔を隠ぺいし，否認をさらに大きくさせる仮面だったのです。事実，自分がカウンセリング心理学の修士課程プログラムでアルコール依存の疾病概念について学んだという，とても重要なことすら思い出すことがないのです。私は DSM-IV-TR でのアルコール依存とアルコール乱用の症状について習ったけれど，私自身の否

認は，その診断のどれにも当てはまらない，と私を信じさせたのです。
12ステッププログラムに自分が参加するまでは，自分がアルコール依存症者だと理解し，認めることはできませんでした。飲み続けてきた最後になって，私の飲酒行動と思考過程は，病だと理解できるようになったのです。社会，学校，そして家族や友人たちの誰もが私に教えてくれなかった——回復プログラムが教えてくれたのです。

　精神保健の専門職として，そして一人の依存症回復者として，今は私はいろんなレベルでアルコール依存症というものを理解しています。私は何年間も飲酒していた間日記をつけ続け，それによって自分自身の頭や体，心の中で起こった依存症者の戦いの証拠を具体的で明らかにすることができました。これらの日記のいくつかは自分の依存症の一層深い否認を理解する助けになり，最終的には，私は自分自身が書き記した日記の内容について反論することはできませんでした。病を病として，正直に受け入れたのです。私はそれらの日記に書き記したことのいくつかと，その他のこまごまとした振り返りを読者の皆さんと共有し，アルコール依存症から回復するための私自身の戦いに意味を見いだし，他の人々が自分は一人ではないということを理解する助けになればと願っています。

1998年12月9日，22歳

　　私はいったい何回，朝目覚めて他の人たちから前の晩に自分がやった悪魔のような行為について聞かされなければならなかったのか。私の飲酒は，最初は愉快なものだったけれど，そのうち関わっている人みんなにとってつらいことになっていった。

　　人生ではじめて，私は自分自身をなんとかコントロールする必要に気がついた。私を罰するその場には両親はいなかったが，私は自分のやり方で自分を罰していた。私がそのとき学んでいたレッスンを誰ひとりとして教えてくれる人はいなかった。一人でそれをやるしかな

かった。私は自分自身の安全を限界まで冒し，何度も危機一髪を生き
延びなければならなかった。断片しか残っていない前の晩の記憶とと
もに，何度私は朝目覚めなければならなかったのか。
　それでも私は後ろめたさを感じていなかった。私はそんな感覚を吹
き飛ばし，良い成績をとり続けた。私にとって，良い成績を修めるこ
とは自分が酔っぱらってやらかした愚かなことへの埋め合わせだっ
た。良い成績のおかげで両親を静かにさせておけたし，私自身，あた
かも生活がコントロールできているかのように感じさせてくれた。

　この日記を書いた後，私はさらに6年間飲み続けました。自分が回
復してからの日々が長くなればなるほど，自分の過去についての見方は
変わっていくものです。飲んでいた12年間を通して，自分のアルコー
ル依存症について，私はどうやって真実を知らずにすんだのかとしばし
ば考えます。今は，この真実を見ることができないということが，アル
コール依存症のもう一つの症状なのだと私はわかっています。回復して
いる状態が長くなればなるほど，飲酒についての異常な精神状態をより
理解することができるようになります。私のアルコール依存症の物語は
ステレオタイプな依存症のそれとは違うからこそ，私は自分の経験を語
る必要があると感じているのです。高機能アルコール依存症の物語がほ
とんど語られないのは，わかりやすい悲劇の一つではないからではなく，
口にだせない苦痛のためなのです。

第2章

ことの始まり
—中学・高校における高機能アルコール依存症者—

　「アルコールは依然としてアメリカの若者たちの間で最も乱用されている薬物のままである」。元アメリカ公衆衛生局長官代行のケネス・モリツグは言いました[2]。アメリカの保健福祉省は，アメリカ全土に 1,100 万人の法的に許された飲酒年齢に満たない飲酒者がいると報告しています。うち 720 万人は，一気飲みなど深酒をしてどんちゃん騒ぎをする若者であり，約 200 万人は大酒のみと分類されるだろう者たちです。2007 年 3 月には法定年齢未満者による飲酒予防・削減のための行動要請が公衆衛生局長官名で発布されました。このことからも，この問題の深刻さがわかります。中高生の飲酒がなぜ問題かというと，15 歳になる前に飲み始めていたと話す者の 40％ が，人生のある時点においてアルコール依存症の診断基準を満たすようになるからです。ここではアルコール依存症の家族歴があるかどうかは関係ありません[3]。これらのアルコールについての問題は，一般的にティーンエイジャーが飲み始めて 10 年以内に起こるとレビー博士は言っています。実際，12 〜 17 歳の青少年の 5.5％ がアルコール乱用かアルコール依存症の診断基準を満たすのです[4]。

　中学・高校でのアルコールの乱用は，トレッドウェイによれば，我々アメリカ人の文化においては通過儀礼になりうる，と言われています。しかし，青少年期の間にどこまで，何をしてもよいのかの境界線を試し，自立性を主張することは典型的なことであり，飲酒することは必ずしもアルコール依存症者の警戒信号とは言いきれません。このように，ティーンエイジャーのうちに飲酒に関する深刻な問題を抱えている若者と，その年代に直面するさまざまな問題にどう対処し付き合っていくのかを学んで正常な発達段階を通過していく若者とを区別するのは非常に難しいものです[5]。不安や怒りを経験するティーンエイジャー，また自己肯定感情の低いティーンエイジャーにとっては，アルコールはそういった負の感情を取り除いてくれるし，結果としてそのことが彼らをアルコールに依存しやすくもするものなのです[6]。

　高機能アルコール依存症者たちにとって，この区別はさらにいっそう難しいものです。なぜなら彼らはアルコールとともにあることで生活を良い状態に保っているかのように見えるからです。彼らの家族にとっては，ティーンエイジャーが飲酒するのは成長していく一段階なのだと言い訳しやすいのです。まさしく，アルコール依存症者とは対照的に，問題飲酒者はこの段階を通過して，適度に飲み続けるか全く飲まなくなるかします。高機能依存症者の場合では，問題ある飲酒パターンはその後の人生の段階を通して継続するかもっとひどくなるのです。

　ミネソタ州に本部のある治療・トレーニング施設のヘーゼルデンセンターの薬物依存部門マネージャーであるパトリス・セルマリ女史によると，特に女子の飲酒は「見過ごされる」傾向にあり，うつ病などの気分障害として診断されてしまう傾向が強いと言っています。他の専門家たちもまた，多くの言い訳が女子の飲酒を正当化することに使われていることに同意しています。この否認はおそらく，若い女性がアルコールに深刻に巻き込まれうると信じたくない社会によってもたらされるものなのでしょう。しかし国による調査によれば，アルコール消費量という点

では10代の女性は同年代の男子と同じかあるいは勝っているという現実があります[7]。ハーバード大学の公衆衛生学の教授であるデボラ・プロスロー・スミス博士はこの傾向についてこう言っています。「社会が女子にも男子にも同じように機会を与えれば，つまり良いことだけでなく悪いことにも同じようにさらされるということなのだ。なぜ女子も男子と同じように行動すると思わないのだろうか？　女子と成人女性たちはその他すべての格差を縮めているのに」[8]。

　アルコール使用障害を持っている典型的な中高生は，配偶者や家，仕事といった点で言えば，アルコールのせいで失うものをそう持ってはいません。そのために彼らは高いレベルで機能しうるのだと考えられています。底辺のアルコール依存症者でさえ，最終的には破綻するけれども，中学生や高校生の間はなんとか生活していくことができる人もいるのです。高機能依存症者たちは高校生の年齢を超えても機能し活躍し続けることができるということを認識することが大事なのです。

飲酒パターンと性格特性

　高機能アルコール依存症者である高校生の割合や，高機能依存症者が飲み始めるといわれる時期に関する具体的な統計データは出ていません。事実，成人した高機能依存症者には高校を卒業するまで飲み始めない者もいます。それが飲酒パターンの異なる証拠ですが，ほとんどの高機能依存症者はいくつかの共通する性格的特徴を持っています。

　青少年ではじめて飲酒した平均年齢は男子14歳，女子14歳半となっています。インタビューに応じた高機能依存症者の大半がはじめての飲酒は13歳から15歳の間だったと答えているのです。多くの高機能依存症者にとって，はじめての飲酒は，一気飲み，失神，嘔吐，その他の恥ずかしい行動を伴っています。

　高機能依存症者の中には,「親からの制限」のせいだったり,学業や課外活動をしていて,その分野で確実に成功したいと考えたりするために,ごくたまにしか飲まないと答えた人もいます。彼らの飲酒の頻度は「まれに」から「週3回くらい,そして夏は制限なく」といったものまで幅広いものです。

　高機能依存症者に見られる一貫したあるパターンとして,中学・高校の間ずっと飲んでいて,その飲み方が過激になる傾向があるということでした。ある男性は振り返ってこういっています。「飲み始めてすぐにけんか,逮捕,そして車の事故という問題が始まった。しかし,僕はホッケー部に所属してプレーをする,一人の中高生でもありました」。

　抑うつ状態や不安は,十代の若者にとってのアルコール問題の危険因子となることがわかっています。10代の若者たちの中には,自己治療のためにアルコールを使う者がいるのです[9]。また別の高機能依存症者は「アルコールは不安を取り除いてくれて,自分に大丈夫だ,と感じさせてくれた」と言いました。一般的に,10代の若者は精神疾患や不安な気持ちにさいなまれることがあるかもしれませんが,アルコール依存の傾向がない者は対処する他の方法を見つけるものです。

　大量飲酒をしたりアルコール使用障害を持っていたりする青少年はしばしば,共通する性格的特徴を持っています。そこには「高い衝動性,攻撃性,品行問題,新しいもの好きで飽きっぽい傾向,危害をあまり避けようとしないこと,その他の危険行動」が含まれています[10]。高機能依存症者は,これらの特徴のいくつかを呈するかもしれませんが,彼らの性格の別の面が,飲酒に関する出来事の合間に中学・高校時代を通して成功を収めることを可能にしています。下記は高機能依存症者を描写するときに使われる特徴と傾向についての言葉やフレーズです。

- 完璧主義者
- 頑張り屋

- 優等生
- お人よし
- 他人の承認を必要とする。
- 他人の意見を恐れる。
- 称賛により動機づけを高める。
- うまくやることが肯定的な自己感情につながるという信念
- 本当の感情をかくす能力
- 個人的な成功を高い水準に設定する（ハードルを高く設定する）。
- 他人の感じ方を操作する，持って生まれた能力

　中学・高校での高機能依存症者はまた，異なった生活や性格面に分かれることが始まる兆候があります。ある10代のカナダのアルコール依存症回復者はこう書いています。「自分は異なる二つの性格を持っているとすぐに気づいた。一つは家族に見せる人格で，身だしなみが良く，まじめで，酔っておらず，その人格のときには規則によって行動し決してネガティブなことは絶対にしない。それは，そのときずっと保ち続けていた見せかけだった」[11]。

家族力動（ファミリー・ダイナミクス）

　高機能アルコール依存症者は，一人ひとり異なる物語と家族を持っています。しかし，高機能依存症者を治療する依存症の専門家たちは，いくつかの共通する家族パターンに気がついています。ほとんどの専門家と高機能依存症者は，アルコール依存症は遺伝的要素を持つことを認めています。公衆衛生局長官の報告書によると，30年以上の研究でアルコール依存症のリスクの半分以上は遺伝的要因だということがわかってきました。しかしながら，アルコールを使用し始めるのに影響を与える

のは環境的要因であるようです[12]。スコルツェリ医師はアルコール依存の60％は遺伝要因で40％が環境的なものだと考えています。クリニカル・ソーシャルワーカーのルノーも，自分がよく知っているアルコール依存症例の約90％が依存症の家族歴を持っていることに気づいていました。私が話を聞いた高機能依存症者では80％以上に，アルコール依存症の家族歴がありました。

　専門家たちは高機能依存症者たちの家庭にはいくつかの傾向があることを見つけています。ルノーは，高機能依存症者の両親の一部には子どもに対して高い期待を持っていて，子どもたちは常に両親の承認を得ようと努力していたと記しています。それとは対照的に，子どもに対して親としての監督をほとんどしなかったり，関わりをほとんど持たなかったりする家庭があることにも彼女は気づいていました。

　高機能依存症者の家族の中には，依存症の血縁者，離婚，あるいは精神疾患がしばしば見られると，看護師のデューダは自らの実践経験から結論づけています。レビー博士は，高機能依存症者の家族は，依存症の問題を持つ子どもの問題で踊らされる，と言っています。博士はまた，家族はある種の欲求不満があることを知っています。なぜなら高機能依存症者は完全には「失敗している」わけではないので，家族はいつも子どもとともに対処すべき問題が何なのか探そうと葛藤するからです。全般的に見れば，「もし部屋に20人の高機能依存症者を入れたら，さまざまなタイプの家族を持つ20人の異なる人々がいるというだけだ」とレビー博士は言っています。トレッドウェイ医師はアルコール依存症者の家族に関わる仕事をしていますが，「Aをとり，チアリーディング・チームで活動し，学校新聞の編集をする学生がいたとして，基本的に激しい依存症になりうるとしても，家族も他の人も誰ひとりとして依存症の問題を知らずにいるだろう」と結論づけています。トレッドウェイ医師は，こうしたことは，高機能アルコール依存症者が本当にやっていることとどのように周囲から見えるかということの違いについて，葛藤をもたら

すことになる，と言っています。

　異なる傾向，共通する傾向が高機能依存症者の家族へのインタビューからわかってきました。中学・高校時代に飲酒していた高機能依存症者の約3分の2は，両親のいる家庭で生まれ育っていました。ほとんどの者が言ったのは，両親と一緒にいるときには感情をかくさずに表現することができなかったということで，特に自分の飲酒について打ち明けることができなかったと言っています。ある女性高機能依存症者は「良い娘というイメージを維持するためにたくさんのことをかくしました」と語ったし，また別の依存症者は「嘘をつくのはきわめて普通のことで，うまくやりすごせる自分をとても誇りに思っていました」と言ったのです。両親に対して自分の飲酒についてかくさず話していた高機能依存症者は，回復の有無にかかわらずアルコール依存症歴のある一人親の家庭で育っている傾向がありました[13]。彼らの多くは学業面でもスポーツ面でもうまくやるよう家族からのプレッシャーがあり，さまざまな面で成功を収めるよう求められていた，と言っています。破綻した家庭で育ったり成人の良い見本を身近に持たなかったりした高機能依存症者は，自分の学業上の成功を思いのままにできると感じたり自分がまともだと感じたりする手段としてアルコールを使っていたと言っています[14]。

　高機能依存症者の家族に特化した研究はほとんどありません。しかし，14～18歳の青少年のアルコール使用に関して，家族の影響を調べた一般的な研究は行われています。コロンビア大学にある国立依存症と物質乱用に関するセンター（The National Center on Addiction and Substance Abuse at Columbia University：CASA）は，2007年8月に「薬物乱用に関する全国実態調査XII，10代の子どもと両親」を発表した。この全国調査の結果が示しているのは，子どもたちが映画やテレビ，音楽，インターネットを通じてさらされているものを両親がきちんとモニターしていないと，子どもたちは飲酒する傾向が高くなるということでした。またこの調査の結果では，子どもが飲酒したりドラッグを使用し

たりしそうだと両親が考えていると，10代の若者たちはアルコールを
試す傾向にあることも示しています。アイルランドのある町で実施され
た研究も，この調査結果を裏付けています。例えば，父親が職に就いて
いて，両親がアルコールを飲み，両親がより自由を与え，父親が娘と良
い関係になく，兄弟が飲酒する場合には，中高生はアルコールを使用す
る傾向が高くなるということでした。

　コロンビア大学が実施したある研究では，郊外の裕福な家庭に育った
中高生は精神保健の問題と同様にアルコールや薬物問題に対するリスク
が高いと結論づけています。これら地域社会に共通する「達成，成功へ
のプレッシャー」は，中高生たちが「適応できない完璧主義」を手に入
れようとするように仕向けられ，そのことがさらに彼らの苦悩レベルと
非行行為を増長させるのです。郊外の高校に通うある生徒が言うには，
大学のプレッシャーがあるから僕たちは一週間の間とても一生懸命活動
して，だから週末までにはすっかり，「ゲームをやろうぜ（酒を飲もうぜ）」
という気分になるんだ，ということです[15]。さらに，郊外に住む子ども
たちは，しばしば「過密スケジュール」を経験し，それによって「夕食
を囲んだ会話や家族での外出」をする時間を減らしていることがわかっ
ています[16]。コロンビア大学が実施した研究では，親との親密さ（特に
母親との）がアルコールや薬物使用のレベルを低くすることに強く影響
する関連因子の一つであることがわかっています。つまり家族のきずな
を深める時間が必要であることを示しているのです。両親が過酷な仕事
に就いているために，放課後に両親から監督されない青少年がアルコー
ルや薬物の使用が増える可能性があることもわかっています[17]。

　高機能アルコール依存症者の家族に見られる最も普遍的なテーマは，
「家族による否認」です。否認は強力でときには計り知れない力を持っ
ています。*From Binge to Blackout: A Mother and Son Struggle with
Teen Drinking*（一気飲みからブラックアウトまで：10代の飲酒との母
と息子の葛藤）の共著者であるトーレン・フォークマンと母のクリス・

フォークマンは，その本の中で家族の中での否認の役割について述べています。トーレンが高校を卒業したとき，彼の成績レベルは3.63でした。彼は何度か未成年者のアルコールや薬物の所持罪の問題を起こしていましたが，しかし，それらの事件の後，両親は「トーレンは最終的には気づいて賢くなるだろう」と考えていました。そして両親にとっては変わらず，息子は社会の不正や世界の大義，文学について語る，すばらしい，尊敬すべき子どもだったのです。トーレンは自らのファミリー・ダイナミクスを振り返ってこう言っています。「僕はすべてのことについて嘘で切り抜けていた。青少年の世代の最大の武器は，両親の否認だ」[18]。

　高機能依存症者は，自らの業績や外見，秘密主義によって正常なうわべを取り繕います。両親の中には子どもの飲酒を疑う者もいるかもしれませんが，しかし，彼らは問題を無視しがちです。ある女性高機能依存症者は「家族の間では，もし何かを認めなければ，そのことは事実ではないの」と言っています。やはり高機能依存症者である別の女性は，両親がとても外見的なイメージを心配する人たちだったので，アルコール依存症であることがそのイメージに傷をつけたかもしれないと語っていました。

　薬物使用と健康に関する全米調査によれば，12歳〜17歳の若者にとってアルコール使用と大量飲酒（1回の機会に5杯以上の飲酒）は学業成績の面で悪影響を及ぼしていました[19]。この調査では，優秀な生徒は過度に飲酒しない，というイメージを多くの人が信じていることを裏付けました。しかし，高機能アルコール依存症者たちは，彼らがしばしば良い生徒で多才な存在であるためにこの調査結果を否定します。こうした調査結果によって，親や多くの人々は，高機能アルコール依存症者の飲酒習慣について見過ごしてしまうか気づかずにいるのかもしれないのです。

　家族の否認にはいくつかの役割があり，その中には子どもの育て方について後ろめたく思うことを防いでくれることも含まれます。多くの否

認の方法を使って，親は子どもに問題があっても前向きにとらえやすくなるのです。一人の高機能アルコール依存症者の女性は，自分の両親の信念をこう説明しました。「私たちの娘を見てください。娘は責任感があって，私たちは親として子育てに失敗しなかった」。別の男性高機能依存症者によると，両親は彼が学校で多くの A 評価を得ていたが飲酒によって面倒を起こしていることについて，「それは子どもの飲酒ではなくて，子どもが付き合っている友人の飲酒のせいだ」と信じていたと言いました。多くの家族にとって，自分の子どものアルコール依存症を認識することは自分たちがどこかで間違ったと感じさせることになるのでしょうか。しかし，高機能依存症者たちや依存症の専門家たちへのインタビューを通じて明らかなことは，依存症という病は，たった一つの原因で起こるわけではないということです。いくつかの家族パターンがありますが，高機能依存症は，あらゆるタイプの家族とあらゆる誘因から出てくるものなのです。

仲間からのプレッシャー

　中学生や高校生はさまざまなプレッシャーと戦っています。青少年期は，仲間とすごす時間が増えることや，社会的承認やグループの仲間意識，親しい友人を強く求めるといった特徴があります[20]。社会的ネットワークの中を進んでいくことは簡単なことではありませんが，10 代の若者が成長し発達するためには欠かせない部分です。親は子どもの価値観や行動に大きな影響を与えようと努めますが，子どもは仲間から認めてもらうことで成長し，多くのティーンエイジャーの生活の中で影響力を広げることになるのです。必然的にこの仲間からのプレッシャーはアルコールに関する決心を揺るがせます。ティーンエイジャーは仲間のアルコール使用に影響を受ける，ということが研究によって明らかになっ

ています。事実，時間とともに，グループの仲間たちはお互いどんどん似た行動をとり始めることがあります[21]。多くのアルコール依存症者たちは，中学・高校時代も含めた自らの人生のあらゆる場面で，自分のように飲酒する仲間と交友関係を築く方向へと歩んだことを認めています。こうした友人たちのグループにより，依存症者たちは自分の飲酒習慣は正常であると信じ，またグループの他のもっとひどい飲酒者の飲酒と比べることによって自分の飲酒は問題ではないと信じているのです。

　CASA（国立依存症と物質乱用に関するセンター）の所長であり，元保健・教育・福祉長官のジョセフ・アンソニー・カリファノは，CASAが 2007 年に公表した，薬物乱用に関する 10 代の若者たちと親の行動についての調査を引き合いに出し，「この秋，10 代の若者 1,600 万人がまた中学校や高校にやってくる。そこでは薬物取引，薬物所持，薬物使用，アルコールや薬物に夢中になっている生徒たちが学校の一部となるのだ」と語りました[22]。この調査では，最低週 1 回，中高生が他の生徒が酔っているところを目撃していることを明らかにしています。さらに薬物が出回らない学校の生徒たちと比較して，アルコールについての規則がない学校の生徒たちは月に最低 6 倍以上も飲酒する傾向にあることがわかっています[23]。仲間の飲酒にさらされている若者の状態は，同じように飲酒へと導かれているということです。

　さまざまな研究によって，アルコールの飲み始めが，まわりの仲間たちによって影響を受けやすい傾向があることが明らかになっています。青少年期の親友とアルコール消費について着目したある調査研究では，青少年期の初期から中期において，交友関係が友人と似た飲酒習慣をもたらす傾向があることを示しています。しかし，友人の飲酒が相手に与える影響は徐々に小さくなっていました[24]。何人かのアルコール依存症者は友人と同じように飲酒を始めたかもしれないと振り返っています。それでも，依存症でない友人たちが適度に飲んでいるにもかかわらず，時間をかけて彼らの飲酒する量と回数は継続するか増えていくかしてい

ました。

　さらにアルコールに関して，「仲間内での人気」が十代の若者たちの行動に影響を及ぼすことが明らかでした。CASA調査の結果は，一般的に十代の若者たちは学校で人気のある生徒は大量に飲酒するという評判だと発言しています[25]。このことは多くの若者が飲酒すると人気者だと見なされると認知していることと，飲酒は彼らが集団にうまく溶け込むのを助けてくれるものと受け止めていることの二つを意味しています。

中学・高校時代の飲酒の結果

　中学や高校時代はしばしば人生において気苦労のない時期でもあります。また同様に自分を探ったり，巷で噂になるようなことを探したり，リスクの高い行動をしたり，仲間とのつながりを大切にしたり，反抗期であったりもします。そのためティーンエイジャーはどんなマイナスの結果（不幸な出来事やアルコール依存症になることも含め）に対しても，自分が傷つくとは考えないのです。高機能依存症者の場合でいえば，自分が無敵であるかのような感覚はアルコールを飲むことによって誇張されるのです。

　高校での高機能アルコール依存症者は普通，アルコールを試してみる正常なティーンエイジャーに比べてより極端なやり方で飲酒します。彼らの飲酒の結末は，自分や他人を危険にさらしやすいということです。2007年の公衆衛生局長官の対策要請報告書によると，アルコールは法定年齢に満たない飲酒者の悲劇の最も大きな原因となっています。法定年齢未満の若者の飲酒のマイナス結果が，どのように高機能アルコール依存症と関係しているか，報告書の中では以下のように書かれています。

　▪ 法定年齢未満の飲酒は死をもたらすいちばんの引き金である。未成

年者5,000人について，21人がアルコールの関連によって死亡しており，そのうち約38％が自動車の衝突に巻き込まれていた[26]。多くの高機能アルコール依存症者は，飲酒しているときに自分の行動をコントロールできなくなり飲酒運転をしている。後ろめたさを感じたとしても，高機能依存症者は飲み続けてまた飲酒運転を繰り返す。それとは対照的に，正常な飲酒者や問題飲酒者は酔って運転するかもしれないが，深い自責の念を感じてそこから教訓を得る。正常な飲酒者や問題飲酒者は自らの飲酒に制限を設け，飲酒してアルコールの影響を受けている間は運転しないと決心する。

- 未成年飲酒者はしばしば危険な性的行動につながる[27]。高機能依存症者はしばしば意識を失い，性的関係を持ったことを覚えていない。見知らぬ誰かの隣で横たわっているときに目覚めることがある。避妊をいつもしているわけではないため女性は妊娠の危険がより大きくなる。酔っているとき，女性のアルコール依存症者は身体的暴力や性的暴行を受ける危険が増す。また，男女ともに性感染症にかかるリスクが大きい。

- 10代，特に女子にとって，アルコールとセックスは結びついている。ノースダコタ大学のウィルスナック教授らは，20年間女性の飲酒について調べてきた。アルコールを飲む女性の3分の2は，セックスすることへの抵抗感（抑制）を打ち破ることによって「パーティー気分になるため」に飲酒していたとウィルスナック教授たちは言っている。もし若い女性たちがセックスをするために飲んでいるのだとしたら，彼女たちは自分の行動について非常に複雑な気持ちを持っているに違いない[28]。

- 法定飲酒年齢未満者の飲酒は，急性アルコール中毒の危険を高めることにつながるし，急性アルコール中毒は死につながることさえある[29]。急性アルコール中毒にはいくつかの兆候がある。(1)意識不明か意識が薄れている状態，(2)呼吸が1分間に10回未満か不規則な

呼吸になっている，⑶冷たくて湿っぽく，青白い肌をしている，⑷つねったり，つついたり，大声で呼んでも目を覚まさない，そして⑸目覚めることなく嘔吐すること，である[30]。中高生飲酒者の中には，急性アルコール中毒を経験する者もおり，彼らはそこで自分の飲酒の限界を学ぶのである。高機能依存症者は急性アルコール中毒のために入院するかもしれないが，再びそんな間違いはやらかさないと自分やまわりの人と約束するにもかかわらず，必ずコントロールできずに，気づけば同じような状況の中にいることが何度もある。

- 未成年飲酒者の飲酒は脳が発達する際に脳の構造と機能を変えてしまう可能性があり，その影響は長く続くことがある[31]。付け加えれば，未成年飲酒者の飲酒は後の人生における大量飲酒のリスク要因であり[32]，大量飲酒は将来健康上の問題を抱える可能性を高める[33]。高機能依存症者たちはそのリスクについて知っているか習っているだろうが，アルコールの誘惑はとても強力なので，再び飲酒する渇望感に抵抗することができない。

- 未成年飲酒者はまた，他の者を間接的に危険にさらす弊害を作り出す。例えば暴行や器物損壊，死亡の可能性を他者にもたらすのである。致命的な自動車事故の約45％は21歳未満の酔っぱらった運転手が関わっている[34]。未成年の高機能依存症者はしばしば危険な行動や厄介なやり方でふるまい，まわりにいる者に悪い影響を及ぼす。彼らや友人たちは偉そうにしたり人をからかったりする機会としてけんかのような酔った勢いの行動をとるかもしれない。彼らはまた幸か不幸か，そうした自分の行動の責任を取ることを避けられることがある。結果として，高機能依存症者は自らの酔いにまかせた行動が他人に及ぼす影響を本当には理解しないのかもしれない。

危険な兆候

　高機能依存症者はしばしば決まった飲酒パターンを持っていて，生活をうまくやりくりするため，飲酒問題を何年もかくしておくことができます。特に十代の若者は簡単に自分の飲酒を秘密にし，家族に彼らに問題はないと思わせておけます。高機能依存症者の典型的な兆候は，とらえにくいものです。セルマリ女史は，はじめての飲酒体験から習慣的な飲酒に発展していくときや，彼らの飲酒がはっきりと気分を変えるためのものになったとき，若者たちは治療を必要としている可能性がある，と提言しています[35]。課題は，いつ彼らがアルコールを利用していているか，また飲むときはどれくらいの量を飲んでいるのかをきちんと把握することです。

　次にあげる兆候は，十代の若者たちのアルコール問題の可能性を知る危険な兆候として考えられるものであり，家族や友人たちは気をつけて見ておくことが必要です。

- 仲間たちの変化（友達がそれまでと大きく変わる）
- 友人を両親に会わせたがらない。
- 突然で顕著な気分の変動
- 門限のような規則に縛られることを嫌がる。
- 睡眠パターンや食事パターンの大きな乱れ
- 典型的な中高生としての活動（例えば映画に行く，部活をするなど）への関心を失い参加しなくなる。
- 度を超えた金銭を必要とする。
- 家庭生活における関心を失い，家族との交流をやめる。[36]
- アルコールの匂いをかくすためにガムを噛んだり飴をなめたりする。
- しないと約束した家族との決まりを繰り返し破る。

- 付き合っている仲間との予定をかくす。
- 友人を家に招くのではなく友人の家に行く（外泊も含む）。[37]
- 喫煙[38]
- 飲酒しているのかと聞かれたときに防衛的な態度をとる。
- 「外での付き合い」に過度に夢中になる。
- 友人と夜出かけた次の日には極度に疲れていたり遅くまで寝ていたりする（午後1時や2時までなど）。
- 説明できない打撲の傷やあざ
- 運転した車にへこみやひっかき傷が乱雑にできている。

　もし家族がこれらの兆候に気づいて，子どもや友人がアルコール問題を持っていると気になったときには，さらにいくつかの付け加えるべき点があると考えるべきです。もし高機能だとしたら，十代の若者たちはたいてい否認をします。自らの飲酒がいかに危険かを認めようとしません。なぜなら飲酒問題を持っていても，彼らは学校で成果をあげることができ，スポーツ活動もすれば交友関係も保てるからです。ティーンエイジャーが自分のことを気にかけている者に対してすっかり心を開いて話をするには，飲酒による好ましくない結果を体験しないとなかなかそうはならないものです。依存症などに詳しい専門家に相談するよう彼らを常に促すことは，良い選択肢です。

　両親がアルコール使用を制限しようとすればするほど，子どもたちはより逆らうようになるものです。やり方によっては，こうしたアルコールの制限に対する若者たちの反応を見ることが，彼らのアルコールとの関係を知る良い手段にもなります。飲酒の制限に対して，子どもがひどく抗議すればするほど，問題を抱えている可能性は大きくなります。家族ができる最も有用なことは，状況に関係なく常に話を聞ける状態を保ち，支援できる体制でそばにいるということです。十代の若者たちにとってはたいてい，罰を与えられたり家に閉じ込められたりすることを恐れ

るために，自らの飲酒について両親に打ち明けることを怖がります。真実を知ることのほうがより重要なことだと彼らを安心させてやることができれば，子どもたちが両親に心を開いて打ち明ける可能性はより高くなるものです。

今だからわかること：筆者の振り返り

〈過去の日記から〉

　中学・高校時代は，それまでの学校生活とは全く対照的な経験でした。それまでの最初の8年間は，私は裕福な近郊都市にある私立学校に通っていました。このこじんまりした学校は保護された環境で，圧倒的に白人が多く，中流から上流家庭の子どもが多かったのです。8年生までに，私はこの同じような性質の生徒ばかりの環境に嫌気がさしてしまい，人種と社会経済的な多様性に満ちた地域の大規模な公立学校に通いたいと切望していました。

　最初の1週間は戸惑いや不安感とともにすごしたけれど，その後，数えきれない友達に出会い，理想的な高校として私が考えていたものを手に入れたことを思い出します。ところが，いろいろな意味で，この学校での雰囲気の中にいるうちに，私の無邪気さは失われてしまいました。ほとんど日常的に学校やパーティーの場で起こるけんかにさらされたのです。薬物やアルコールがどこにでもあり，中学時代に立てた，飲まないという決心ははじめて酔っぱらった後にどこかへ消えてしまいました。たまに，あるいは偶然に，危険な地区にいたり薬物の売人たちに囲まれていたりすることもありました。私はこの刺激を生きがいにし始め，最終的には人気のある生徒たちの集まりの中へと進出していましたが，つまり彼らは危険を求めて騒いだり暮らしたりしている生徒たちだったのです。私はしだいにアルコールを飲む人たちとの付き合いに溺れ，だ

から自分が問題を抱えているとは感じていなかったのです。

　私の両親は結婚して30年以上になりますが，ともに十分な教育を受けた専門職に就いている人で生産的な社会の一員でした。私はひとりっ子で，無条件の愛と思いやりを含め，両親は私に感情的にも経済的にも十分な保証を与えてくれました。彼らの親としての態度は用心深く厳格で，そして過保護だったのです。私と母の結びつきはとても強く，そして父とはよく議論をしたけれども愛情ある関係を持っていました。私の依存症的飲酒を防ぐために両親にできたこと，あるいはしなければならなかったことは何もないと私は心から信じています。アルコール依存症者は常に飲むための理由を見つけることができるし自分の飲酒を誰かのせいにすることができます。私の両親はともにアルコールは飲むけれど，私の知る限り，依存症者ではありません（母方の親族に依存症者がいましたが）。

　両親は私を守ろうとして厳しいルールを設けましたが，中学・高校時代を通してずっと，私はまさしく両親が避けようとしていた危険な状況の真っただ中にいました。この時期は私にとってとても興奮する刺激的な時間だったのです。私は学業については優秀で，650人中25番という優秀な成績で卒業しました。私は毎日，演劇部やコーラス，陸上競技，テニス，テレビジョン・クラブ，ディベート部などの課外活動で忙しかったのです。中学時代にはクラス委員やホッケーチームのキャプテンといったフィールドリーダー的役割も務めていました。こうした外見的な成功は私だけでなく両親に私の飲酒問題を否認させる大きな理由となっていました。しかし，私とアルコールの間には良い成績や学校生活への関わり，友人たちも入り込むことはできませんでした。中学・高校時代のはじめに飲んでいたのはそれほど頻繁ではなかったのですが，飲むときには大量に飲みました。高校の最終学年までに，私は友人たちと2，3週間に1度は飲んでいましたが，友人の家に泊まることでその事実を両親にはかくしていました。

1991年8月13日，14歳

　3日前，ジェーンの家に泊まった。私たちは街の中心部からウエスト・アイランドまでをあちこち寄り道しながら帰った。Accu-Billiards という人気の店に行き，あとは他をブラブラした。最後にドンとA・Jを迎えにいって，みんなで泊まった。私たちはいくつかの種類のお酒を取りだすことにした。ジャッキーと私はそれを混ぜて飲み，私のにはトロピカーナ・ツイスターにジンが小さなコップではとんど3杯が入っていた。次にクールエイドとウォッカを飲み，私はズボンにお漏らしをしたけれど，二度目には服がぬれていることも感じられなくなっていた。私はあちこちの壁にぶつかった。みんな私のことをぶったけれど，私は感じなかった！　私は完全に我を失っていたから，もし誰かが人の弱みに付け込むタイプだったら私はひどく後悔しただろう。私はグルグル回る部屋で眠りこんでしまった。これまで私は決して具合悪くはならなかった。なのに翌日の朝はひどいふつか酔いで気分が悪かった。まだすべてグルグルと回っていて，私は頭がクラクラして気だるかった。これが私のはじめて酔っぱらった経験だ。私はニューメキシコのいとこのパーティーで少し酔っぱらって，家でスーザンとオレンジジュースとウォッカを飲んで，そしてジャッキーの家で彼女とたくさんのジンとオレンジジュースを飲み，このときから私はかなり良い気分で酔うようになったのだった！

1992年1月24日，15歳

　友人たちとみんなでテッドの誕生パーティーに出かけた。彼の両親はいなかった。みんなたる型サーバー入りのビールを持っていて，私は大きなカップで何杯か飲んだ。私はほろ酔い気分になって，パーティーから車に乗って帰れないと気づいた。誰か男の子が運転する車に乗って私は家に帰ったのだけれど，彼は時速145キロで飛ばして

いたのに私は気づきさえしなかった。私の両親は私が飲んでいたこと
さえ気づかなかった。すごいでしょ!?

1992年5月23日

　　ロビンとそのいとこの男の子二人とでかけた。私たちはドライブを
して，いとこの一人が偽造したIDを持っていてインドの瓶入りカク
テル「バカルディブリーザー」8本と2パイント（約1リットル）
のウォッカを買った。車の後ろにはビールもあった。それで私は車で
ビールを飲み，近くを警察官が通ったときにはものすごくビクビクし
ちゃった！　その後ロビンのいとこの家に行き，私は2杯のワイン
クーラーと5杯くらいのウォッカを飲んだ。ウォッカをまぜたワイ
ンも飲んで，私は酔っぱらった。彼らが運転する車で私は家に帰り，
中に入ったら，気を失ってしまった！　何度も転んでしまった！　気
分が悪かった。それで私は屑かごをベッドまで持ってきて，そこに吐
いた。次の朝私は目が覚めて寝ころんだまま吐いてしまった！　とて
も気持ち悪かった。あのまま死んじゃってたかもしれない！　ママ
は私が感染性胃腸炎になったと考えた。私はその日夕方4時までふ
つか酔いだった！　私は教訓を得た。来月飲むと考えると気分が悪く
なった。

　ワインだけでは酔えるほどアルコールが強くないのではないかと思っ
て，ウォッカをワインに加えたのをよく覚えています。飲み始めたあの
最初のときから，私はアルコールと非常に危険な関係を持っていたので
す。「（あのまま）死んじゃってたかもしれない」という何気ない言葉は，
私が酔っぱらったときに自分のふるまいを他人ごとのように考えていた
ことをよく表しています。この事件で私は怖くなり，しばらくの間飲ま
ずにいました。しかし，いったん記憶が薄れていくと，恐れは消えてい
き，そして再び私は飲み始めました。私は間違いなく何の教訓も得てい

なかったのです。

1992 年 7 月 18 日

　　2 日前，パーティーでケリーの家を訪ねた。彼女の両親は街に出か
けていていなかった。私は友達と一つ向こうの町からやってきた友人
たちと一緒だった。9 杯――ウォッカ 7 杯とウィスキー 2 杯――を
飲んだ。私は酔っぱらった！　ケリーの元彼が私にキスしたがって，
私はキスしてあげた。その半分くらいしか覚えていないんだけど。彼
にとてもたくさんのばかげたことを言ったのに覚えてない。別の友人
の家に着いたときのことを私は何も覚えてない。彼女によると，私は
4 時間吐いていたらしい。トイレの中だけでなく彼女のベッドにもぬ
いぐるみにも，シーツにも。彼女は私と同じくらい酔っぱらっていた
けれど，それでもまだ私の世話をしてくれた。私はトイレに頭を突っ
込んだまま気を失った。次の朝，私はベッドにいて目覚めたときひど
く目が回って，また吐いてしまった。とってもひどい状態だった。

　この日記の書き込みが物語っているのは，私の飲酒が始まった頃の様
子です。まさしくはじめから，私は気を失い，嘔吐をし，そして自分が
危険のただ中にいたことを理解できていなかったのです。私にとっては
それらの出来事は普通のことで，私はあっという間にそうした出来事と
暮らすことが当然となりました。事実，私はそうした出来事を詳しく書
いていく必要を感じていました。まさにはじめて経験したそのときから，
私はアルコールに夢中になっていました。私はアルコールによって具合
が悪くなったときでさえ，間違っていないと思っていたのです。私のア
ルコールとの愛憎の絡み合った複雑な関係が始まっていたのでした。

第3章

自由
―大学の中の高機能アルコール依存症者―

　大学時代というのは，人間が情緒的成長，知性の発達，自己のアイデンティティの確立を遂げる時期です。それと同時に，無茶な酒の飲み方や，飲酒を伴うゲーム，集団に属するための儀式としての一気飲みを覚えるときでもあります。大学のキャンパスは，高機能アルコール依存症者の若者にとっては，親の監視の目から解放され，思う存分飲酒を楽しむ機会に満ちた楽園です。ですから，米国の大学のキャンパスにおける現状の飲酒文化の中では，高機能アルコール依存症者の飲み方と，そうではない，ただの飲み会好きの学生の飲み方の間に，大きな差は見られません。ただ後者は，時間が経つにつれて，無茶な飲み方を自然にしなくります。

　ウィスコンシン大学マジソン校のジョン・D・ワイリー学長は，以下のように述べています。「現在，日常の学生生活の中で，学生の健康と安全をいちばん脅かしているのは，まぎれもなくアルコールの乱用です。2番目は何かと聞かれても，わかりません。ただ，大学内で起こる不祥事や犯罪のほとんどにアルコールが絡んでいるという厳然とした事実があるのです」[2]。大学生活の中での無茶な飲み方，アルコールの乱用，ア

ルコール依存症についての研究はたくさんあります。しかし，グリーク
システムと呼ばれる男女別学生寮のあるなしにかかわらず，高機能アル
コール依存症者の大学生のみに的を絞った研究はなされていません。コ
ロンビア大学の国立依存症と物質乱用に関するセンター（CASA）が，
2007年に発表したところによると，かなりの頻度で問題飲酒や薬物乱
用をしている学生は，全学生人口の49％に当たる約380万人にのぼり
ます[3]。（問題飲酒とは，一回の飲酒機会に男性は5単位以上[4]，女性は
4単位以上のアルコール飲料を飲むこと[5]）。同じ報告の中で，さらに驚
かされるのは，アルコールや薬物の乱用，および依存症の診断基準を満
たしている学生が全体の約25％もいることです[6]。国立アルコール乱用・
依存研究所（NIAAA）の2002年の報告では，大学生の31％はアルコー
ル乱用の診断基準を満たし，6％はアルコール依存症であるとしていま
す[7]。高機能アルコール依存症者の若者にとって大学とは，親の目を気
にせずに，好き放題の酒が飲める楽園だと言えるかもしれません。アル
コール依存症を飛行機に例えるなら，高校時代は滑走路を疾走，そして
大学に入って離陸し，大空へ飛び立つのです。

飲酒パターンと性格特性

　多くの大学における現在の飲酒文化の中では，アルコール依存症の生
徒と，一時的に過度な飲酒を楽しんでいる生徒を区別するのは容易では
ありません。大学生の飲酒問題についての研究のほとんどは，無茶な飲
み方のみに焦点を当て，学生がアルコール依存症を発症しているか否か
ということには触れません。多くの高機能アルコール依存症者において，
その飲酒パターンは高校から大学にかけて変容を遂げていきます。調査
の対象となった中で，大学に在籍したことのある高機能アルコール依存
症者は全員，大学に行ってから飲酒の頻度が増えたと答えています。大

学に行く前は週一回か，それ以下だった飲酒が，週4～5回に増えるのがパターンです。毎日飲酒したと答えた人も少なくありません。ボストンにある有名私立大学に通っていた女性は，「典型的な大学生の飲み方だと思っていた」，「いつも誰かと一緒に飲んでいた。一人で飲んだことはない」と答えていました。大学という環境の中では，飲みに行こうと思えば，誰かしら一緒に行く人を見つけるのは難しいことではありません[8]。

　高機能アルコール依存症者にとって，大学は，飲みに誘えばいつでも付き合ってくれる酒好きの友達とともに，飲み会やパーティーに明け暮れることのできる楽園のようなところです。寮生活であれ，アパート暮らしであれ，大学生たちは，高校時代とは比較にならない大きな自由を得ることになりますが，それは卒業というゴールに向かうために，目的意識を持って履修科目をこなさなければならないことと引き換えに得られる自由なのです。ある高機能アルコール依存症者の男性は，大学時代を振り返り，「どんな無茶な飲み方をしても，誰からも咎められることがなかったので，本当に楽しかった」と語りました。飲むだけ飲んで，けんかっ早くなる高機能アルコール依存症者はたいへん多く，酔っぱらって羽目をはずした出来事を，面白おかしく語りだすと，きりがありません。大学生に特徴的な飲み方の，もう一つとして，飲み会やスポーツ観戦の会場に行く前に，たっぷり酒を飲んでから出かける，プレ・パーティーとかプレ・ゲームと呼ばれる飲み方があります。バージニア州にあるウィリアム・アンド・メアリー大学のある4年生の学生はこう言いました。「学生寮のある部屋に，18～19歳の学生たちが集まって，飲めるだけたくさんの酒を飲んでから，出かけるんだ。どこの大学でも同じようなことをやっていると思うよ。警察に捕まったって，誰も気にしやしない。飲酒運転で捕まるより，スピード違反で捕まるほうがまずいと思ってる」[9]。プレ・パーティーをする理由は，人によって違うようです。お店に行く前に，たっぷり飲んでおけば，お金を節約できるとか，

法律上，まだ飲酒をできる年齢に達していないからとか，お酒の出ない社交的な集まりに，しらふでは参加したくないから，しっかり飲んでから出かける人もいます。飲み会に参加するときには，必ず酔っぱらってから会場に行く人もいます。たくさん飲むことを奨励するタイプの飲み会であれば，さらにその傾向が顕著になります。

　高機能アルコール依存症者は，きちんと宿題をこなし，試験を受けて，単位を落とすこともなく，しっかりと卒業していきます。大学在学中，一貫して病的な飲み方をし続ける一方で，それをこなすことができる，ある種の性格特性を持ち合わせているようです。仕事人タイプで，記憶力が良く，勉強の仕方も心得ていて，試験前に詰め込むのが得意，几帳面で，成績が良いことに強い誇りを感じ，何かを成し遂げることにいつも情熱を持ち，心の深いところに否認を抱え，意志が極端に強く，完璧主義，家族の厚い庇護のもとに生きているのです。マリガンの観察によると，多くの高機能アルコール依存症者は，子どもに対して非常に高い期待をかける親を持ち，良い成績を保ち続けなければならないという信条をしっかりと植えつけられています。自分より要領が悪く落第していく学生たちを横目で見ながら，身体の中で疼き始めたアルコール依存症という魔物を手なずけなければならないという使命感で悪戦苦闘しているのです。大学在学中，毎週4回，病的に飲み続けていたある高機能アルコール依存症の女性は，こう言います。「いつも優等生で，彼氏をとっかえひっかえすることもなく，同じボーイフレンドと長く交際し，ジムにも通い，警察沙汰は一度も起こさず，授業もちゃんと出席していました」。彼女の場合，飲酒以外のことは，すべて思い通りにコントロールできるのに，お酒に関してだけは抑制が効かなくなるという，高機能アルコール依存症者に典型的なパターンを示しています。優秀な大学に在籍しながら，毎日，飲酒していた別の高機能アルコール依存症の女性は，「アルバイトをしながら，授業は半分くらいの出席率を保ち，GPA（平均点）は3.4を維持していました」と言っています。しかし彼女は，「良

い家庭の出で，大学にちゃんと通っている私のような若い女の子が，ア
ルコール依存症なんてありえない」と自分に言い聞かせようとしていた
と打ち明けてくれました。しかし，お酒のせいで肌の色つやが悪くなっ
てきたのは気づいていたので，日焼けサロンに頻繁に通っていました。
過度の飲酒により荒廃していく内面をカモフラージュするために，健康
的な外面を必死に取り繕う行為です。良い成績を保ち，課外活動にも参
加し，ちゃんと恋人もいる。外面を整えながら，「こんなにちゃんとし
ている自分がアルコール依存症のわけがない」という否認の思考にしが
みついているのです。頑張って勉強し，結果を出した後で，自分への御
褒美として酒を飲むというタイプの高機能アルコール依存症者もいま
す。ある女性は，立派な成績で高校を卒業したのだから，大学では思いっ
きりパーティーを楽しむ権利があるのだと考えたそうです。アルコール
依存症者は，いつでも自分の飲酒を正当化する理由を，必ず見つけ出す
ものです。

　親が厳しかったり，アルコールが手に入りにくかったりしたせいで，
高校時代に思う存分お酒が飲めなかった高機能アルコール依存症の若者
にとって，大学は天国のような場所です。高機能アルコール依存症者が
大学時代に見せる，飲酒に絡む病的徴候のいくつかを以下に挙げておき
ましょう。

- 飲むたびにブラックアウト（記憶の欠落）を起こす。
- どうやって家に帰ってきたか覚えていない。
- 前の晩にお酒を何杯飲んだか思い出せない。
- 飲み屋にクレジットカードを忘れてくる。
- 持ち物を頻繁に失くすようになる（携帯電話，免許証，上着，財布，
  鍵など）。
- 酔ったうえでの言動に，罪の意識を感じたり，後で恥ずかしく思っ
  たり，自尊心を失ったりする。

- 酔うと，他人に暴力を振るったり，感情を傷つけるようなことを言ったりしてしまう。
- 酔った勢いで，とんでもない決断をしてしまう。
- 酔って意識を失い，ベッドで失禁する。
- 飲んでいる最中や，その翌朝に嘔吐する。
- 酔ったときに電話したことを覚えていない。
- 飲み会やバーで知り合ったばかりの人を連れて家に帰る。
- あらかじめ酔ってから，酒場やパーティーに飲みに行く（プレ・パーティー）。
- 危険な性行為にはしる。
- しばらく飲酒を控えた後に，以前より多くの量を飲むようになる。
- 毎日飲む。
- 一緒に飲んでいる友達を振り切って一人でどこかへ行ってしまったり，安全に家まで連れて帰ろうとする友達に反抗的な態度をとったりする。
- 酒が絡んだ危険な行為や危ない出来事の話を笑い話として片付ける。
- 学内で懲戒処分を受ける。
- 未成年によるアルコール所持，騒乱，公然わいせつ行為，飲酒運転などで警察沙汰を起こす。
- 飲酒運転で，危うく捕まりそうになったり，重大な事故を起こしたりする。

　高機能アルコール依存症の大学生は，その性別を問わず，学校の成績を損なわずに酒を飲む自分なりの方法を編み出すようです。その週の課題や学業のノルマをやり終えてから，曜日や日数をきちんと決めてその間だけ大量に酒を飲む場合もあれば，決まった量の酒を毎日飲み，ちょうど良い血中アルコール濃度を常に保ち続ける場合もあります。後者の中には，飲んで羽目をはずすこともないし，ブラックアウトも起こさな

いことを根拠に，自分は決してアルコール依存症ではないと信じこんでいる人も多いです。何かの拍子にふと自分の飲み方に問題があることを悟ることもあると報告されています。トレッドウェイによれば，高機能アルコール依存症の若者が，自分の酒の飲み方と，飲み仲間たちの飲み方に違いがあることに気づくのは大学生の頃であると報告しています。ある高機能アルコール依存症の男性は，大学4年生になった時点で，まわりの学生が，皆，卒業後の身の振り方を考えているときに，自分だけが次の飲み会のことばかり考えているのに気づき，唖然としたのを覚えていると語りました。酔ってけんかして，骨折したり，人間関係が壊れたり，謹慎処分になったりしたが，授業だけは出席し続けました。授業にしっかりと出席し，良い成績を収めてさえいれば，お酒のせいで起こった嫌な出来事の記憶は消えていったのです。

　大学生の頃になると，高機能アルコール依存症者は，ひどい飲み方をした後で，自分の心の中の空虚感や，精神的な虚無感を感じ始めます。お酒を飲んで押し殺したはずの感情が，さらに増幅されて心の中に残っていることに気づき始めます。ちょっとした悲しい出来事の後に酒を飲んだら，涙が止まらなくなってしまうようなことが起こります。

　ある高機能アルコール依存症の男性は，大学生の頃に，自分の酒の飲み方について友人らが苦言を呈し始めたが，授業にはちゃんと出ていたし，成績だって悪くないのだから大丈夫だと自分に言い聞かせていました。彼のように，学校生活と私生活の両方をなんとか維持することによって，自分の飲酒には問題はないと，まわりや自分自身を説得しようとするタイプもいれば，お酒の飲み方のことで反省する気持ちなど全く持たないタイプもいます。

大学の文化

　学生たちは，大学という保護された環境の中で，共同体意識を育むとともに，いろいろな活動の機会を与えられます。外の社会からは隔離された安全な空間の中にいると考えてもよいでしょう。その中で起こる出来事のすべてにアルコールが関わっているとは言いませんが，お酒が重要な位置を占めるイベントがかなり多いのは確かなことです。スポーツ観戦，社交ダンス，ホームカミング（大学の卒業生が年一回母校を訪れ再会する），卒業イベントなどは，大学生活の中でなくてはならない大切な行事であると同時に，学生たちに，無茶な飲み方を試すチャンスを提供します。マサチューセッツ州ケンブリッジにあるハーバード大学ヘルスサービスセンターのリチャード・カディソン博士は著書である*College of the Overwhelmed*：*The Campus Mental Health Crisis and What to Do about It*（大学キャンパスにおける精神保健の危機とその対策）の中で，大学における過剰な飲酒の始まりについて次のように述べています。1978年に公開されたアニマル・ハウスという映画が大学生の無責任なアルコール乱用を美化してしまい，通過儀礼としての短時間での大量飲酒（ビンジ・ドリンク）が定着し，大酒を飲み，酔ってばか騒ぎをすることが大学生活の風景の一部となりました。それ以来，学生たちのアルコール乱用は公衆衛生の大きな問題となり，また一方では，大学生活におけるアルコール被害を予防するために，多くの専門家たちが，日夜,骨身を削る事態となっています[10]。ハーバード大学のアルコール薬物関連サービスの所長であるライアン・トラヴィア氏の報告によると，一般の大学では，平均して40〜50％の新入生は飲酒をしません。ハーバード大学に限れば，69％の新入生は，自分はお酒を飲まないという認識があり，驚くほど高い割合の新入生が，飲酒経験なく入学してくることがわかります。ところが，前述したような大学の環境の「効果」

のために，大学 2 年のときには，飲まない学生は 2 割に減ってしまいます。2 割という数字は，全米の平均と同じ位です。アイビーリーグ（訳注：アメリカ北東部の名門 8 大学をいう）の大学においても，この数字はほとんど変わりませんが，アルコール乱用の中身を調べてみると学校による違いがあらわれる場合もあります。

　大学生の飲酒の特徴として，大学へ進学しなかった同世代の若者よりも飲酒量が多くなると報告されています[11]。ハーバード大学のヘンリー・ウェスラー博士（公衆衛生学，HSPH）は全米の 4 年制大学 116 校を調査し，学生寮で暮らす学生の驚くべき実態を報告しています。グリークシステム（寮生活をする学生の総称）に所属する学生 3 人のうち 2 人，男子寮・女子寮に住む学生 5 人のうち 4 人はビンジ・ドリンク（大量飲酒）が習慣化しています。また同学部の別の研究も，男子寮の学生の 86％（男子学生の平均より 35％も高い），女子寮の学生の 80％（女子学生の平均の 2 倍）がビンジ・ドリンクをすると報告し，その数字を裏付けています。考察としては，ビンジ・ドリンクをするタイプの学生が，学生寮に集まってくる側面と，学生寮システムが新たなビンジ・ドリンカーを作り出していく側面とがあると考えられます。男子寮に住む学生の 60％は高校時代にビンジ・ドリンクの経験があり，また，過去にビンジ・ドリンクの経験のなかった寮生の 4 分の 3 が，在学中にビンジ・ドリンクをするようになります[12]。これらの数字を元に，カリファノは，学生寮システムという環境そのものが，学生たちに好ましくない飲酒習慣を許容し，推し進める元凶であると指摘しました[13]。ダートマス・カレッジにおいてアルコール・薬物に関する教育プログラムの運営を任されていたトラヴィア氏は，大学生活の文化の中に，学生たちの飲酒習慣を育む要素があり，その根元は社会の伝統の中に深く入り込んでいると述べました。大学生の 65％が学生寮で暮らしています。その学生寮システムが，学生社会全体の中心に位置しながら，頻繁に大量の酒を飲むライフスタイルを学生たちに推し進めているという問題の構図が見えてきます。

　CASA の 2007 年 3 月の報告によれば，1993 年から 2005 年の間に，ビンジ・ドリンクをする女子大生が 22％増加し，「前の月に何回飲みに行きましたか？」という質問に「10 回以上」と答えた女子大生は 37％にのぼります [14]。大学における過度の飲酒という問題に限っては，男女の差はなくなりつつあります。

　大学キャンパスにおけるアルコールの乱用者，および依存者の割合が，一般社会の 3 倍に達しているという事実から，大学という環境の中に，過剰な飲酒へと学生を導く要素が組み込まれているように思えます [15]。「未成年による飲酒をなくしましょう」という公衆衛生局長官による 2007 年 3 月の警告によると，アルコール依存の割合が最も多い年齢層は，21 〜 24 歳ではなく，実は 18 〜 20 歳です。このデータからも大学に通う期間が，最も飲酒に耽りやすい年齢層であることがわかります [16]。ではその原因が，大学という環境そのものなのか，それとも，この発達年齢の若者の特性なのかという問題が残ります。国立アルコール乱用・依存研究所（NIAAA）は，同じ年齢層を比べると，大学に通っていない人のほうが酒を飲む頻度は高いが，飲酒量の比較においては，大学生のほうが上回るという結論を公表しています [17]。学生であるなしにかかわらず，20 代前半は大量の飲酒をする傾向が強いという報告もあります。総合的に判断すれば，飲酒の頻度や飲酒量，飲酒に絡む問題に関して，大学生であるか否かは大きな要因ではなさそうですが，社会人に比べて大学生のほうが，ライフスタイルを改めて，速やかに不健康な飲酒習慣から抜け出していくことができるようです [18]。しかし，高機能アルコール依存症者の場合は違います。大人へと成長しながら飲酒習慣を改めていくことはありません。

　では，大学生の多くが極端な酒の飲み方をしてしまう原因は，どこにあるのでしょうか。NIAAA の報告によれば，過度の飲酒が蔓延しているタイプの大学というのは，学生寮が学内で強い影響力を持ち，スポーツが盛んで，アメリカの北東部に位置する傾向があると結論づけました [19]。

ハーバード大学公衆衛生学部が実施した「大学におけるアルコール問題の研究」では，大学内で，選択，伝統，ポリシーという要素を通じて，特有の飲酒文化を自ら育てあげ，それを維持している，その仕組みは，意図的である場合もあれば，そうでない場合もあるだろうと結論づけています[20]。社会一般から見れば，明らかなアルコールの乱用行為でも，大学の中では，日常の風景の一部として見なされます。学校内であれば，飲酒の問題を抱えていても，飲み仲間を見つけたり，飲む機会を得るのに困ったりといったことはありません。お酒を飲みながら社交を楽しむ機会は数多くあり，高校時代よりも積極的にお酒を飲むようになった多くの同級生に囲まれて，お酒はたくさん飲むものだという考えがしみついていきます[21]。

　ある女性の高機能アルコール依存症者は，学生時代，毎週4回もお酒を飲んでいたけれど，まわりの学生と比較して，自分の飲酒回数が特に多いとは感じなかったと言っています。別の高機能アルコール依存症の女性は，ある飲み会で，ベロベロに酔っぱらっている女性を見て，「あの子に比べたら私の飲み方なんてたいしたことないわ」と安堵感を覚えたと言います。アルコールの乱用が行われがちな大学生のライフスタイルの中で，アルコール依存症者は，自分の飲み方が特に酷いわけではないと納得してしまいます。高機能アルコール依存症者は，自分と同じような飲み方をするタイプの人間を友達に選び，酒を飲む量を競い合うような環境を，みずから自分のまわりに構築することが知られています。記憶を飛ばしたり，見知らぬ人とキスしたりするぐらいのことは，翌朝に，ふつか酔いで痛む頭を抱えながら，前の晩の話をするときの最高の話題となり，笑い飛ばされて終わります。ハーバード大学ヘルスサービス部門で働くセラピストのタリサ・ブロック・コーエン（クリニカル・ソーシャルワーカー）は，飲酒に問題のある大学生が，その問題を否認するとき，「他の人も自分と同じくらい飲んでいるのだから，自分の飲酒に問題はない」と考えることが多いと指摘します。トラヴィアは，それに

付け加えて，「朝酒やひとり酒をしないうちは，まだ大丈夫」というのも自分の問題飲酒を否認するための間違った考えであると指摘します。罰ゲームとしての無茶な飲酒を，お酒を介した友達付き合いの範疇ととらえる学生は多く，一晩に一人でビールを 15 本飲んだら，さすがに問題だとは思うが，ビアポンというゲームの最中に誰かがビールを 15 本飲まされるのは，たくさんの人がまわりにいるのだし，たいした問題ではないと考えてしまうのです。

　大学という環境が飲酒を助長していると指摘する多くの研究報告がある一方で，飲酒にのめり込むタイプの学生が，そういった環境を創り出しているのだという意見もあります。全米 40 州における公立私立大学 140 校を調査した HSPH（ハーバード公衆衛生大学院）は，大学内での飲酒が盛んな大学には，その評判がゆえに，酒好きの学生が全国から集まってくると報告しています。学内飲酒の盛んな大学をパーティースクールと呼びますが，その大学が，何故，そのような飲酒文化を継続させてしまうのかを考え直してみる必要があるのではないでしょうか。ビンジ・ドリンクが行われる頻度を調べてみると，1%から70%までと，学校による差が非常に大きいことがわかります [22]。別の調査では，学生の飲酒を促進する要因として，「同じ大学の同級生は自分よりもっと酒を飲んでいるらしい」という思い込みがあると指摘しています [23]。トラヴィアは，「学生が大学を選ぶ理由はさまざまです。パーティースクールだからこそ，その大学を選択する学生だっています。多くの大学において，アルコールの乱用に端を発する問題は数え切れないほど起こっています」と言います。ある高機能アルコール依存症の女子大生は，非常に評判の良い，こぢんまりとしたビジネススクールに入学しました。ところが女子寮で暮らし始めた途端，それまで GPA にして 4.0 だった成績が，一気に 2.0 にまで下がってしまいました。寮生活の中で飲酒機会が増え，酒を飲みすぎるのが原因なのは明らかだったので，2 年生のときに，「大きめの大学なら学業とパーティーを両立させることができる」

と考え，別の学校へ移っていきました。

　実家を離れて大学に通う学生にとっては，親の目が届かないところで暮らすうちに，両親の飲酒に対する考え方の影響力はしだいに薄れていきます。ひとり暮らしの開放感の中で，他の学生たちからの強い影響を受け，親から譲り受けた価値観より，学生仲間との親交を優先するようになります[24]。家族や親戚にたくさんのアルコール依存症回復者を持つ，ある高機能アルコール依存症の女性は，高校時代に親から，自分は酒を飲んではいけない人間であることを叩き込まれました。しかし，いざ大学生活を始めてみると，まわりの目をいつも気にしながら，良い子でいることに嫌気がさしてしまい，お酒を飲み始めました。実際に，はじめて飲んだそのときから，彼女は，道徳心を失い，今までの自分とは思えない行動をとってしまいました。新しい友人関係の構築に迫られる新入学の時期というのは，特に警戒が必要です。知り合ったばかりの人たちとの交流の中で，自分のふるまいがぎこちなく思え，ついお酒に頼ってしまいがちになります。「しらふのときの，ありのままの自分は非常に居心地が悪い。ところが，お酒を1杯飲むと，みるみる自信が沸いてきて，誰とでも平気で話せるようになる」という体験は，多くのアルコール依存症者が口をそろえるところです。「他の人たちがお酒を飲んで楽しそうにしているのを見ると，自分も同じようにせずにはいられない」という感情も共通しています。

問題飲酒を診断する

　学生時代に無茶な酒の飲み方をしていても，いずれは健全な飲み方になる人はいくらでもいます。大学生の大量飲酒が，アルコール依存症の症状なのか，あるいは，単なる一過性の問題飲酒行為なのか。これは多くの専門家が直面する問題でもあります。多くの高機能アルコール依存

症の回復者たちは，自らの飲酒歴を振り返り，高校や大学で飲み始めた頃からもうすでにアルコール依存症の兆しがあったと口をそろえます。しかし，まわりで多くの学生仲間がビンジ・ドリンクをしているときに，自分がアルコール依存症であると認識したり受け入れたりするのは困難です。まわりにいる酒飲みたちを見れば，自分の飲酒量や飲み方を正当化するのは，いともたやすいことです。

　大学生たちの間での，ビンジ・ドリンクの蔓延は凄まじいので，その中から真性の病的飲酒者を見つけ出すのは至難の業です。デューダも，学生のライフスタイルと飲酒が切り離せないものになった今，本物のアルコール依存症者と，問題ではあるが一過性のビンジ・ドリンカーを見分けるのは難しいと感じています。大学におけるビンジ・ドリンクは，そもそも一過性のもので，いずれ仕事や家庭を持ち，責任のある社会人になれば，自然と収まるものだと指摘する専門家もいます[27]。しかし，高機能アルコール依存症の息子を持ち，*From Binge to Blackout: A Mother and Son Struggle with Teen Drinking*（一気飲みからブラックアウトまで：10代の飲酒との母と息子の葛藤）の著者の一人であるクリス・フォークマンは，若者のビンジ・ドリンクを，単に若気の至りと片付ける行為は，多くの若者を殺し続けるこの病魔と共犯者になることと同じだと断言しました[28]。

　コーエンの経験によると，飲酒に問題のある大学生が治療者のもとを訪れるときは，たいてい成績や恋愛問題，生活の中でうまくいかない何かのことを相談するためです。自分が悩んでいる問題とアルコールの関連性には気がついていません。例えば，恋人とうまくいかないことと飲酒とは何の関係もないという具合に完全な否認状態なのです。アルコールの問題そのものを話しに来る学生はほとんどいません。家族のアルコール問題ばかりを話題にして，自分の飲酒のことには決して触れようとしない学生もいます。カウンセリングが進むうちに，飲酒の問題がおのずと浮かび上がってくる場合でも，この問題と直面する心の準備がで

きていない学生を診断から治療へとつなげるのは容易ではありません。自分の飲酒に問題があると気づいている学生でさえ，節酒の必要性は感じてはいても，生涯にわたる断酒などという考えはとうてい受け入れるのは不可能です。この断酒という考えを受け入れられないこと自体が，実は，アルコール依存症の症状そのものなのです。健常人は，お酒のせいで多くの問題を抱え込むことになったとき，お酒を手放すことができます。

　問題飲酒の徴候が出ている学生が目の前にいても，本人は自分の飲酒問題を過小評価したり，頑なに否認したりするので，セラピストたちでさえ気がつかないことが多いとマリガンは主張します。手が震えるなど，明らかな離脱症状がなくても，すでにアルコール依存症を発症している可能性は十分あります。例えば，しばらくの間，お酒を飲まないでいると体がだるくなったり，うつっぽくなったりするなどの危険信号を見落とす専門家は多いようです。学生たちが，自分の飲酒の問題を話し始めたとしても，まだ気持ちが揺らいでいるのが普通ですから，自分を正直に語れる雰囲気作りができるかどうかがセラピストの腕の見せどころです。「明らかに成績が落ちた」とか，「友達が，自分の問題飲酒を指摘し始めた」とか，こういうことが起こったときには，自分の問題飲酒を認めますというリストを，クライアントと一緒に作り，カウンセリングの中で，継続的にチェックしていくセラピストもいます。

　ドラッグ・アルコール依存誌（*Drug and Alcohol Dependence*）に掲載された研究によると，アルコール乱用の診断の信憑性は，18 〜 21 歳の間よりも 21 〜 25 歳の間のほうが高いものの，アルコール依存の診断では，これらの年齢層の間に大きな違いは見られないとしています。問題飲酒と診断されたからといって，その若者が，将来，必ずアルコール依存症を発症するとは限らないが，危険性は高いことを踏まえて，早めに介入措置を取るのが好ましいとしています[29]。レビーは，18 歳前後で問題飲酒を始める若者の多くが，成長するにつれて普通に飲むようにな

るからといって放置するのは危険だと語りました。大人になっても問題飲酒が止まらない人も決して少なくないからです。トラヴィアは，ブラックアウトの有無が，将来，本格的な問題飲酒に発展するかどうかを見分ける良い指標であると言います。ウィレンブリングは，最近の NIAAA が報告した，こんな研究結果を取り上げました。一般人口の 72％ は，人生の中でアルコール使用量が極端に増える期間が 3 〜 4 年間程度ありますが，その期間というのは，おおむね 18 〜 24 歳ぐらいで，学生であれば大学などに通う頃の年齢です。その時期を過ぎると，人間として成長し，過剰な飲酒習慣もおさまり，健全に人生を歩み始めることが明らかになっています[30]。

　ドラッグ・アルコール依存誌上で，アメリカ精神医学会による精神疾患の診断・統計マニュアル第 4 版（DSM-IV）における，若年層に対するアルコール依存の診断基準についての激しい論争があります。若い人は集団で飲むと思っていたよりも多く飲んでしまう傾向があることが知られています。こういう飲酒パターンは，意志の力で飲酒をやめることができなかったというよりも，場の雰囲気に流されて飲みすぎてしまった，もしくは「強いられて飲む羽目になった」と解釈されます。しかし，こういったケースは，アルコール使用障害と診断するのは困難ですが，問題飲酒者が一定の割合で存在することを忘れてはなりません。診断・統計マニュアルというのは，単に研究や医療従事者同士のコミュニケーション，治療プラン作成のための道具でしかなく，それどころか，医療システムや精神科医療の中で高機能アルコール依存症者への正しい診断の障壁となる場合さえあります。ですから高機能アルコール依存症者の家族や知人は，正式な診断が下りていないからといって，その飲酒行動に対する助言を控えるべきではありません。

　大学時代に問題飲酒の傾向の強かった学生の多くは，卒業後にアルコールを控えるようになりますが，高機能アルコール依存症者は，その危険な飲み方を改めることはありません。大学に入学した時点から依存

症の進行が始まりますが，育った家庭，本人の性格，高校時代の飲酒歴，
アルコール依存症の家族・親戚の有無によって，そのスピードには個人
差があるようです。アルコール依存症者のいる家庭で育った学生は，全
体の 25％にのぼり [31]，アルコール依存症の親を持つ子どもは，そうで
ない子どもより，成長してからアルコール依存症になる危険性が 4 倍か
ら 10 倍との報告があります [32]（監訳者注：アメリカの依存症臨床場面では，両
親とも依存症者でない場合と両親の一人が依存症の場合を比べると，両親一人が依存症
者の親の間に生まれた子どもが依存症になる可能性は 4 倍高く，両親とも依存症の親の
間に生まれた子どもは 9 倍から 10 倍依存症になる可能性が高いと言われている）。ト
ラウマを抱えていたり，自尊心が低かったり，社交不安や勉強のプレッ
シャーに圧倒されてしまうタイプの学生も，学校内の飲酒文化に触れた
途端，問題飲酒の坂を一気に転がり始める危険が高いようです。家族や
親戚に多くのアルコール依存症回復者がいる，ある高機能アルコール依
存症の女性は，大学入学後，はじめてお酒を飲んだときに，将来，私が
アルコール依存症者の自助グループに参加するまでに，あと何年かかる
かしら？と考えたそうです。トラヴィアは，依存症者の全くいない家庭
で育った学生でも，大学生特有の飲み方を何年間か楽しんでしまうと，
卒業後に，その飲酒パターンを手放すのは容易ではなくなると言ってい
ます。高機能アルコール依存症者の中には，学生時代の飲酒を振り返っ
て，最初の頃は楽しかったが，卒業する前に，すでに，つらい思いをす
ることがしばしば起こるようになっていたと語る人もいます。家族にア
ルコール依存症者の多いある高機能アルコール依存症の女性は，大学入
学後 4 年間，毎日のように酒を飲みながらも，優秀な成績を保つことが
できたが，21 歳のときには，自分が立派なアルコール依存症者になっ
ているのに気づいたと語ります。しかし，このように比較的若いうちに，
自分の飲酒の問題を認識できる人は少数派です。多くの問題飲酒者が，
「まだ生活をきちんと営むことができる」とか，「こんなに若い年齢でア
ルコール依存症になるわけがない」という理由で，自分の飲酒の問題と

向き合おうとしないのが現状です。

　学生時代は，無茶な飲み方をして，ときには命に関わるような危険な
目にあった学生たちでも，なんとか無事に卒業すると，その多くは，地
に足をつけて健全に生きていくようになります。高機能アルコール依存
症者とは対照的です[33]。以前は派手な飲み方をしていたが，卒業後は普
通の飲み方をするようになった，ある女性は，こう語ります。年齢とと
もに，ふつか酔いの苦しさに耐えられなくなり，自然に無茶な飲み方は
しなくなりました。それに飲む場所の環境が変わって，「酔っぱらうま
で飲もう！」といったタイプの人がまわりにいなくなったことも影響し
ていると思います。年齢のせいもあるでしょう。ワインを少しずつ飲み
ながら，ほろ酔い気分を楽しんだら，さっさと家に帰り，気持ち良く，
ぐっすり寝て，目覚めの良い朝を迎えることのほうが，ずっとすばらし
いと感じるようになりました。

大学での飲酒による悲劇

　過剰な飲酒の危険をどんなに説いても，高機能アルコール依存症者の
学生たちによるビンジ・ドリンクを止めることはできないでしょう。ハー
バード大学の行動と学習問題に関するカウンセリングの所長であるポー
ル・ジョセフ・バレイラ博士も，アルコールの危険性に関する知識の普
及が問題の解決につながるとは考えていません[34]。無茶な飲み方を何度
も繰り返しながら，悲惨な目に一度も会うことがない学生たちは，「自
分だけは大丈夫だ」という強い信念を持ってしまいます。アルコール依
存症の学生に，お酒の危険について正確な知識を与えても，危ない飲み
方を改めることはありません。他人に迷惑をかけずにお酒を飲むことな
ど考えもせず，それどころか，酒の飲み方を改めるように迫ったり，酒
を控えるようにすすめたりする人があらわれると，その人に対して憎悪

の念を抱きます。アルコール依存症でない学生は対照的です。普通に飲むタイプから，アルコール乱用の域に達しているタイプまで，さまざまですが，お酒のせいで悲惨なことが自分の身に起こったり，正しい知識を十分に得たりすれば，おのずと節酒や断酒に踏みきるのです。

　高校時代の飲酒における問題点を，第2章に列挙しました。それらはそのまま大学生の飲酒にも当てはまります。以下に，大学時代の飲酒に限って起こってくる問題点を挙げておきましょう。

飲酒運転

　2001年の1年間に，飲酒運転をした18歳から24歳までの学生は，200万人以上います[35]。疾病対策センターが行った大学生の危険行為に関する研究によると，酒気を帯びているドライバーの運転する車に同乗した経験のある学生は40％あまりいました[36]。高機能アルコール依存症者は，飲酒運転をよくする割には，あまり逮捕されない傾向にあるようです。

暴力的性行為

　7万人以上の学生がお酒がらみの状況で性的暴行を受けたり，デートレイプの被害者になったりしています[37]。大学内で起こったレイプの9割は，被害者，または加害者が酒に酔っているときに発生しています[38]。性的暴行では，加害者が，被害者の知り合いである場合がほとんどです[39]。

危険な性行為

　学生の約7割は，酔った勢いで性行為に及んだり，普段ならセックスしようとは思わないタイプの相手と，酔ったあげくに関係を持ってしまったりした経験があります。性病に感染した学生の6割は，感染源と思われる人物と性交したときに酒を飲んでいたと報告しています。酔っ

ていないときにはセーフセックスを心がけている大学生でも，その5人に1人は，酔ったときには感染予防をしないでセックスすることがあると答えています[40]。アメリカ国内の40万人余りの学生が，性病に対して無防備なセックスをしていることになります[41]。高機能アルコール依存症者は酔って無謀なセックスをします。その中でもブラックアウトを起こすタイプの学生は，酔ったうえでの出来事に感情的に無頓着であることが知られています。飲酒と危険なセックスの組み合わせそのものに依存状態になり，やめられなくなってしまうこともあります。

健康問題，死亡，死にかけるような出来事

飲酒運転の事故など，飲酒が原因で死亡する18〜24歳の学生は，毎年，1,700人にのぼります[42]。学校の近辺で起こる火災の59％は，飲酒が原因で発生し，2000年から2006年までの間に，大学生54人がこうした火災の犠牲者となりました[43]。1.2〜1.5％の学生がアルコールや薬物の影響下で自殺未遂の経験を持ち[44]，普段は希死念慮のない学生でも，酔っていたり，薬物を使っていたりするときに，衝動的に自殺を決行してしまうことが知られています[45]。高機能アルコール依存症者でありながら，飲酒運転で事故を起こしたことのない人，自殺未遂をしなかった人は，運が良かっただけと考えたほうがよいでしょう。きわどいところで助かった高機能アルコール依存症者は，懲りるどころか，自分は不死身だという思いをさらに強め，飲み方を改めることはありません。

怪我をする

酔ってはずみで怪我をする学生は，毎年，約50万人にのぼり，酔っている大学生に暴行を受ける他の生徒は，約60万人いると言われています[46]。けんかや，たいしたことのない怪我，覚えのないアザなどは，高機能アルコール依存症者にとっては，むしろ勲章のようなもので，飲み仲間と笑い飛ばす話題の一つにすぎないのです。

精神的問題

　大学時代におけるビンジ・ドリンクは，強迫的性向，うつ，不安神経症，逸脱行動など，なんらかの精神疾患と関連性が高いと指摘されています[47]。こういった精神疾患からくる生きづらさを，お酒を使って解消してしまいますが，それが習慣化すると非常に危険です。

脳の発達への影響

　公衆衛生局長官の通達の中に，若年層のビンジ・ドリンクは記憶障害・運動機能障害を引き起こすことや，大脳の前頭前皮質に悪影響を及ぼすことが動物実験によって確かめられたと報告されています[48]。高機能アルコール依存症者は，本格的にアルコール依存症を発症した後になっても，学校で良い成績を保ち続けるなど，しばしば，この報告を覆すようなことをします。前頭葉は判断力，論理的思考，衝動性などをつかさどる脳の領域ですから，青年期終了までの期間にお酒を飲み始めると，成人してからの酒量の増大につながることが推論されます[49]。たくさんの高機能アルコール依存症者を問診した結果，高校生のときに飲酒を始め，大学生から成人へと，加速度的に酷くなるパターンが多いのもこのためでしょう。

学業

　米国立アルコール乱用・依存研究所（NIAAA）の報告では，25％の学生は飲酒が成績に悪影響を与えていると感じています。欠席したり，宿題が間に合わなかったり，試験の成績やレポートの質も悪くなり，全体的な評価も下がります[50]。毎週，深酒をすると，スポーツ選手の運動能力は著しく下がるという研究報告もあります[51]。ところが，高機能アルコール依存症者は，飲酒の罪悪感を解消するために，学業やスポーツで何がなんでも良い結果を出すことが多く，表向きは，これらのデータ

と一致しません。そして，その良い結果を盾にして，自分にはアルコールの問題はないと，まわりや自分自身をなんとか説得しようとするのです。

アルコールと摂食障害

大学生たちの間での，摂食障害（病的食事パターンや過剰なダイエットなど）の蔓延はたいへんなものです。そしてアルコール摂取は，摂食障害の症状をさらに悪化させ，生理不順や消化器系の病気，電解質バランスの乱れなどを引き起こします。食事制限をしている人の身体はアルコールへの耐性が低くなり，思いがけず酔っぱらってしまうといったことが起こりやすくなります[52]。

間接的な無謀飲酒の被害

高機能アルコール依存症者を含め，ビンジ・ドリンクをする学生は，飲まない学生たちの安全な学生生活をも巻き込み，脅かします。安眠を妨害されたり，学校の備品が壊されたり，ばかにされたり，恥をかかされたり，口論になったり，酔いつぶれた学生の介抱をしなければならないこともあるでしょう。前述したように暴力や性的暴行の被害にあう可能性すらあります[53]。高機能アルコール依存症者は，被害者から面と向かって直接に抗議でも受けない限り，他人を苦しめるこれらの迷惑に気づくことはありません。

学内の飲酒に対する規則

これまで何年にもわたり，大学内での飲酒問題を改善しようと，数限りないプログラム，対策，規則，教育法などが試されてきました。各大学レベルで作られた施策から，地域，州，全国レベルで施行されたもの

までさまざまです。全国の大学・学生寮の経営陣は，キャンパスにおけ
る飲酒問題を充分に認識しており，多くの学校は，教育プログラムなど
を通じて，その対策に励んでいます。

　例えば新入学の学生に，AlcoholEdu® といった，インターネットによ
る大学向けのアルコール・トレーニング・プログラムを受けることを義
務付けています。それによって，アルコールに関する知識の啓蒙に努め
たり，大学側に，最新の研究データを供給したりしています。全米 500
以上の大学や，カイ・オメガ（Chi Omega）といった伝統的女子寮の
支部の多くも，3時間に及ぶ，このインターネット・コースを採用して
います[55]。アルコール関連のトラブルを最小限に抑えるべく，たくさん
の大学が飲酒に関する規則を定めています。プリンストン・レビュー誌
（*Princeton Review*）によるパーティースクール（飲酒やパーティーの
盛んな大学）ランキングで2位になったミシシッピ大学では，2007 年，
公共の場での酩酊や，未成年によるアルコール飲料所持に対する新たな
罰則を設けました。2度目の違反で，一学期間の停学という厳しいもの
です[56]。大学で優秀な成績を収めたり，学外活動でのいろいろな功績を
得たりして，自らの過剰飲酒を正当化している，誇らしげな高機能アル
コール依存症の学生にとって，自尊心の立脚基盤を奪い去ってしまう，
これらの罰則はたいへんな脅威となります。飲酒の結果として，憂慮す
べき事態が明確に起こり，それによって思い知らされない限り，高機能
アルコール依存症者は，自分の飲酒問題と向き合おうとはしません。ア
ルコールを提供しない大きなイベントの開催を取りやめる大学が増えて
きました。会場でアルコールが手に入らないため，学生たちは，プレ・
パーティーで泥酔し，急性アルコール中毒や怪我で病院に運ばれる生徒
が続出するからです。マサチューセッツ大学アムハースト校では，2006
年に過度の飲酒を助長するドリンク・ゲームを禁止しました[57]。全米で
248 大学がスポーツ観戦イベントのチラシにお酒の広告を載せることを
禁止しています[58]。カリフォルニア州立大学では，2年前，学内におけ

るアルコール飲料の宣伝を禁止しただけではなく，学生アルバイトを雇用して違反ポスターを剥がす作業をさせています。ラテン語で「親の代わりに」という意味の In loco parentis という施策があり，多くの大学で行われてきましたが，ウィスコンシン大学マジソン校も，このポリシーを採用しました[59]。学生が急性アルコール中毒で病院に運ばれたら，学生部長はその学生の親に連絡を取る義務と責任があるという規則です。またアルコール関連の違法行為があった場合，親を呼び出すか，または，安全な生徒に，その後のケアを引き継いでもらうかを決めるのも学生部長の権限となります[60]。プリンストン・レビュー誌のパーティースクール・ランキングで 12 位だったアイオワ大学では，2008 年の秋から，金曜日の授業数を増やしました。ミズーリ大学で行われた研究報告の中に，「金曜日に授業を取っている生徒は，木曜日の夜に酒を飲むことが少ない」というデータが，その根拠です。

　3 年前，ハーバード大学はようやくアルコール・薬物対策プログラムの責任者を雇い入れました。バレイラは，今まで学校側が，この職務にあたる専門家を学内に置かなかったことにふれて，冗談まじりに，「大学自体が深い否認状態にあったか，慢性的に酔っていたか，どちらかでしょう」と言いました[61]。この職務に就いたトラヴィアは，「関係者は，いつも，学内のアルコール問題をいっぺんに解決してくれる特効薬のような対策を求めてくるけれど，魔法の杖のような方法はありません。この問題の裾野は広く，複数のアルコール問題対策法を同時に着実に実施するのが最も効果的だと考えています」と語りました。ハーバード大学のアルコール問題への対策は以下のようなものです。アルコール教育プログラムである AlcoholEdu® のインターネット配信，アルコール問題を考える日（4 月の第一木曜日）にアルコール使用障害テストを行い，その結果をもとにした個別カウンセリング，教員・職員・運動部に対するトレーニングを実施します。その中には，「アルコール問題における学生とのコミュニケーション法や教育スキル」も含まれています。薬

物・アルコール問題を持った当事者同士の援助プログラム，学生向けの
アルコール問題スクリーニングと介入プログラム教育，社会規範のキャ
ンペーン[62]，大規模な社交的イベントやスポーツ観戦でのアルコール飲
料の提供制限といった包括的なアプローチも実施されています。例え
ば，フットボール・スタジアムでのアルコール度数の高い酒の販売を禁
止したり，法定飲酒年齢に達している学生に ID ブレスレットの着用を
義務付けたり，レンタカーを使ってテールゲート・パーティー（監訳者
注：前を走る車にぴったりくっついて走るゲーム）をするのを禁じたりしていま
す[63]。トラヴィアは以下のように総括します。「高機能アルコール依存
症者が，精神保健制度や医療機関をすり抜けないようにするためには，
アルコール依存症者というのは街角で見かけるホームレスのような人た
ちのことであるという先入観を取り去る必要があります。啓発活動を地
道に続け，あなたの親，あなたの前で教鞭を取っている教授，あなたの
ルームメイトがアルコール依存症者かもしれないという考えを植え付け
るのです」。

　大学におけるアルコール問題を改善させるためには，州レベルや国
レベルでの法的な取り組みが必要だと考えている専門家，政治家，教
育関係者も少なくありません。バーモント州のミドルベリー大学で
学長を務めたジョン・マッカーデル氏は「責任を選択する（Choose
Responsibility）」という組織を立ち上げました。彼は，「法律で飲酒を
禁止しても問題は何も解決しないと確信している。この組織の目指すと
ころは，飲酒の法廷年齢を 18 歳に引き下げる代わりに，18 ～ 20 歳に
おける飲酒関連規制を強化するというものだ。法定年齢（21 歳）に達
していない学生たちは，キャンパス外の人目につかない場所で，無茶な
飲酒をするのが常習化している」と主張しています[64]。州単位の取り組
みとしては，アイオワ州とネブラスカ州でのケグ登録制度が挙げられま
す。ケグ（Keg）と呼ばれるパーティー用の大きな容器でビールを購入
する場合，購入者に氏名や使用場所・日時などの登録を義務付ける制度

です。また，オレゴン州，ユタ州，ウエストバージニア州では，未成年者のアルコール関連事犯に対する罰則に，運転免許の停止処分を付け加えました[65]。

「未成年による飲酒をなくしましょう」という公衆衛生局長官による2007年3月の警告には，豊富な統計と分析結果をもとにした，21歳以下の未成年飲酒の予防・改善対策や，アルコール使用障害を未然に防ぐ対策が示されています[66]。これに加えて，この公衆衛生局長官による警告には，「家族への手引き」として，家族レベルで取り組める対策にも触れています[67]。大学生による飲酒がらみの死亡事故や悲惨な事例の多発を受けて，国立アルコール乱用・依存研究所（NIAAA）は，2002年に全米アルコール乱用・依存諮問評議会対策本部を設けました。「アメリカの大学における飲酒文化の改善」と題された，その実施要請は，文書にして50ページにわたります。大学内だけではなく，地域コミュニティも施策の対象とし，その中で三つのグループを想定しています。すでにアルコール依存に陥っている学生群，その予備軍，そして学生全般です。それぞれの群に対して，個別に飲酒に関する指針や教育法を指導するのが特徴です[68]。

　膨大な調査結果や研究報告に基づき，多くの政策，プログラム，法律・規制が実施されていることを，ここまで述べてきました。では，それらは本当に効果を上げているのでしょうか。コーエンは，アルコール問題に取り組むための予算が十分ではないと指摘します。いろいろなタイプの問題飲酒者がいることを考えると，ほとんどの大学において，対策はまだまだ不十分です。彼女の調査によると，ハーバード大学においては，飲酒がらみの緊急事態で学生が病院に運ばれ手当てを受けても，当事者，および搬送・同伴した学生が処罰を受けることはないという取り決めがあります。医療恩赦制度（Medical Amnesty Policy）と呼ばれるこの制度は，医療機関の助けが必要なときに，学生たちがお互い助け合って，事態の悪化を防げる点で功を奏しています。たしかに，この制度のため

か，急性アルコール中毒で病院に搬送される学生は，数字のうえでは増えていますが，その理由は，飲酒行為をかくすために，以前は，危ない状態でも病院に知らせなかったからで，当時は多くの学生が死の危険に晒されていたはずだと，コーエンは語ります。

トラヴィアの調査によると，ほとんどの大学におけるアルコール問題への対策は，問題飲酒者やアルコール乱用者が，一般の健全な学生に悪い影響を与えないような施策づくりに終始していますが，高機能アルコール依存症の学生は，こういった制度の網の目をくぐり抜ける術に長けていますし，アルコール教育プログラムに目もくれようとしないのが普通です。学校内で警官に逮捕されたり，謹慎処分を受けたりすることがあっても，病的な飲み方をあらためることはなく，それでも，ちゃんと卒業できてしまうのが，高機能アルコール依存症の学生です。大学のアルコール問題への予防対策は，単に羽目を外している学生たちを取り締まることはできても，アルコール依存症を発症し病的飲酒をしている学生たちへの影響力はほとんどありません。高校時代に飲酒を始めた学生が，大学において飲酒問題を起こしているならば，その学生たちに必要なのは予防ではなくて，治療なのです。トラヴィアは，予防プログラムによって飲酒問題を防ぐことができるのは，中学校までだと考えています。

今だからわかること：筆者の振り返り
〈過去の日記から〉

　私にとって，大学へ進学することの意味は，親元を離れて新しい場所に住めることだけでした。全国各地から集まる人々と知り合うのもすばらしいことでしたが，なんといっても，親に小言を言われずに，思う存分門限なしのパーティーを楽しめる場所であることがいちばんのポイン

トでした。ですから大学を決める際，以下のことを考慮して，とても慎重に選びました。授業が厳しくないこと，キャンパスが美しいこと，生徒数が多いこと，そして最も重要だったのは学生たちが派手に遊んでいることです。学生数の多い州立大学を六つ選んで出願し，いちばん行きたかった学校に見事に受かり，そこへの入学を決めました。その学校は，パーティースクールとして全国規模で有名な大学です。その大学に通った従姉妹たちが，楽しい学校であると太鼓判を押してくれたし，特に学生寮のイベントが盛んで，寮生たちも社交的に非常に活発だと聞いていました。

　入学直後から，お酒をよく飲むようになりました。週末は，友達と連れ立ってどこかへ飲みに行っては，ブラックアウトを起こし，覚えのない場所で目が覚ましていたものです。自業自得で危ない場面に陥ったことも数多くあります。その中のいくつかをお話しします。女子寮の仲間とラスベガスに出かけたときのことから始めましょう。朝，ひどいふつか酔いに苦しみながら目を覚ますと，見知らぬ男の家に泊まっていました。ラスベガスの郊外らしいこと以外，何もわからず，急に恐ろしくなってドアから飛び出しました。質屋の前の道端で，何時間もタクシーが来るのを待っていました。そこがどこなのか全くわかりません。すると突然，前夜の記憶が，フラッシュ映像のように蘇ってきました。その男のBMWを運転して彼のマンションにやってきたことや，途中でメキシカン・ファーストフードのドライブスルーに立ち寄ったことを思い出したのです。さすがに怖くなって，泣き出してしまいました。しかし，その2日後には，もう酒を飲んで酔っぱらっていました。もう一つ別の話をしましょう。ある朝，男子寮の一室で目覚めると，羽根布団の上で失禁をして寝ていました。その部屋に住んでいる学生は，もう出かけていましたが，私はパニック状態になり，とにかく寝ていた布団一式を女子寮まで持って帰り，急いで洗濯し，一筆添えて彼に返しました。また，大学4年のあるときに，いつものごとくふつか酔いで目覚めると，そこ

は女子寮のリビングルームのソファの上。またもや失禁していました。私は，その女子寮を，すでに退寮していたのですが，前の晩に，酔っぱらって自分の住んでいるアパートがどうしても思い出せず，送ってくれた男子が仕方なく，私を女子寮に連れてきたのです。こんな話は，日常茶飯事で，いつも友達と笑い飛ばしていました。アルコール依存症者は，酔ってやらかした失敗を都合良く忘れる能力に長けていて，いくら失敗を重ねても，飲み方を改めることはありません。

　次に私の日記の一部をご紹介しますが，これは大学を卒業した後に書いた部分です。男子寮での毎週末のパーティー，春休みの出来事，フットボール観戦の思い出，週末旅行の飲んだくれエピソードなどに彩られた4年間の私の私生活がわかります。大学にいた頃は，日記をつけようとは夢にも思いませんでした。お酒を飲みながら，学業をこなすので精一杯だったからです。お酒は完全に日常生活の一部になり，当たり前すぎて，自分の飲酒について，よく考えてみようとは思いませんでした。あの頃は，そんな生き方しかできなかったのです。

12月9日，1998年，21歳

　ひとり暮らし：私が子どもの頃から，いつか勝ち取ってやるのだと思い，戦い続けてきた特権を，ついに手に入れた。好きなことを，好きな時に，自由にやるために，今までずっと，私は戦い続けなければならなかった。自分がやりたいことが危険であるかないか，私は，母親なんかより，ずっとよく知っていると感じていた。17歳になる前に成人映画を観ることなんてどうってことないと思う。親に嘘をつかずに，好きな場所へ出かけて，好きなことができる日が来るのを夢見ていた。親にダメと言われたって，内緒でやるだけだから，たいした問題ではなかったけど，親に嘘をつくことを正当化していた自分に関しては，ちょっと後悔している。私と同じ世代の子たちがやっていることを私には禁じる両親は，過保護すぎると思っていた。

　私にとって大学生活は，それ全体が，門限のない，長い，一回のパーティーだったような気がする。何もかも私の思い通りになって，至福の時をすごした。厳しい規則もなく，似た者同士の仲間に囲まれて，私は本領を発揮した。楽しむことの限界に挑んだ。

　在学中に三つの賞を獲得した。これらの賞は，私の大学での生活ぶりを非常によく表していると思う。女子寮での新入生歓迎パーティーで勝ち取った「大酒飲み賞」，キス魔賞，それから学業での優等賞。

　かくれてお酒を飲まなければならなかった高校時代をすごしてきた私にとって，大学は，まさに天国だった。門限はないし，うるさい親もいない，規則もない。無制限の自由。こんな時がくるのを，ずっと待ち焦がれていたのだ。そして，ついにやってきたのだった。

　私の辞書に「飲みすぎ」という言葉はなかった。飲むたびに，酔っぱらって羽目をはずし，ブラックアウトを起こすようになった。新入生のルームメイトの顔を殴って，女子寮の先輩たちに叱責されても，聞く耳を持たなかった。私のお酒の飲み方があまりにも酷いので，女子寮への入寮を拒否されるところだったが，懇願して，なんとか入寮させてもらった。やっとのことで獲得したこの自由を，親でもない女子学生仲間ごときに奪われてたまるかという決意のようなものがあった。あるパーティー会場で，飲みすぎた私を気づかって，親友が私を連れ出そうとしたが，頑として，出ようとはしなかった。私は酔うと，けんかっ早く，やかましく，攻撃的になり，誰にも止めることができなかったのだ。前夜の自分の野蛮な行為を，朝，起きぬけに，友達の口から聞かされたことが何度あっただろう。笑ってすませたのは最初の頃だけで，しだいにひどくなり，最後の頃には，私に関わった人を，皆，自分の行為で傷つけるようになっていった。

　私の人生ではじめて，自分自身をコントロールしなければならない時がきた。昔のように，親がうるさく言うからではなく，私が自分自身をこの場所に追い込んだのだ。私が学ばなければならなかったこの

教訓は，他人では決して教えることのできないものだった。自分の経験として学び取らねばならなかった。スリルを味わうために，危険な橋を渡り続けてきたが，それらの行動は，私の心の中にある反抗心からくるものであることを，薄々，感じてはいた。一歩間違えれば，たいへんな目にあっていたかもしれないことが何度あったことか。朝，目が覚めてから，前の晩の途切れ途切れの記憶をたどらなければならないことが何度あったことか。

　罪悪感はなかった。すんだことはさっさと水に流し，良い成績を取り続けることに専念した。人付き合いの中で，とんでもないことをたくさんやらかしてきたが，優等生であることで，すべてが許されると思っていたのだ。良い成績さえ保っていれば，親も何も言ってこなかった。成績が良いのだから，人生は自分の思い通りにやれていると信じることができたのだ。

　この大学時代の常軌を逸した年月の間，私は何かに守られていたに違いない。自分自身の内なる反逆に殺されずに，無事に卒業を迎えることができたのだから。後になって私は，とうとう自分の弱さと向き合い，それを受け入れなければならない時を迎える。今こうして学生時代を振り返ってみると，夢に描いていた年月が終わりを告げてしまったことが信じられない気持ちでいる。

　厳しすぎた両親へ復讐するために，私はこんな酒の飲み方をするのだと正当化していましたが，それは単に，アルコール依存症という疾患が私に思い込ませた言い訳にすぎませんでした。なぜなら，この病気は，理由があろうとなかろうと，酒を飲み続ける病気だからです。自分のひどい行動を両親の育て方のせいにして，その腹いせに，さらに酒を飲んでいました。上記の日記は，私が，とうとう問題は自分の側にあるという真実に気づいた瞬間のように思えます。それは神の恵みだったとしか言いようがありません。

　大学時代を通して，私は学校や学生寮の規則を平気で破り倒してきました。パーティーには必ず出席しますが，お酒を飲むことができない役割は決して引き受けませんでしたし，女子寮へのアルコール持ち込み禁止というルールも無視しました。ラム酒6本入りケースの空箱が女子寮で見つかり，寮生会議で問題になったときも，その犯人が自分であることを密かに誇りに思っていたくらいです。フットボールを観戦しながら飲んでいたときに，ボルダーの警察に「未成年によるアルコール飲料の所持」の罪で逮捕されました。結果として，私は，問題飲酒者のための講習を，在学中ずっと受けなければなりませんでしたが，年間180日は酒を飲んでいることを吹聴しながら，まわりをばかにしたり，嘲笑ったりして，まじめに参加していませんでした。大学を卒業すると，さすがに学生時代のように無責任な生き方は続けられないと悟りますが，お酒の飲み方そのものは，全く変わりませんでした。酔っぱらっていろいろやらかしても，なんとか，うわべだけは取り繕い続けていましたが，この病気によって私の魂が蝕まれていくのを明らかに感じていました。

第4章

漂流
—新成人としての高機能アルコール依存症者—

　ここ数十年間の間に，現代社会は大きく変化し，20代の終わり頃に
なっても，新しいチャンスが訪れる可能性がいくらでもある世の中にな
りました。子どもが大人になる道筋は，もはや直線的で予測可能な代物
ではなくなったのです。若い頃というのは，わくわくして浮き足立つこ
とも多いものですが，同時に，将来が不明瞭で，ストレスが溜まる時
期でもあるのです。*Emerging Adulthood: The Winding Road from the*
Late Teens through the Twenties（エマージング・アダルトフット：10
代後半から20代にかけての曲がりくねった道）の著者，ジェフリー・
ジェンセン・アーネット博士は，思春期から成人するまでの人生の段階
を「成人になりつつある時期（emerging adulthood）」と名付けました[2]。
30年ほど前までは，21歳の若者といえば，すでに学業を終え，安定し
た職場に就労している子持ちの既婚者というのが一般的でした。しかし，
今日では，ほとんどの若者が20代後半から30代になるまで，結婚して
子どもを持ったりせず，仕事場を頻繁に変える人が増えてきました[3]。
アーネット博士は，その原因の一端として，大学卒業生の3人に1人が
大学院に進学するようになったことを指摘しています[4]。ここ数十年間

の，女性の目覚ましい職場進出も，その傾向に拍車をかけています。法
学部や経営学部で学士を得る生徒の半分は女性，医学部でもそれに近い
割合で女子の卒業生を輩出する時代となりました[5]。経口避妊薬が手に
入りやすくなったことや，性道徳の変化も若者の婚期が遅くなってきた
要因の一つとして考えられるでしょう。

　成人になりつつある時期に特徴的なことを五つ挙げるとすれば，自分
探し，不安定性，自己中心性，両価感情的な心持ち，さまざまな可能性
となるでしょう[6]。自分に本当に必要なものは何かを探り当てることが
最優先の課題であり，利己的になる年齢でもあります。数十年前までは，
成人といえば，大人としての責任を進んで引き受ける姿勢を持ち，家族
を人生における達成感の源とし，また，安定した精神のよりどころとし
たものです。現代社会において，「大人としての責任」という言葉は，
独立性を脅かし，人生の可能性を狭め，自発性を妨げるものとしてとら
えられています。働きすぎで離婚し，ストレスのたまった大人たちを見
て育った若者は，大人としての責任などというものは，避けて通るべき
危険なものだと感じているようなのです[7]。

　この不安定な人生の時期に，いろいろなお酒の飲み方を試し酒量が増
えてくる若者が多くいます。しかし，いずれ大人としての役割を実際に
受け入れるときが訪れると，飲み方もおのずから落ち着いてくるでしょ
う。人生の方向性だけでなく，依存物質との付き合い方という点でも，
良きにつけ悪しきにつけ，人生の大きなターニングポイントとなる時期
です[8]。この時期にある高機能アルコール依存症者たちは，自分の飲酒
スタイルを守るために大人としての責任を巧妙に避けるか，または，か
くれて酒を飲みながら必死に責任を果たそうとするのです。

　高機能アルコール依存症者に限らず，アルコール依存症者一般が示す
特徴と，成人になりつつある若者一般の特徴との間には共通点が多いで
す。アルコール依存症者は，自由を謳歌しながら，刺激的な人生を求め
る傾向が強く，お酒を使って短絡的に，その望みを叶えようとします。

平凡な生活の退屈さから逃避するために，将来への不安をかき消すために，お酒を飲むのです。若者は皆，こぢんまりと安定した人生を選ぶよりも，何か大きなことに人生を賭けてみたいと思うものです[9]。高機能依存症者に限らず，アルコール依存症者は一般的に外側から自分を満足させてくれる何かを探し求めます。引っ越しをしてみたり，恋人を変えたり，夜遊びを繰り返すのは，それらが自分の心を満たしてくれると信じているからです。短絡的な満足感を求めて，不毛な探求を繰り返すうちに落ち着かない心を鎮めようと高機能アルコール依存症者の酒量は増えていきます。成人になりつつある高機能アルコール依存症者は，この時期に特有の自由と精神的プレッシャーの狭間で，依存症を加速度的に進行させ，結果として情緒的発達が著しく阻害されたまま大人になってしまうのです。

飲酒パターンと性格特性

　国立アルコール乱用・依存研究所（NIAAA）の調査によると，成人になりつつある時期における酒量の増加は，西欧諸国に共通の現象で，人格的，身体的，職業的，情緒的発達を遂げる段階であることとの因果関係は強いのです。人間関係の面での制約も緩まり，自由度が高くなり，自分の好きなライフスタイルを選べます[10]。お酒の飲み方も自分の自由になり，高機能アルコール依存症者は，思春期以降人生のこの時点まではできなかった飲酒スタイルでもやろうと思えばやれるようになります。これまでは社交的な必要性から飲んでいたお酒を，日常生活の中でのストレスを解消する道具として使えるようになるのです。そのうえ，年齢も21歳を過ぎて何の支障もなくお酒を手に入れられることもさらなる飲酒の機会の増加に貢献しています。ある調査では，28歳になっても多量の飲酒を続ける人は，その後の人生で飲酒を控えるようになる

可能性が顕著に少なくなると指摘し，成人になりつつあるこの時期における問題飲酒の危険性を警告しています[11]。

　高機能アルコール依存症者が，病的な飲酒パターンを続けながらも，職場や大学院などにおいて，仕事や学業を十分にこなすことができるのは，特有の人格的な特徴と特性を持つためだとされています。以下に，それらを挙げます。

- 見栄えのする成功に固執する。
- 承認欲求が強い。
- 親よりも大きな成功を収めたがる。
- コミュニケーション能力に長けている。
- 人付き合いが良く，社交的。
- 絶体絶命の状況に強い。
- 対人スキルが高い。
- 頼まれると断れない傾向が強い。
- エネルギッシュで身体的にタフ。
- 仕事に対しては几帳面である。
- ワーカホリックになりやすい。
- 好感度が高い。
- 頑強な身体を持つ。
- 物質的な成功を求める。
- 競争心が強い。
- 専門的なスキルや学業をこなす能力が高い。
- 酒を飲むことと仕事や学校に行くことを両方とも上手にこなす。

　これらに加えて，高機能アルコール依存症者の多くは，家族からの期待に応えるために必死に頑張る傾向があります。例をいくつか挙げてみましょう。79歳のある歯科医は，厳しかった父親を思い出しながら，「テ

ストで 88 点を取っても，今度は 92 点を取りなさい，と言われるだけで
した」と語ります。また別の歯科医は，飛び級で，同級生よりも早く歯
学部を卒業しました。仕事に対して非常に厳格な態度で臨むドイツ系の
移民だった父親から，この国で成功を収めるためには，「教育を受ける
こと」，そして「早く，正確に，ものごとをやること」という信条を叩
き込まれ，それに従った結果です。セラピストとして働く 26 歳のある
女性は，何につけても完璧にやらなければならない，成績も一番でなけ
ればならない，スポーツでも負けてはならない，誰からも好かれる人間
でなければならない，といったプレッシャーを常に抱えながら生きてき
たと語ります。もし私が父親の言うことに従わなかったならば，父は私
を，自分の娘だとは考えなくなり，一人の人間として扱うことすらしな
くなっただろうと言っています。32 歳のウェブデザイナーの男性は，「私
が，がむしゃらに仕事をしてしまうのは，母親の影響です。母は難病を
患うという不運に屈することなく，毎日働きながら学校に通い続けまし
た。私にとって母は，人間として生きるうえでの輝くお手本のような存
在です」と語ります。シングルマザーとして彼を育て上げたこの母親は，
息子に，「毎日，仕事に行き最善を尽くすのだ。言い訳は許されない。
それができないなら人間として生きる資格はない」という信念を叩き込
んだのでした。

　この時期になると，誰しも学生時代のような無茶な飲み方はしなくな
ります。アルコール依存症ではない酒の好きな若者でも，21 歳から 30
歳にかけては飲酒量が減ることが知られていますが，しかし，問題飲酒
のさらなる進行が起こるのも，この年齢層です。本格的なアルコール乱
用や依存がいよいよ始まるのです[12]。この時期になると，お酒を伴う社
交の場で，高機能アルコール依存症者の飲み方が人目につくようになっ
てくるので，同じような飲み方をする人たちとばかり飲むようになるか，
ひとり酒をするようになります。ある非営利団体で働き始めた 26 歳の
女性教師は，大学を卒業した次の年から，一人で酒を飲むようになりま

した。友人たちが以前ほど飲まなくなったためです。一人で飲むのも気楽で良いかもしれないと感じていましたが，酔って電話をかけるようになってしまいました。ドランクダイアリングと呼ばれるアルコール依存症者特有の行為です。ほどなくして，彼女はドランクダイアリングを避けるために，酔ったときは自分の電話機をかくすようにしました。ひとり酒が常習化し，彼女の世界はどんどん狭くなっていったのです。ジムでトレーナーの仕事をする25歳のある女性の場合は対照的です。大学を卒業した途端，以前の10倍ほど飲むようになった彼女は，同世代の友人たちが前ほど酒を飲まずに落ち着いた人生を送り始めたのを見て動揺しうろたえました。彼女の描いていた人生の道筋は，20代はとにかく飲みまくり，30代はウェディングパーティーで楽しく飲み，40代はワインをたしなむようになる。そして主婦になり家で退屈している女性たちは，パーティー三昧の自分を見て羨ましがると思っていました。図書館員の仕事をする31歳の，ある女性の場合，大学生の間は，卒業して良い仕事に就くために，酒をなるべく控えました。バーで毎日のように一緒に飲める友人ができたのはこの年齢になってはじめてだったと言います。

　人生のこういった時期において，自分の飲酒に問題があることに気づき始める高機能アルコール依存症者がいくらかは存在しますが，確固とした病識を持ち，治療につながろうとする人は少ないものです。家族や，心情的に当事者に近い人たちも，その飲酒に懸念を抱き始めます。先ほどの図書館員の女性は，父親がアルコール依存症の回復者だったため，かつての父親と，現在の自分が，同じような酒の飲み方をしているのに気づき，感じ入る瞬間を経験しました。そしてアルコホリクス・アノニマス（AA）の12ステップを実践する回復者の自助グループについて調べてはみたものの，結局，自分の力でなんとかできると思い，参加には至りませんでした。専門職に就いているある若者は，自分が飲みたいように飲むために自分の飲酒が病的であることを知っている知人と

はすべて縁を切りました。ジムのトレーナーをしている上記の女性は，ルームメイトが自分の飲酒について非常に心配してくれたと語ります。飲んでいるときは，自分の面倒をいつも見てくれて，外で酔っているときはタクシーで帰ってくるようにと念を押したそうです。ある高機能アルコール依存症の医師はこう語っています。「大学病院で研修医のチーフをしていた頃，妻がアラノン[13]に通いだした。そして介入（インタベンション）まがいのことまでしたので，さすがに酒量を抑えて，節酒しようと思えばできることを妻にわからせてやった。長続きはしなかったが」と。

大学院

　多くの若者にとって大学院は，より高度な教育を受け，専門分野における技能を高める場所であり，司法，医学，教育学，心理学の道を志す者にとって進学は必要不可欠です。と同時に，実社会に出たくない者，または，単に学生生活を続けていたい者にとって，大学院は格好の避難場所になります。大学を卒業してすぐに大学院に進学する者もいれば，数年経ってから大学に戻って来る者，人生を一区切り終えてから大学院を志す者などさまざまです。トラヴィアによると，大学院生の飲酒についてのデータはあまりないですが，大学生に比べて，飲酒が生活習慣の中に根深く入り込み，アルコール依存症者の割合も高いことがわかっています。

　大学院における飲酒文化は，専攻の学部や学校によってさまざまでしょう。コーエンの調査によるとハーバード大学の経営学大学院と法科大学院には，学部生よりも高い割合で高機能アルコール依存症者が在籍しています。酒を飲んで語りあうことが，将来の仕事の重要な部分を占めるという前提で，大学院のプログラムにも飲酒文化が組み込まれてし

まったからだとコーエンは分析しています。特に法科大学院では，同じクラスの学生がグループに分かれ，放課後にグループごとにバーに行って飲みながらディスカッションをするバー・リビュー（酒場で復習）という文化ができあがっています。この分野での重要なコネクションや人脈は，酒場での社交を通じて築き上げられると学生たちは信じ込み，バー・リビューに参加しない学生は，すでに人脈作りに出遅れてしまっていると見なされます。法律事務所の経営陣クラスの弁護士が，新人を採用するために優秀な法科大学院生を集めて酒を振舞うことがあります。主催者たちも，たっぷりと酒を飲みながら見事なプレゼンテーションをやってのけるのです。飲酒文化のさらなる助長が起こる場面です。参加した学生たちは，この弁護士事務所の仕事に馴染むためには，夜はたっぷり酒を飲み，翌朝はシャキッと起きて，仕事や学業をしっかりとこなせる人間にならなければと思うでしょう。トラヴィアは，ハーバード大学の大学院生をたくさん治療してきましたが，法学部から来る患者の平均年齢は 23 歳で，他の大学院生の患者よりも若いと語っています。また，法科の大学院生は，よく酒を飲むという評判はたしかにあり，学生たちが感じているストレスは異常に高く，まるで圧力鍋の中にいるようだと表現しました。

Happy Hours: Alcohol in a Woman's Life（ハッピー・アワーズ：女性の人生におけるアルコール）という書籍の中に登場するアルコール依存症のアリスは，ある一流校の法科大学院に在籍していました（監訳者注：ハッピーアワーとは，飲み物が割引になったりするサービスタイム）。それほど酒を飲む方ではありませんでしたが，酒席に参加しなければならないという圧倒的なプレッシャーがあり，酒を介した人付き合いと勉学は切っても切れない関係にあったのです。大酒のみの同級生たちに比べたら，彼女の酒量はかわいいものでしたので，自分の飲酒に問題があるなどとは夢にも思いませんでした。しかし，首席で卒業した翌年に，彼女は依存症の治療を受けなければなりませんでした。彼女が治療を受けたことを話

すと，クラスメートたちは動揺しました。まさに「あなたたちも酒の飲み方を見直したほうがいいわよ」という警告に聞こえたからです[14]。ある34歳の女性弁護士は，在籍した一流大学の法科大学院のことを思い出し，あの頃は，酒を飲むことは当たり前だったと語っています。週が明けると，まず，週末の酒にまつわるストーリーを，お互いに語り合う。独身で20代の若い学生ばかりで，既婚者は，ほとんどいなかったのです。酒浸りでパーティー三昧の後は，試験に向けて頭脳明晰なクラスメートと猛勉強でした。彼女は，まるで二重生活を送っているようだったと言います。人付き合いと学業をなんとかこなしながら，いつも身体が二つあればと願っていました。

　コーエンの報告によると，ハーバード大学の経営学大学院には，クラスメートとの人間関係をなにより大切にする雰囲気が学内にあり，テストで良い点数を取ると同時に，グラス片手に酒を飲みながら社交をする場に参加することも大切であると学生たちは信じているそうです。ビジネスの世界では，酒場で語り合いながら人脈作りをするので，ビジネスマンは酒に強くなければならないと思っています。だから女性はビジネスの世界で二重に不利であると，彼女は付け加えました。そもそも男性中心の世界であるうえに，体内でのアルコールの代謝経路には男女差があるため，男性と同じように酒を飲むと，女性は酩酊してしまうことが多いからです。社交の場で酩酊する者は，ビジネスの世界では失格です。大学院生たちは，「さぁ，飲んで酔っぱらおうぜ！」といった雰囲気で酒場に行くのではなく，「これは仕事の一部なのだ」という感じであったと言っています。酒が飲めて，人付き合いが良く，なおかつ，良い成績を取ることが求められる上記のような大学院は，まさに高機能アルコール依存症者の温床であると彼女は指摘しました。トラヴィアはハーバード大学の経営学大学院の生徒の平均年齢は27歳と若く，その中にはウォール街で，グラスを片手に酒を飲みながら何百万ドルもの商談を決める者が何人もいると言っています。

　高機能アルコール依存症者の飲酒パターンが，ハーバード大学とは対照的な大学院もあります。良い成績を取るために，あえて人付き合いをしないとか，飲むときは一人で飲むパターンや，もともと学生たちが一緒に酒を飲む気風のない大学院もあります。ある高機能アルコール依存症の女性は，修士号を取得するために大学院に在籍していた頃は，勉強以外のことはいっさい手を出さず，家と学校の往復のみという生活を続けたと言います。ある女性セラピストは，精神保健学の修士号を取るために見知らぬ町へ引っ越して学校に通ったが，ルームメイトたちと親しくなれず，寂しさからひとり酒をするようになりました。そして酔っぱらって電話をかけるのが習慣になり，次の朝になると話した内容は頭からすっかり消えていました。泣きながら両親に電話をかけたことも何度かあると語っています。それでも彼女は仕事をしながら学校に通い続け，その大学院を優秀な成績で卒業しているのです。

　医学部の大学院生も例外ではありません。米国医師会雑誌（*Journal of the American Medical Association*）に掲載された調査記事によると，医学部の学生の11％は過度の飲酒者，18％はアルコール乱用者と診断されています。問題飲酒をしている学生のほうが，そうでない学生よりも，卒業1年目の国家試験の点数が高く，医学部での全学科を通じた成績も勝っているそうです。記事の執筆陣は，問題飲酒と成績との関係性が，医学部に限っては，高校や大学の場合と逆転してしまうのは，なんとも皮肉なことだと指摘しながら，この現象のしくみを推論しています。医学部の学生は非常に優秀であるから，不適切な飲酒習慣と学業を両立できてしまうという説，人一倍勉強をして良い点数を取ったら過度の飲酒をしても許されて当然だと感じるからという説，医学部で良い成績を取るには，飲酒といった方法で，プレッシャーや緊張をほぐすことが必要であるという説などいろいろです。こういったケースでは，高機能アルコール依存症の当事者のみならず，その家族や同僚たちの否認を解くのも非常に困難なのですが，その原因は，皮肉にも人並みはずれて

高い高機能依存者の学習能力にあるのです。助けが必要な依存症患者にとって，学業における成功体験は，回復を妨げる障害物になる場合があることを執筆者らは強調しています。飲酒に問題のある医学部の学生の多くは，依存症患者とレッテルを貼られてしまうことや，医者としてのキャリアに傷がつくことを怖れて，援助を求めようとしないので，精神的疾患を認めることも精神科医のセラピールームを訪れることも少ないのです[15]。

　歯学部在学中に，ずっと習慣的飲酒を続けていた71歳の歯科医は，酒をたくさん飲むことは学校内でも容認されていたと語ります。また別の歯科医は，在学中に6歳年上のアルコール依存症者がルームメイトだったため，卒業するまで二人でバーに足繁く通ったと言っています。彼は，酒を飲みながら，1年間余分に学校に通い，それほど熱心に勉強せずに小児歯学の学位まで取得してしまいました。その自分の頭脳の明晰さを，彼は誇りにしています。42歳の医師は，医学部に行ったら勉強が忙しくて酒など飲んでいる暇はないと覚悟していましたが，新たな町へ引っ越し，いざカリキュラムが始まると，専門性の高い科目の履修を避ければ，毎日ひとり酒に耽ってもなんとかやっていけることがわかりました。しばしば授業を欠席するようになってしまいましたが，試験前20〜30時間でノートの内容を頭に詰め込むやり方で，まずまずの成績で学位を取得してしまいました。臨床実習に入ると，少し楽になったので，酒量が増え，ほろ酔いで実習に参加することも何度かありました。また別の医師は，研修医だった頃は，それほど酒は飲みませんでした。なぜなら36時間連続勤務後に12時間非番というパターンの繰り返しという過酷なスケジュールをこなさなければならなかったからです。彼の通った医学部は，飲酒を助長するような文化もありませんでした。その後，軍隊へ入り，航空医官として3年間働きました。この期間は，大酒飲みがまわりにたくさんいたため，彼の飲酒量は加速度的に増えました。研修医として再び学校に戻ったとき，酒を飲むのは週末だけに限ること

で難なく残りの研修医期間を乗りきり，そのうえティーチング部門で最優秀研修医にも選ばれました。在学中を通して依存症的な飲酒を続けたにもかかわらず，彼は卒業の際に成績優秀者として表彰されたのです。

専門職の若者

　若手の高機能アルコール依存症者の多くは，専門的職業に就いたときに，自分のライフスタイルとお酒が両立しなくなり，苦しみ始めるようです。専門職といっても，必ずしも大学や大学院を卒業しているとは限りません。就労するということは，実社会に直面するということでもあり，果たすべき社会的，職業的責任と向き合って生きていくことでもあります。高機能アルコール依存症者にとって，酒を飲むことは気楽だった過去の日々の気分に浸れるつかの間の休息なのです。ある社会人になりたての女性依存症者は，一定期間休まずに働き続けた後に，仮病を使って何日か仕事を休んで酒を飲むというパターンを繰り返しました。彼女の上司はアルコール依存症の回復者で，それに気づかれた彼女は，結局その職場を去りました。ある男性依存症の若者は，大学在学中はもちろん，卒業してからも毎日のように酒を飲んでいましたが，それを続けるのがいよいよ難しくなってきました。彼は弁が立つタイプだったので，職場のほうはなんとか対面を保ちましたが，私生活の方はそうはいきませんでした。女性関係で何度もトラブルを起こし，友人は次々と彼のもとを去り，最後に残ったのは飲み仲間を兼ねた二人のルームメイトだけでした。しかし，彼らとも家事の分担の不履行などで関係が悪化しました。

　コンピューター業界は高卒の就労者にとっては魅力的な世界です。ドットコム産業の最盛期には，たくさんの学生が，大学を中退してまで会社に飛び込んできたものだと，ジョー・モレラ氏は語ります。彼は，ブラックスバーグにあるバージニア工科大学の経営陣の一人で，大学の

再編の責任者でもあります[16]。ある優秀なウェブデザイナーの男性依存症者は，大学に行かずに，いきなり仕事を始めました。最初は，「週末の戦士」と呼ばれる飲み方をしながら仕事をさばいていきました。平日は酒を飲まずに働きまくり，週末にだけ飲みまくるというスタイルです。ウェブや映像関連事業の会社を自分で立ち上げるまではこのやり方でうまくいきました。しかし，しだいに生活パターンが崩れ，彼の飲酒は酷くなっていったのです。結婚生活もおかしくなり，妻と正式に別居した後は「自由」に酒を飲めるようになったため，ブラックアウトを繰り返すようになったと語っています。

　イギリスにおいて第一線級の銀行，司法事務所，テレビ局，広告代理店，コンサルティング会社，会計事務所などで働く人々を対象にした調査では，3人に1人が，ふつか酔いの状態で出勤する日が週2日以上あると答えました。調査対象者のほとんどは，国内の一流大学を卒業していました。調査を実施した研究者自身もオックスフォード大学を卒業しています。ふつか酔いを頻繁にする人ほど，自分の健康が気になっていると答えているのも皮肉なことだと付け加えています。この調査の中で，専門職に就く若者たちは，仕事がらみで酒を飲まなければならないプレッシャーを強く感じる，と答えています。特に，大きな銀行やコンサルティング会社などは，仕事が退けた後に仕事仲間と酒を飲みに行くという男くさい文化が根強く残っているようです。週に何度も付き合わされる酒は身体に堪えるが，たくさん酒を飲んで，そして次の朝にちゃんと仕事に来るのが格好良いビジネスマンだとする雰囲気があります[17]。ある20代半ばの高機能アルコール依存症の女性は，スポーツクラブの営業やマーケティングをする部署で働いていましたが，同僚たちが，毎日のようにパーティーを開いたり，一緒に飲みに行ったりしていたそうです。社員の多い別の人材スカウト会社で働いていたときもやはり似たような状況で，同僚同士がよく一緒に酒を飲む習慣がありました。そのような状況の中で仕事仲間の男性と男女関係になるのを避けるのは至難

の業で，彼女の飲み会での態度が不自然になってしまうことも多くあり
ました。彼女は，ほぼ半年毎に仕事を変えましたが，次の仕事場はすぐ
に見つかったし，絶対に欠勤しない自分をワーカホリックだと考えてい
ました。

　大学院を卒業して生まれてはじめて専門職の仕事に就く人はどうで
しょうか。職場で問題飲酒を指摘され，従業員援助プログラム（EAP）
を通して来たクライアントをカウンセリングしていた経験のあるコーエ
ンは，こう語っています。「一流の大学院を卒業して，社会に出た若者が，
仕事の一貫としてお酒を飲むのは当たり前で，飲まなければ社会人とし
て失格であると信じているのは偶然ではなく，必然です。仕事仲間も，
皆，同じように酒を飲み，ひとり酒などはしないため，自分がアルコー
ル依存症などとは夢にも思いません」。

クオーターライフクライシス

　未来への選択肢が無限にある反面，人生に困難を感じている20代の
若者は，数多くいます。そういった若者たちが陥りがちな考えは，自分
たちのような若者が，満足感に満ちた楽しい人生を謳歌していなければ
おかしいという考えです。教育をしっかり受けて仕事に精を出せば，申
し分のない幸せが必ず訪れるという考えを，マスメディアも若者たちに
絶え間なく吹き込んでいます。自分の就いた仕事が，夢に描いていた未
来を叶えてくれるものではないことを不意に悟ったときに，若者たちは
不安感・孤独感に苛まれるようになります[20]。20代の作家二人による共
著 *Quarterlife Crisis: The Unique Challenges of Life in Your Twenties*
（クオーターライフクライシス：20代の人生に特有の試練）の中で，著
者らは若者たちが陥る，この危機的状態をクオーターライフクライシス
（quarterlife crisis）と名付けました[21]。

　クオーターライフクライシスの状態は，人によってさまざまですが，基本的には，不安定な状況に気持ちが圧倒されてしまう人生の一時期と言ってよいでしょう。絶望感からパニック症状を起こしたり，大人への変遷に伴う混沌とした感覚に悩まされたりします[22]。それまでの人生を，学校という安全な場所でしかすごしたことのない20代の若者，とりわけ大学を卒業した新社会人は，実社会に入った途端，カルチャーショックを受けることになります。社会のほうでも，20代前半の若者が，残りの人生に対する職業観や人生観を確立させているとは期待していません[23]。社会に出て最初の仕事との蜜月期間が終わると同時に，新社会人たちは，自分が人生を賭けて本当にやりたいことは，いったい何なのかを考え始めるのです[24]。学校のような場所で，目標を明確に与えられ，それに向かって成績を競い合うことには慣れていますが，ひとたび実社会に出ると，そういったわかりやすい人間関係やルールは，もはや存在しないのです。大卒で社会人になったばかりのモウラは，『クオーターライフクライシス』の中で，こう語りました。「人生を船に例えると，大学は錨のようなものだ。卒業すると，その錨は外され人生は動き始める。本当に確かなものは何なのか，もう誰も教えてくれない。恐怖さえ感じた」[25]。24歳のジャスティンは，気楽な学生だった頃を回想しながら，こう語りました。「人間関係を含め，何もかもすべて大学という枠の中にあった。一つ間違えば人生がひっくり返ってしまうような重大な決断に迫られることもなく，安全に暮らしていたので，卒業した直後，自分は産後うつ病のような精神状態になってしまった」[26]。有名なシンガーソングライターのジョン・メイヤーは，*Why Georgia* という曲の中で，「これはクオーターライフクライシスなのか，それとも俺の魂が何かに揺さぶられているのか。どっちにしても，俺のこのあてどない人生の行く末を無性に知りたくなるときがある」と歌っています[27]。

　高機能アルコール依存症者だけでなく，大量飲酒する傾向にある者ならば誰でも，こういった人生の岐路に立たされると，アルコールを使っ

て精神的苦痛を麻痺させて空虚な心を満たそうとします。あるいは，自分を見失っていることを感じないくらいお酒にのめり込んでしまう者もいます。アルコールが人生という航海の錨となり，同じ立場にいる酒飲みたちが集まって学生時代を彷彿させるようなパーティーに明け暮れます。コートニーはオプラ・ウィンフリー・ショー（訳注：アメリカで放送されていたトーク番組）に出演し，クオーターライフクライシス現象というテーマについて次のように語りました。「将来の方向性が定まらず自分を見失っていたので，唯一の楽しみは，人生の大きな問題から目を逸らし，友達と外で酒を飲むことだった。酒を飲みまくった。社交的な飲み方ではなく，酔うために度数の高い酒をショットグラスであおった。さぁ，みんなで酔っぱらおうぜという感じで，意味もなく集まっては飲んだくれていた」[28]。*Cracked: Putting Broken Lives Together Again*（ひび割れた人生：人生をもう一度やり直す）を著し，アディクションの専門医として国内で名高いドリュー・ピンスキー博士は，2008 年から，リアリティ番組の Celebrity Rehab with Dr. Drew に，医療現場のエキスパートとしてレギュラー出演しています。彼は先に挙げたオプラの番組にも出演し，「人生の岐路に立つ若い成人は，依存症やうつ病を発症しやすい。コートニーはアルコールで自分を麻痺させ，自分の感情と向き合うことを避けている。マスメディアは，彼女のような人々をターゲットにして，買い物をしまくり，高性能車をぶっ飛ばし，麻薬をキメてセックスに耽れば，あなたの満たされない心は癒されるというメッセージを送り続けている」[29] と述べました。

　国立アルコール乱用・依存研究所（NIAAA）は，若い成人にとってアルコールは友人関係を築くのに役立っていると報告しました[30]。『クオーターライフクライシス』に登場した 25 歳のサマンサは，「ルームメイトたちと一緒にいると心が和む。まるで家族であるかのように親密に付き合うと，自分の劣等感や怖れから目を逸らすことができた。毎晩のように一緒に出かけては，何か面白いことはできないかと頭をひねった。

ルームメイトたちと常に一緒に行動するのが当たり前になっていた」[31]
と語りました。大学を卒業し，見知らぬ土地で生活を始めた若者が，ク
オーターライフクライシスに陥ると，人間関係が不安定になる場合もあ
ります[32]。そんなときに，アルコールを使えば，孤独感は一時的に癒され，
さらには飲み友達ができる可能性もあります。専門職に従事する高機能
アルコール依存症者のある女性は，大学卒業後，自分を見失い，女子大
生のようにパーティー通いを始めました。結果として，低くなった自尊
心を補うために仕事で成果を出しながらもパーティーに通い，大いに酒
を楽しめる自分というアイデンティティを懸命に維持したのです。人生
のこの時期に方向性を見失い，孤独感の中で，うつ状態になっていく高
機能アルコール依存症者は多く，まわりを非難しながら癒しを求めて酒
に溺れていくという共通の道筋をたどります。すべての年齢層を通じて，
飲酒に関連する問題を抱える割合がいちばん高いのが成人初期であると
報告されています[33]。この年齢層の若者は，仕事上の困難や学業不振が
原因で酒に走ることが多いが，それを加速する要因として，独身者であ
ること，扶養すべき子どもがいないことも指摘されています[34]。調査に
よると，独身者や離婚した者のほうが配偶者のいる者よりアルコール使
用障害を起こす危険性が高いそうです[35]。成人になりつつある年齢の高
機能アルコール依存症者が，クオーターライフクライシスを抱えるとき，
飲酒の面でも情緒面においても，非常に危うい状態に陥る傾向にありま
す。

今だからわかること：筆者の振り返り
〈過去の日記から〉

◆専門職に就いた若者

大学を卒業した私は，女子寮の仲間３人とともにロサンゼルスへ移

り住みました。パーティーに明け暮れ，興奮に満ちた4年間をすごした後，実家のある田舎町へ戻る気は起こりませんでした。テレビ番組制作・管理の学位を取得した私は，テレビ業界でキャリアを築くことを夢見ていました。ロサンゼルスへ移ったのも，その夢に近づくためだったのです。卒業後は，この目標に向かって邁進しながら，西海岸でパーティーが続けられることに非常に満足していました。

　ロサンゼルスに来て，すぐにディズニーの制作会社に就職が決まり，マンハッタンビーチの砂浜が目の前に見える明るくて広々としたアパートを借りました。ヤシの木の間に落ちる夕陽を眺め，太平洋の波の音を聞きながら眠りにつく日々でした。人生の新たな1ページが始まったかのようでしたが，アルコール依存症という病気は，新しい場所へ移った私の中でしっかりと息づいていたのです。高機能アルコール依存症者がよくやることですが，私は飲酒を木曜日から土曜日までの3日間だけに制限し，酒のせいで仕事に穴を開けることは絶対にしませんでした。金曜日の朝は，しばしば酷いふつか酔いに悩まされ，這うようにして仕事場まで行きましたが，それでもなんとか一日を乗り切るとまだ自分は大丈夫だという気持ちが湧いてきました。そうしながら他人をそして私自身をも欺いていました。ものごとが派手に移り変わるテレビ業界に身を置いていたので，私の私生活の異常さはさほど目立ちませんでした。

　ロサンゼルスへ来て数週間も経たないうちに，私は酒を飲んで車を運転し，事故を起こしました。車は廃車でした。次の日の朝，目が覚めて，ふつか酔いに痛む頭を抱えながら，自分がひどく飲みすぎていたことを自覚するうちに，突然，強い罪悪感と恐怖感に襲われ，私は恐れで震えました。幸運にも，私はその事故の責任を問われずにすみました。私はまるで何事も起こらなかったかのように，それまでと同じ生き方を続けたのです。

1月31日，1999年，22歳　愛しくて，憎たらしい酒

　　私は，人付き合いの良いアルコール依存症者として，大学を卒業した。過去を悔やむことのないように生きてきたつもりだが，今，私が後悔している過去の思い出は，すべてお酒絡みの出来事だ。数え切れないほどブラックアウトを起こした。よくよく考えると恐ろしくなる。私にとって大切な人々に，とんでもないことを言い，ひどい仕打ちをしてしまったこと，そして，それらのいくつかを私は覚えてさえいないであろうことを思うと恐ろしくなる。酔っぱらうと別人になってしまう自分自身が怖い。アルコールという毒物を，大量に受け入れてしまう私自身の体が恐ろしい。酒に酔って，とんでもないことをやらかし，罪悪感の中で，どんなに打ちのめされても，再び酒を飲むことを選択する自分が恐ろしい。

9月3日，1999年，23歳

　　今日まで8年もの間，私とともに人生を歩んでくれたフォース（力）を手放す時がきた。このフォースのおかげで，楽しむことも，自由になることも，逃げることも思いのままにできた。肉体関係も含めた人付き合いのいろいろな場面で緊張をほぐしてくれた。私の心と体を，隅々までリラックスさせてくれたし，気持ち良く麻痺させてくれた。

　　しかし現実を直視してみれば，このフォースのおかげで，私は記憶を失い，自分の命を危険にさらし，大事な人に暴言を吐き，人前で恥をかき，ひどいふつか酔いに苦しみ，食生活は乱れ，意欲を失い，お金をたくさん浪費して，まわりの人たちや自分自身を危ない目に遭わせ，嘘をつき，体重を増やし，犯罪にも手を染めた。

　　だから，今日から少なくとも6カ月間はお酒を飲まないと決めた。これは，私が，私自身へ贈る23歳の誕生日プレゼントだ。毎週末，延々と続いた酒飲み人生に終止符を打つのだ。酒を飲んでしまいそうだから，彼氏も，夫も，家族も持たない。ふつか酔いで，いつも頭が

はっきりせず，気持ちが常にざわついて，落ち着きのない自分が，もう嫌だ。目の前にいる人より，目の前にある酒のほうを大事に思う自分が，もう嫌だ。「もう二度とあんな酔っぱらい方は，しない！」，「昨夜，私は何をしたのだろう？」，「昨夜，私はどうやって家にたどり着いたのだろう？」，「ああ，気分が悪い」。こんなことばかり言っている自分が，もう嫌だ。

　というわけで，お酒を飲まない新しい人生が，今週から始まった。こうして自分の状態を観察して日記に書いておくことで，お酒を飲みたくなったときに，自分への約束を守り続ける支えになるだろう。長い間，心に抱き続けてきた思いを，ここに書き綴っておけば，ありのままの自分の姿と，お酒の持つ恐るべきフォースを自覚し，それらを受け入れることができるだろう。これまでの私の人生，すべてが悪かったわけじゃない。私の人生における最大の問題が，やろうと思えばコントロールできる，たかが「アルコール」というものだったのだから，私は幸運だ。私は自由になるために，お酒を飲まないソブラエティ（断酒）という世界へ旅立つのだ。私と同世代の人たちは，あまり行きたがらない場所だけど，旅立ちへと向かう私の決意は確固たる，ゆるぎないものだ。

　この日記を書いた時点では，飲酒をコントロールする能力が自分に備わっていないことや，依存症という疾患は，意志の力による選択で解決するほど生やさしいものではないことに，私は，全く気づいていませんでした。それでも，アルコールの影響がじわじわと私の人生を蝕み始めていたときに，少しの間だけでも酒をやめられたことは，神の恵みでした。6カ月間，酒を絶つことができれば，再び，普通の人と同じように飲めると確信していたのです。

9月17日，1999年　酔うことのできる週末への期待感

　丸1週間，しっかり働いた後，家に向かって車を走らせながら，アルコールとともに緊張がほぐれていく週末恒例の酒盛りを，突然，中止にしたことを考えてみた。働き詰めの1週間が終わったときの，あの抑えようのないお酒への渇望と，「さぁ，週末が始まるぞ」という感覚。金曜日まで，ほとんど待ち切れなかったことも何度かある。仕事帰りに車を運転しながら，口の中で，もうすでに，マルガリータの味を感じていた。心地良く酔い，肩の力が抜けてリラックスした気分が始まるのを心待ちにしながら，楽しい夜の到来に胸がときめいた。とはいえ，その夜のことを覚えていたことは，ほとんどない。飲み屋にたどり着くのは9時頃だったが，それまで待てずに，飲んでしまった金曜日も何度かある。度数の高いマルガリータを3杯，それからカクテルを数杯，ラム酒のコーラ割り……などを思い浮かべながら，今夜は，それだけじゃ足りないなぁと考えたりした。泥酔はせずに，ほろ酔い加減で心地良く切り上げることを，いつも目指していた。しかし，ほろ酔いのつもりが，結局はブラックアウトに至ったことが，数えきれないほどある。

　前日に着ていた服のまま，朝，目が覚めて，そして，前の晩に酔って自分がやらかした信じがたい行為を，友達の口から聞かされて，腹を抱えて笑っていた頃もある。何年かは，それを楽しんだが，もう，笑っている場合ではなくなった。それらは恐ろしいことに変わってしまった。

　ある晩，私はひどく酔っぱらって，タクシーでマンハッタンビーチの辺りまで帰ってきているのに，自分の住んでいるアパートがどうしても思い出せなかった。運転手に自分の免許証を見せて，アパートを見つけてもらった。アパートの前まで来ると，私は料金を払わずに，タクシーから飛び出し，走って逃げた。結局，追いかけてきた運転手に捕まり，ルームメイトが料金を払う羽目になった。思い出すたびに

ゾッとする出来事だ。またあるときは，バーで飲んでいて，座ったま
ま酔いつぶれてしまった。気がついたら，3人の警官に囲まれて，私
は懐中電灯で顔を照らされていた。どうやら，自分のアパートの鍵を
失くしてしまったと思い，他人のアパートに勝手に上がり込んで寝て
いたらしいのだ。後で探したら，鍵は，ちゃんと持っていた。ブラッ
クアウトさえしなければ，飲んで酔っても問題はないのに，と思っ
た。ものごとの見方がゆがんでいた私は，自分の行動をしっかりコン
トロールしていれば，飲みすぎることはないと信じていたのだ。
　　この運の良さは，いつまで続くのかしら？　どんな人でも，いつか
は運が尽きるものかしら？　まぁ，お酒に関しては，まだなんとかコ
ントロールができているから，運に頼る必要はないだろう，そう考え
ていた。

　お酒をやめてみると，自分の飲み方がどんなに危険きわまりないもの
か，わかってきました。過去に自分のとった行動のいくつかは，明らか
に常軌を逸していたと言えます。しかし，私は，それらの出来事を，す
べてアルコールのせいにしました。だから，自分は，もう酒を飲みたく
ないと十分に確信していると思い込んでいました。大学生のように飲ん
でばかなことをするのは，もうやめようと，自分の意識を高めるように
したのです。

9月28日，1999年　仕事に対する気づき

　　仕事場は戦場だ。そして，私の身体はそこに縛りつけられている。
でも，私の精神は自由だ。誰にも，その自由を奪うことはできない。
自由がなく，力関係だけがものをいい，現実感のない，嘘っぱちだら
けの，どこを見ても画一的な，そんな世界に，なぜか私は吸い込まれ
てしまった。そこから逃げ出すには本を読むしかない。読書をしなが
ら，その本の世界へと自分を解放するのだ。企業国家アメリカ。私は，

　そんなものの一部分に成り下がりたくない。

　私の人生におけるクオーターライフクライシスの始まりです。私の夢だったテレビ番組の制作という職場。だが，実際，仕事を始めてみると幻滅することばかりでした。アルコールを使って週末毎に発散していた頃は，なんとか満足していましたが，酒を飲まずにしらふで現実と向き合い続けていると，話は違ってきます。自分が本当に求めていたものは，この仕事の中にはないことが，しだいに明らかになってきたのです。バラ色に見えたエンタテイメントの世界に霧が立ち込めてきたのです。

3月4日，2000年　ソブラエティを「お酒で」祝う

　お酒をやめてから5ヵ月と3週間が過ぎたとき，友達が私に会いに訪れた。機は熟した。私は，マンダリン・アブソリュート・ウォッカとクラブソーダを注文し，飲み始めた。胃袋がほんのりと温かくなり，数分で，はじめてお酒を飲んだ少女のように，頭がクラクラと回り，心地良くなってきて，あどけない幸福感に包まれた。酔い始めのこの感覚が欲しいだけなのだ。私に必要なのはそれだけだ。あの酷い酔っぱらいの世界に踏み込もうなんて，これっぽっちも思わない。私は，ちょうど良い酔い加減になっている自分に，はっきりと気づき，それを口に出して告げた。グラスに半分残ったカクテルを飲まずに立ち去ることができたときに，「私は大丈夫だ」という強い感覚が走った。十分にリラックスできたし，もうこれ以上お酒はいらない。上手にお酒を飲むことができた。これ以上酔いたいとは全く思わない。

　もうあと1週間我慢して，6カ月の断酒の誓いを達成しようという気はありませんでした。しばらくの期間，お酒をやめることができたという事実は，結局，それを達成するたびに，「自分はアルコール依存症ではない」という否認に拍車をかけるだけでした。この頃の日記をみる

と,「コントロールできている」という意味のことを, 私はしきりに書いています。自分自身を説得しようとしているかのごとく。ブラックアウトせずに,「上手に」飲み終えるときも何度もあったのは事実ですが, それらは私の間違った思い込みを深めただけでした。

◆大学院

　2000年の春にロサンゼルスを離れ, 東海岸に戻ることを決めました。気持ちを整理して, 心の平安を得るために, 夏の間だけ, マサチューセッツ州にある魅惑的なナンタケット島に移り住んだのです。一人でいたいという強い渇望があり, ひと夏の間, ナンタケット・ゴルフクラブでウェイトレスの仕事をしながら, いろいろな考えをまとめて, 本を書くつもりでした。ひと夏かけて, 自分の人生をシンプルにしよう,『ウォールデン：森の生活』[36] を読み, 自然に親しみ, 自己を内省しようと思いました。しかし, この内観の試みは, 必然的にアルコールに妨害され, 無残な結果に終わりました。結局, 3カ月間, 酒を飲みまくったのです。ほとんど毎晩, バーを訪れ, 飲みすぎたことがどれだけあったでしょう。しばらく断酒して, すっきりしていた頭が, またもやアルコールでぼやけました。ナンタケットの酒盛り文化の中に浸りながら, どんどん酒に溺れていくにつれ, 飲酒に対する罪悪感と自己認識が, 私の頭から, ゆっくりと消えていったのです。

　9月に島を離れて, ボストンに移り, そこに住むことにしました。何人かの友人たちと一緒に素敵なアパートを借りて暮らし始めました。夏の間, 3カ月も酒漬けにしてしまった私の身体からアルコールを抜くために, 3カ月の断酒に踏み切りました。すると, 不安感に襲われ始め, お腹の調子も悪くなりました。精神的な不安感と, 身体的な問題の関係性を考えてみようとはせず, お酒を何カ月かやめると, なぜか身体的な問題が出てくるという事実に首をかしげていました。ふと, 東洋医学が効くのではないかと思い立ち, 2000年の11月に, 心身医療研究所

(Mind/Body Medical Institute) を訪れた。患者として，その研究所で治療を受けるうちに，私の中で心理学の分野に対する強い関心と情熱が芽生えるのを感じました。ノースイースタン大学の大学院に出願し，カウンセリング心理学の修士コースの受講を認められました。この大学院での2年間に，私は，非常に競争率の高い，ボストン大学でのカウンセリング研修生の一人に選ばれました。私は自分に誓いました。この大学院にいる間は，ブラックアウトを起こすような飲み方は絶対にするまいと。

11月25日，2001年，25歳

　　ああ，酒を飲みすぎたことを，また書き記さねばならない。誰かに指摘されたわけじゃないが，この問題に戦略的に立ち向かう必要があると私は自覚している。でも，お酒を手放すつもりはない。時計を気にしながら，杯数をしっかり数えて飲むとか，飲んでいるときに，自分の状態をより着実に把握する方法があるはずだ。この問題について，私は近いうちに明確な方向性を見出すだろう。

　大学院において，またもや超えてはならない見えない線を，また一つ越えてしまった感があり，慙愧の念に堪えません。アルコールのことになると，私は，言うことも，書くことも，堂々巡りになり，以前の否認状態に戻っていきました。

9月30日，2002年，26歳

　　飲酒の問題について考えると，なぜか，私は孤独感を感じてしまう。何度，繰り返したことだろう。今度こそは，絶対に飲みすぎないと自分に誓いながらも，やっぱり飲みすぎてしまう。一生懸命コントロールしようとしているが，だめだ。アルコールと戦っても勝負にならない。飲みすぎないためにはどうすればよいか，私は知り尽くしている。

ただ，実行できないだけだ。まわりの人たちと同じようにうまくお酒を飲もうと思えば，できるはずなのに，できない。ブラックアウトを起こしてしまう。次の朝は，いつも不安と落ち込みで耐えがたい思いをするのに，毎週，性懲りもなく同じことを繰り返している。お金を浪費し，不注意で無責任な行動を取ってしまう。なぜだ？　私は，本来はそんなことをする人間ではない。あれは酒のせいで化学的変化を起こしてしまった自分で，本当の自分ではない。他人を傷つけたり怖がらせたりなんかしたくないのに，それをやっている。なぜだ？　私は面白がっているのかしら？

12月15日，2002年

　20歳を過ぎても独身でいるのは，時間を無駄にしているような気がする。未来への可能性は無限にあるのに，どの道に踏み出してよいかわからない。自分の将来はどんなだろうという問いかけに，私たちは常に悩まされている。この気持ちを共有できる人々とは，絆を感じる。いつも変わらずそこに居てくれる，気兼ねない友人や家族だ。

12月17日，2002年

　仕事の面で，私は「それ」を持っているが，今，個人的な面で私には「それ」が必要だ。まだ大人になりきっていない自分と，もう子どもではない自分。その狭間を私は超えようとしているのだろう。多すぎる選択肢の中で，自分を見失っている仲間がたくさんいるように思える。人生を航行していく道筋を定める必要がある。潮に流されてコースを外れそうになったときには，一度，港に戻ることが必要なのだ。

2003年の5月に，大学院を卒業し，修士号を取得しました。私自身のクオーターライフクライシスからは，抜け出すことができたような気がしていましたが，自分の中に，何か満たされない部分があるのを感

じていました。お酒を飲むと，その心の空洞は，一時的には満たされました。私の内面ではアルコールとの闘いが，延々と繰り広げられているので，外面から補ってくれる何かが常に必要でした。この学位も，私にとっては，その一つにすぎませんでした。この時点で，私は自分の飲酒に問題があることはわかっていましたが，二人の異なった自分を演じるのに精一杯で，どちらかに落ち着くことは不可能に思えました。

第 **5** 章

上り坂からの転落
─専門職に就き，知的で，そしてアルコール依存症であること─

　「よく働き，よく遊べ」という言葉は，あらゆる年代で専門職の世界にいる高機能アルコール依存症者のモットーです。世間的に認められた専門職に就いている者は，意識的にそして無意識のうちにも自らの依存症をかくしながら自分を良く見せる方法を見つけます。これは高機能依存症者にとって，あらゆる場面において事実です。成功した専門家というイメージは型通りのアルコール依存症者のイメージとは相反するし，それだからこそ，専門的な仕事をこなしている高機能依存症者の家族や同僚が否認の壁を築きあげるのです。飲酒はプレッシャーと公私の生活を繰り返す日々を相殺するのに必要なバランスの役目を果たします。自分が参加している集団において自分の能力をまわりに認めさせ，良い評判を得るためアルコール問題をかくし続けることがより重要な問題となるのです。それゆえに，飲酒をし，孤立する，あるいは周囲に溶け込むというサイクルが生き残るために必要となってくるのです。高機能依存症者が専門職として働く期間は，二重の生活を作り出すのに熟した時期といえるでしょう。なぜなら，ポジティブなイメージを維持している一方で，飲酒をする道を見出だすことが彼らには必要不可欠となるからで

す。

　専門的な職業に就く高機能アルコール依存症者についての研究はほとんど存在しません。しかしながら，従業員援助プログラム（EAP）は，専門職のための資源の必要性を認めています（第7章参照）。ニューヨークタイムズのベストセラーとなった回顧録『アルコール・ラヴァー：ある女性アルコール依存症者の告白』（キャロライン・ナップ著）は，女性のアルコール依存症者を描き，高機能依存症者について世間に知らしめた画期的な作品です。ナップはブラウン大学を卒業し，依存症者そのもののように飲酒をしながらも，ジャーナリストとして成功を収めていました[1]。カウンセリング心理学の修士プログラムで使われているある薬物依存についての教科書では，アルコール依存症について書かれた章の中でたった一段落でのみしか高機能依存症者について述べられていません。ナップは回顧録で，自らを高機能依存症者と認めていますが，高機能依存症についての研究者でも専門家でもありません。著書の中で，彼女はこのように述べています。「アルコール使用の問題を抱える多くの者は職業を持っていたり，責任ある立場であったり，家族がいたり，そして社会的にも認められる『高機能の』イメージの人と説明されるのが最も当たっているでしょう。多くの場合，強くなっていく彼らのアルコールへの依存は，まわりの誰からも見た目にはかくされています。誰にも知られずにアルコール依存を抱えた本人がなぜ自分の飲酒は普通の人々の飲酒と違うのだろうか，と内省した瞬間だけかくされずにいるのです」[2]。

　専門的職業を持った高機能依存症者がかなり多くいると推測されるのに，釈然としない一つの疑問が残ります。それは，高機能アルコール依存症について，いまだに情報が不足しており，世間が無頓着でいられる理由は何なのだろうか，ということです。

新聞の見出し

　成功を収め評価された専門家が，アルコール関連の事故に巻き込まれてしまい，その出来事が新聞や雑誌記事になってしまって世間の注目を集めることがよくあります。2007年9月，アメリカ航空宇宙局（NASA）の宇宙飛行士二人がロケット打ち上げ日に酔っていたという記事が載ったことがあります。空軍医であるリチャード・バックマン・ジュニア医師によると，彼は論争の的となっていた宇宙飛行士の健康に関する研究の責任者でしたが，非常に大きな問題として，NASAは宇宙飛行士たちの精神保健や行動問題を重視しておらず，航空医官や宇宙飛行士たちは問題のあることを報告したがらない，ということでした。バックマン医師はまた，そうした問題の存在を否認する動きがあることを指摘し，「注意喚起をすることがいかに難しいか，ということよりも，むしろ調査結果の信憑性を疑い，証拠のない主張や都市伝説のようなものだと受け止められてしまうので，開かれた安全なものにならず，いっそう問題は公にされることがなくなり，将来の災害や事故の危険を増やしている」[3]と主張しました。専門的立場にある者が高機能依存症者であることを否認するのは，あらゆる場面で起こりうることで，専門職に就いている者は，一般的に依存症や個人的問題を抱えていても，専門的な仕事をきちんとしてさえいれば問題視されないような傾向があります。問題を語らないことは，問題をかくしているのであり，この沈黙はアルコール依存症という問題を知られずにいることを許し，否認の仕組みを増強させ，高機能依存症者の命と彼らの職業的専門性に頼る人々とを同じくらい危険にさらすことになるのであるにもかかわらず。

　2007年10月，ボストンのベテラン消防士が火事で死亡しました。州の検視官によって，亡くなった消防士の血中アルコール濃度が0.27で，法定限度の3倍だったことが明らかになりました。これによって消防機

関内で薬物乱用の調査と治療が行われることになりました[4]。

　この消防士の死により，ボストン市長のトーマス・M・メニーノは「今こそこの問題について大きな変化が求められている。私たちは何か手を打たなければならない」と明言した[5]。無作為薬物テストが義務付けられている警察と違って，ボストン消防局では理由があるときに限ってテストを行っています[6]。サンフランシスコでは，抜き打ちで消防署を検査した際，4人の消防士が飲酒していました。残念ながら，悲劇的な惨事が起こらなければ，こうしたアルコール問題が専門的職業人の間で真剣にとらえられることはないのかもしれません[7]。多くの消防局は，職場の中で薬物やアルコール乱用の問題に直面しています[8]。ニューヨークやシカゴ，サンフランシスコ，ボルチモア，ヒューストンの各市は，無作為の薬物テストを義務付けており，このテストは薬物乱用を防ぐのに効果的だということがわかっています[9]。

　2007年7月，特殊教育の女性教師が飲酒・薬物服用運転（DUI）違反で4度目の有罪となり，4年半の服役と10年間の運転免許失効の判決を言い渡されました。彼女はアルコール依存症の治療のための施設に入所しましたが，そのことは彼女が教師としての仕事をしながら長年大量に飲酒し続けていたことを意味しています[10]。アメリカのケーブルテレビ放送局 Home Box Office の会長兼最高経営責任者であるクリス・アルブレヒトは，駐車場で恋人に暴力をふるったとして逮捕された後，会社の辞職要求に応じました。放送局の従業員たちにあてた電子メールのメッセージで，アルブレヒト氏は13年もの間酒をやめ，アルコール依存からの回復プログラムに通っていたと言い，「2年前，再び飲酒をコントロールできると決心をした。しかし，私の決心は明らかに間違っていた」と述べています[11]。飲酒問題を持つ彼ら専門職業人は，自らの職を失いましたが，それは仕事に失敗したからではなく，アルコール依存症がもたらす危険な影響によってでした。法律が彼らを捕まえ，社会的制裁による具体的な喪失体験が彼らを依存症に対処させたのです。

　ウィリアム・タルボット博士はニューメキシコ州のアルバカーキにあ
る有名病院の外科医としての職をあやうく失うところでした。10年以
上も前，病院管理職が彼の飲酒問題を知ったときのことです。彼の手術
で亡くなった患者の代理人が彼に対して訴訟を起こしたのです。彼のア
ルコール依存症の経過は，州の医事当局によって明らかにされるまで，
何年もの間レーダーの外にあり見つかりませんでした。裁判記録では，
複数の病院スタッフが勤務時の彼の息がアルコール臭いことに気づいた
経験をしており，しかし彼は歯周病を患っていて大量の口臭除去剤を
使っていると主張することによってごまかし続けていました。ある看護
師は動脈瘤破裂の患者の手術中に彼の息はアルコール臭かったと報告し
ました。彼は結果的に依存症のリハビリ施設に送られましたが，懸念さ
れたのはタルボット博士の依存症が治るのにどれくらいの時間がかかる
と病院経営陣と州医事当局が判断するかということでした。タルボット
博士はアルコール問題と戦っている医師として孤独な立場ではありませ
ん。実際，1983年から2006年まで，ニューメキシコ州にいると推計さ
れる360人の医師やそのアシスタントのうちの119人が，常習的にアル
コールや薬物乱用の状態にあるとして州医事当局による法的措置に直面
させられたのです[12]。

　この種の記事は繰り返し世間を驚かせます。なぜなら宇宙飛行士や教
師，医師のような専門職に就く人々は，ある一定のしっかりした行動や
生活スタイルを持っていると期待されているからです。これらのエピ
ソードは，高機能アルコール依存症者たちの話題に注意を向け，一瞬で
も（そして次の瞬間に忘れられるのですが）依存症者はホームレスがた
むろする地域にいる人たちである，という固定概念を崩すのです。また，
これらの見出し記事は，さまざまな専門職集団や職能団体に対して，彼
らの業界には，間違いなく未治療のままアルコール依存症で苦闘してい
る者がいるという事実に向き合わせる力を持っているかもしれません。

職場の文化

　アメリカの文化では，人はしばしば物質的所有によって自らの価値を定義します。この消費主義と急場しのぎの文化は，アルコール依存症にとってはおあつらえ向きの環境です[13]。多くの人々が，自分が幸せだと感じるために，あるいは満足感を得るために自分の外側にある何かを求めますが，アルコールはまさしくそう感じることを可能にするものなのです。成功した職業人たちは，何かを達成し学位や職業や昇進という自らを満足させてくれるものを勝ち取るために自分を追い込みます。多くの高機能依存症者にとって，成功することへの意欲や飲酒は，自らのうちに存在する空虚感を満たすという意味で密接に関連しています。職場環境についての研究によると，男性中心の職業で働く女性は，女性中心の職業に就いた女性よりもアルコール問題を抱えやすいことを示しています。男性が作り出す職場の慣例には飲む機会が多く含まれています。一緒に働く人の集団は，それが小さなチームであろうと大きな組織であろうと，アルコール使用に影響する仕事に対する考え方ややり方を共有するようになるのです[14]。多くの従業員の仕事や社会生活が一体化すると，就業中と就業後の両方で彼らの飲酒行動に影響を及ぼすようになります[15]。会社や職業集団に大量飲酒の文化が存在するとき，ある集団思考による防御が存在するようになります。社会集団の中には強力な力が存在し，その力は集団でいることによってさらに強化され，集団の外の人々から投げかけられる彼らの飲酒に対する批判にも勝るのです。

　社会やメディアは飲酒を美化する傾向にあります。しかしながら，アルコール依存症者にとっては，飲酒は害のない行動ではなく，破滅的で死を招くものなのです。ピータースは医科歯科系の会議で大量飲酒を目撃しました。医師たちの間のアルコール依存に関する「沈黙の申し合わせ」について医師や歯科医たちが学ぶ，大掛かりな教育を行いました。

マサチューセッツ歯科医師会雑誌（*Journal of the Massachusetts Dental Society*）で発表されたピータースの記事では，歯科医師やその他の保健医療関連職の薬物依存の事故は他の職業よりも多いと推測されています。なぜなら，彼らの多くは精神状態を変えるために薬を使うことを肯定する傾向があり，他の業種よりも薬を使う機会もはるかに多く，さらにアルコールや薬物を乱用する両親を持つ割合も高く，依存症を抱えた両親が彼らを援助職に導いているのです[16]。彼の記事は，歯科分野は他の医師と連携することが少ないという性質から，早期のアルコール依存症を見逃しがちであり，歯科医師を同僚たちから孤立させていること，職業団体としてのアルコール依存の否認，歯科系大学のカリキュラムに薬物乱用の教育が欠けていること，歯科医師の中でのアルコール依存についての調査がないことなどを指摘しています[17]。

　回復中の高機能依存症者のある歯科医師は，大学時代にはほとんど飲まなかったが，海軍に入隊して飲み始めたと振り返っています。それから1年もしないうちに，毎日飲むようになり，歯科医の研修中も飲み続けていたと言います。上司には何も説明する必要はなかったが，患者のそばにいるときは，自らの息にアルコールの匂いをさせないよう努力したと言います。なぜなら，職業的に自分の評判とイメージを非常に気にしていたからです。彼は勤務の日には決して飲まなかったが，帰宅して60秒後には飲み始め，途中でビールからウォッカに変えることによって，妻に匂いで飲んでいることを気づかれないようにしました。飲酒していた何年もの間，午前中は自分の手が震えていたことに彼は気づいていたし，鏡の中に移った自分は「落ちくぼんで血走った眼で，死人のような，何もない，空虚な顔つきをしていました……あのときの自分の顔は決して忘れないだろう」と言っています。彼は少なくとも3人の精神科医の診察を受けましたが，彼らは「決して僕の飲酒について触れようとはせず」，抗うつ薬と睡眠薬を処方し続けました。別のある歯科医師は自分がアルコール依存症だとは全く考えませんでした。なぜならステ

レオタイプの依存症者と違っていたからで，30歳のときに回復プログラムを紹介されましたが，それから12年間飲酒を続けていました。飲酒していた間，飲みすぎて解毒のために「40回以上入院させられ」ました。その間，彼はなんとか仕事で成功をおさめ，尊敬される歯科医師として「最もひどい飲み方をしていた」間でさえ毎年収入を増やしていたのです。彼の秘書は彼が入院している間すべての予約を取り直し，そして退院して仕事に戻ると，再び歯科業を続けました。医師のアルコール依存症に全く注意が向けられないのは，医師たちは「とても良い教育を受け，とても道徳的でとても知的なので，アルコール依存症にはならない」という社会通念のせいだと彼は確信しています。彼は依存症だった男性歯科医師に援助を申し出ましたが，その男性同僚は申し出を断り，翌年の歯科医会に参加したとき，飲酒後に車で眠って凍死しているところを発見されました。

　マサチューセッツ州歯科医師会に加盟している歯科医健康保健委員会の薬物・アルコール依存部会（Committee on Drug and Alcohol Dependence of the Dentist Health and Wellness Committee）によると，アルコールか薬物依存を抱える保健医療専門職の割合は8〜13％で，一般人口の割合よりも高い割合であるといいます[18]。この数字は，自らのアルコール依存を否認する医師たちは，患者のアルコール依存を見逃しがちであるという事実を含め，いくつもの理由から懸念材料となっています[19]。42歳の家庭医は，医学部を卒業すると，「自分は医者だ，飲むのをやめなければならない」と自分自身に言い聞かせたと話しました。そして飲まないようにしましたが，断酒は最高でも3日間，そして飲酒を再開すると大量に飲みました。なんとか飲酒をやめようとしているのに，それでも飲んでいる自分がいる……自分自身の中に本当の戦いを感じたとき，彼は自分がアルコール依存症だと悟りました。別の高機能依存症者は医師になったとき，彼の家族がよく知られている故郷の町に引っ越すことを決心しました。故郷に帰れば自分の匿名性は薄れ，飲ん

でいれば誰かが見ていて意見するかもしれないという恐れが飲む回数を減らすのに役立つと考えたからです。しかし，そう思ったものの，その代わりに休みの日に地方都市のバーに行って飲むようになりました。彼はとても若くして医局長になるよう訓練を受けており，数多くの職業関連の賞を手にしていました。3,000平方フィート（およそ278㎡）という広大な家に住み，3台の車を持ち，外見はとてもすばらしく見えていましたが，「中身は死にかけていた」と言います。一緒に働いた同僚の誰ひとりとして，彼がアルコール依存症だとは想像しなかったでしょう。実際に，彼の同僚は年末の会議の総括で，「一つだけ君に注意してもらいたいとしたら，オンコールのときに何杯か飲んだなら，口臭予防のミントキャンディーをなめてもらいたいってことかな」と何気なく言いました。この医師は続けて，医師は「飲酒問題に対する悪質な否認」に対して黙って耐えなければならないし，それは医学界の中に蔓延することだ，述べました。医師たちは潜在的に，同僚がアルコール依存症だとしたら，自分も依存症になりやすいということを知っているのです。しかしながら，医師は病気や疾病についてよく知っているために，その知識が守ってくれるし，自分自身でケアすることができると考えがちなのです。このことは彼らが自分自身の問題について否認し，またともに働く同僚についても否認する一因となります。サンチェスは，医師たちが「一般的にはとても賢く，高いIQを持ち，さらに強迫的で支配的」であり，職業的には非常に高い資質を持っているが，もし「いつもの調子ではなく，とても調子が悪くなってきた場合には」有害な存在になりうると述べています。さらに，医師たちは自らを「変わり種」と考えるように仕向けられています。というのは職業に関連したストレスに対処し，患者の病気や死に対処することを切り分けて客観視することが求められるからだ，というのです。サンチェスによればこの仕事上のストレスは自らの個人的な問題が加わった結果，苦悩と言えるレベルまで上昇するが，医師たちは自分について語ることや自分の中の葛藤を処理する訓練を受

けていないのです。そのために，そういった苦悩や葛藤に対処するため
に医師たちはアルコールや薬物へと向かうし，さらにアルコールや薬物
使用の問題につながる遺伝的な脆弱性を持っているかもしれないのです。

　米国薬物乱用精神衛生管理庁（米国保健福祉省の部局）の報告による
と，アルコールは治安当局職員によって最も乱用されている典型的な薬
物であるとされています。2007年の報告書によれば，法執行機関（警
察など）と消防士を含めた集団の9.1％は直近1カ月の間に大量飲酒を
していたといいます[20]。法律家である女性高機能依存症者が話したとこ
ろでは，大都市で同僚と一緒に飲みに出かけていたとき，まわりは大量
飲酒をする地方検事たちや警察官などばかりで，その中には結婚してい
て浮気をしている者もいたといいます。「うんざりするような最低の」
ふるまいをされることも多かったと言っています。アルコール依存は法
曹界に多く見られること，そして同僚たちがランチや夕食で飲酒するの
が当たり前のように出かけていくことに彼女は気づいていました。しか
し，彼女はいま回復の途上にあり，こう感じています。「もしある人が
飲まないでいたら，まるで依存症の法律家によって反対尋問を受ける立
場に置かれているようなものだった，と。飲まないでいるから，みんな
が一目置いてくれるのではなく，自分は，彼ら「坊やたち」の一員では
ない，と考えられただろう」とも。ニューヨーク在住の弁護士であ
るチャーリーは，毎晩ジョニーウォーカーのボトルを4本くらい飲ん
でいました。ふつか酔いをすると，昼ごろまでは「自分が人間だ」と
感じられず，遅刻して「4時間で8時間分の仕事をしようと頑張る」こ
とになりました。「アルコール依存症者たちは短距離走では高い成果を
上げることができる。何かを成し遂げなければならないという衝動に
突き動かされ，取りつかれているからだ」とチャーリーは確信してい
ます[21]。法曹界には大量飲酒者が多いという評判が築かれたのも当然で
す。法律と心理学に関する国際雑誌（*International Journal of Law and
Psychiatry*）で発表されたある研究によると，2年〜20年の実績を持つ

法律家の 18％で問題飲酒が発見され，20 年以上の実績がある法律家の 25％で問題飲酒が表面化していたといいます[22]。別の統計では法律家の 30％がアルコール乱用者だったことが明らかになっています[23]。米国法律家協会によれば，法律家と裁判官は過剰な量の仕事をこなそうとする傾向があるやり手であることがわかっています。だから彼らは，アルコールや薬物によってストレスの引き金から逃げようとする傾向があるのです[24]。

　歴史を通して，軍隊は大酒飲みを育てるという評判を持っています。国立アルコール乱用・依存研究所（NIAAA）の研究論文によると，18 〜 25 歳の若手兵士の 27％がひどい大量飲酒の経験があると報告しており，しかし，年齢が 26 〜 55 歳に上がると 8.9％まで顕著に下がることがわかっています。なかでも海兵隊は若手兵士の大量飲酒者の割合が最も高くて 38％であり，空軍が最も低く 24％でした。軍隊に所属する男性は女性に比べて大量飲酒者の割合が顕著に高いことがわかっています。任務を遂行できなかったり生産性が落ちたりするといった，アルコール関連の問題のほとんどは，最も若い世代の大学に進まなかった兵士に起こりがちです。この研究結果が示しているのは，大量飲酒を助長する軍隊の中には，いくつかの要因があるという事実です。そこには文化的な伝統があり，特に海軍に多く見られ，一気飲みをしたり，勤務後，上陸しているときに酩酊する状態まで飲んだりすることも含んでおり，特に軍隊で配置についている間に上陸許可が出たときに大量飲酒をします。過剰飲酒に影響すると考えられる別の要因としては，国内外の基地や港で飲酒することができることが考えられます。1980 年代，軍隊ではアルコールや薬物の使用を減らすことを目的とした厳しい政策が実施され，そこにはアルコール飲料の値段を上げたり[25]，伝統的な儀式にアルコールを使わないようにしたり，個人の価値や責任について考えるプログラム，教育と訓練のプログラム，健康増進プログラムを実施することなどが含まれていました。研究データが示すのは，それらの政策は，

アルコール使用よりも薬物使用を減らすことに効果があったということでした[26]。

　ある53歳の退役空軍中佐が語るところによると，彼は軍隊で働いていた間ずっと依存症的に酒を飲んでおり，それは大学卒業後に始まったといいます。彼の飲酒習慣は駐在していた基地の文化に一致していた，と彼は指摘しています。1970年代，いくつかあった初期の任務で，みんな「攻撃を受けながらもうまく逃げ切る」ことができ，そして彼と同僚たちは基地の将校クラブでビールを片手に交流し，野球に興じたのだといいます。軍隊の文化は飲むことを助長し，アルコールを中心に展開する社交行事と飲酒運転はごく普通のことで，そして同僚たちはアルコール関連の問題が起こるとお互いにかばい合いました。彼の軍隊におけるキャリアの途中で，飲酒文化を劇的に変える空軍のアルコール政策で変化が起こったといいます。アルコールや薬物の影響を受けた状態で運転をしたときの処分は厳しくなり，ビールパーティーを開くには上司（高官）の承認が必要となりました。彼と同僚たちは，これらの制限を真剣に受け止めました。なぜなら基地にいるときであろうとなかろうと，もしアルコールや薬物の影響下での運転が明らかになると，司法外で懲罰が科されるようになったからでした。前科がつけば命取りになり，将来周囲からの承認を妨げることになるのです。飲酒文化におけるこれらの変化によって，彼は飲むときは同僚から離れて一人になるようになりました。だいたい一晩おきに妻や家族から離れて，仕事をしながら基地で飲むようになったのです。彼の人生で最も誇れる日は，空軍中佐に昇進したときでした。彼の人生において，職業が最も重要なものであり，それを守るためには何でもしました。彼はアルコールによって職業上の任務を果たすことを妨げられることはほとんどなかったといいます。具合が悪くなって病欠することもほとんどなく，業務上の社交の場で必要なときだけ飲み，昼食時には決して飲みませんでした。彼はしだいに周囲の者は「自分が酔っぱらっていると考えている」と被害妄想的に考え

るようになりました。それで，社交的なイベントがあるときには，出かける前に必ず2〜3杯飲み，人前で飲むのは3杯だけにとどめるように制限し，最後には大急ぎで帰宅して飲みたいだけ飲めるようにしました。さらに，彼は酒を買う店を毎回変えるようにして，購入履歴を追えないように毎回現金で買うようにし始めたのです。

　68歳の最高経営責任者は40年間毎日，25杯の酒を飲み，物忘れが出て不審な行動を取るようになりました。そのために彼は仕事から離れなければならなくなりました。ある会社の取締役会長は，重要な会議の前に卒倒し，35年間の飲酒の結果にできた潰瘍から血を吐きました。自らが回復の途にあるアルコール依存症者である上席副社長はこう話しました。「この会社の上級役員たちの中で現在アルコール依存症の人の数は驚くほど多く，そのうちたった1割しか援助を求めようとしない」[27]。大学院に進んで専門分野の学位を持っている女性についての調査によれば，地位の高い女性役員は同年代や同程度の教育を受けながらより低い地位にある女性よりも多く飲む傾向にありました[28]。権力のある地位についた人は頭脳明晰だとよく言われています。しかし，真実は高い位置にいる幹部たちはそうでない人々と全く同様に依存症の理解に対しては貧弱なものです。実際，これらのタイプのアルコール依存症者は，援助することが最も難しい人たちなのです。それは下記のような理由からです。

- 一般的に職場で厳密な管理を受ける立場にいない。
- 依存症が進行して仕事の質が悪化するということが起こりにくい。
- これらの職業人は「組織で生活する中での緊張やプレッシャーをうまく処理することを身に付けている」と考えられている。[29]
- 下で働いている者たちが自分たちの上司である彼らをかばって取り繕う傾向にある。
- 高い給料を得ているため，彼らが依存症による経済的破綻にさらさ

れることがない。

▪ 高い地位にいる人たちは，自らの過剰な飲酒を何年もの激務をこなした見返りだとしばしば考えている。

▪ 高い地位にいる人が何かおかしい，と気づいたり，そうした人と対決しようとしたりする同僚が組織にほとんどいない。

▪ アルコール依存症に関する社会的ステレオタイプのために，多くの人が援助を求めるのは弱さのあらわれだと考えたり，同僚によって批判されることを恐れたりする。[30]

　高機能依存症者の中には，極端な生活スタイルや，メディア関連の仕事のようにプレッシャーの程度が高い職業に引き付けられる者もいます。これは特定の職業が高機能依存症者を生み出す，と言っているのではなく，アルコール依存症になりやすい素因があったり，大量飲酒歴を持っていたりする人は，アルコールが身近な環境において依存症になるハイリスクにあるということを示しているのです。仕事の後や週末の飲酒が彼らの激務の見返りとなります。自らの体験を記した『ドリンキング・ライフ』の筆者ピート・ハミルは，本の中で自らの飲酒を正当化するのにジャーナリストとしての成功体験を使ったことについてこう書いています。「今までずっと，なんとか多くの仕事をこなしてきた。新聞のコラム，雑誌の記事，はじめての本……もし自分が社会で機能して仕事をやりとげることができるなら，飲むことを恐れる理由など何もない。それは生活の一部であり，見返りの一つだ」[31]。ハミルは仕事をする中で飲酒文化にとらえられていたことに気づきました。ストレスを解消しながら同僚たちと会いバーで人脈を保っていたのです。彼は自分を他の大酒飲みたちで取り囲み，そのことによって自分のアルコール依存症についての否認を強めました。「自分は決して酔っぱらいだとは思わなかった。他の多くの人々と同じように，自分は酒を飲む一人の人間だとだと考えていた。しかし，すでに前の晩の詳細を覚えていることに問題が生

じ始めていたが，それが問題のようには感じなかった。みんな同じことをやっていた。我々は皆，前の晩に楽しかったことについてちょっとした冗談を言うんだ」[32]。ニューヨークタイムズのベストセラー本 *Dry: A Memoir*（乾き：回想）[33] の著者オーガステン・バロウズは，マンハッタンの広告代理店で年収数十万ドルの仕事を続けていた間，なんとか飲み続けていました。バロウズは一晩にスコッチウィスキー「デュワーズ」を一リットル飲みほし，朝仕事に行くときにはアルコールの匂いをかくすために舌にコロンをスプレーしました[34]。彼の優れた創造力と才能によって深酒をしても埋め合わせることができたのです。ハミルもバロウズも，動きが速くソーシャル・メディアに根差した分野にうまく溶け込んでいたのです。ラジオの対談番組の司会者でテレビタレントでもある58歳の高機能依存症者は，自らの経歴を通して社会的立場を全うするアルコール依存症者であり，自分はマスコミ産業の文化に馴染んでいたのだと語っています。ラジオ番組を一つ契約すると，いくつもの地方のレストランで食べ放題飲み放題となりました。彼とアルコール依存症の上司は「液体ランチ」と称して昼間から酒を飲み，すべて会社のつけにしました。そして他の同僚たちと夕方6時と11時のニュースの間に出かけては大量に飲み，そして仕事に戻ったのです。この行動は組織集団でやっていたために正当化されていましたが，それは彼らの職場文化の「異常さ」の一部でもありました。彼の仕事の質はときどき，飲酒によって悪影響を受けていました。深酒をした後にテレビの生中継で話していたとき，ろれつが回らずに誤って下品な言葉を発してしまったことなどです。それが原因となって彼は首になりましたが，弁が立ち才能もあったためにすぐ別の魅力的な仕事が見つかりました。

　それとは対照的に，飲酒を助長しない文化的環境で働きながらも，依存症的に大量飲酒を続ける高機能依存症者もいます。大学時代に大量に飲んでいたというある女性は，銀行で働きだしてからいっそうよく飲むようになったといいます。彼女は職場の文化において自分の飲酒を責め

てはおらず，「自分がどれくらい飲むかという程度を探していて，保守的な産業界における社交の場をなんとか見つけた」と信じているのです[35]。

飲酒パターンと性格特性

　高機能アルコール依存症者の飲酒は，彼らの人生のあらゆる面において，一般的なパターンと特徴を示しています。しかし，アルコール依存症者たちは，すばらしい仕事を得たり，結婚生活を満たしたり，子どもたちを愛することも含め，どのようなことでも理由にして飲酒をします。「アルコール依存症だという保証」なんてどこにもないというのが真実なのです[36]。航空会社の客室乗務員の女性はこう言いました。「いつも良いことばかり起こる時期があり，私はとても幸せだった。それで，とても幸せだったから私は飲んだ。でも，恋人との別れのような悪いことが起こると，それを乗り越えるためにまた飲んだ。結局，私はすべてのことに応じて飲んでいた」[37]。幸福を感じているとき，社会でそれを祝うために飲酒する高機能依存症者はしばしば，自らがアルコール依存症ではないと見なしてもらえると信じています。彼らの頭の中では，アルコール依存症者はみじめで，寂しく，そして孤立した飲酒者なのです。高機能アルコール依存症者の友人たちが20代後半になって普通に飲み始めると，高機能依存症者は，習慣的に深酒をする友人の輪を探します。高機能依存症者はまた，しばしば職場の仲間や友人たちの中の大量飲酒者を通じて望みの集団を見つけます。そうすると，彼らはもはや週末にふつか酔いなしで起きるということがどんなことかわからなくなってしまうのです[38]。

　アルコールは，飲んでいないときに気分が張りつめてがちがちになっている人を完全な存在にしてくれます。多くの高機能依存症者のこの「二重生活」は，飲酒し始めたときにスタートし，職業人としての生活をす

る中でピークを迎えますが，その頃には依存症的に飲むことは以前のように社会的に受け入れられるわけではなくなっています。キャロライン・ナップは，自分はいつもこざっぱりと整理整頓することにこだわっていたと振り返ります。この彼女の特徴は,仕事にも持ち込まれていて，働く日にはいつもの決まったやり方に固執していたし，しっかりとした習慣が彼女を心地良くさせていました。ナップは自分と父は「働き者で，強迫観念的で，創造力に満ちた人だった，やるべきことをすませたらその日の終わりにはやった仕事の点検をしていた」と語っています[39]。スコルツェリが指摘するところによると，多くの高機能依存症者は，帰宅して飲む「暗闇の時間」までは職業人として尊敬され憧れる存在です。ナップはこう書いています。「アルコール依存症者は，自分のさまざまな面を区分して，それぞれ影響を及ぼさないようにしている。振り返ってみるとそのときはわからなかったけれど，それは古典的なやり方だといえる。私は AA ミーティングで何度も話を聞いた。二重の生活，ときには三重四重の生活をしている場合があることになったアルコール依存症者がいたが，彼らは単純な一つの生活，自分がどのような人間で何を必要としているのかというはっきりとした感覚に基づいた一つの正直な生活を送る方法がわかっていなかったのだ」[40]。ある 32 歳のウェブ技術者は再雇用され，以前より顕著に給料が増え，福利厚生もつきました。彼は日中とても「有能」だったのですが，しかし，出勤日の夜には帰宅するとボトルから温かいウィスキーを飲み，そしてふつか酔いで職場に行っていました。彼は 17 歳のときから現在まで，最も長く失業していた期間は 30 日であり，「人生で最も恐ろしい時間だった」と言っています。仕事は安心感を提供し高機能依存症者をコントロールし，ときには飲酒が管理できない状態にまで，仕事に必死でしがみつくのです。

　すべての高機能依存症者が高校や大学時代に飲み始めるのではなく，職業人になってから飲み始める人もいるでしょう。63 歳の女性大学教授は，最初に飲んだのは 21 歳のときだったと語っていました。10 年ほ

ど後，彼女のアルコール依存は進み始め，毎晩飲むようになりました。彼女は人の目を気にしていて，うまく仕事をこなし飲酒も維持できると考えていて，「そのためには，どのようにお膳立てすればよいかよくわかっていた」のだといいました。彼女は自分を「こそこそと自分の小さな喜びをかくす」のが好きな人で，だから絶対に捕まったり批判されたりすることもなかったのだと説明しています。

　高機能依存症者にとって，アルコール依存という病気は時間の経過とともに進行するものだ，とマリガンは言います。職場でも家庭でも，より多くの要求がされるようになりだし，そして彼らはそれを以前のようには償えなくなります。高機能依存症者の中には，正気ではいられなくなる者もいて，彼らのアルコール依存が人生に負の影響をもたらしているサインがあらわれ始めます。ある30歳の高機能依存症者は，代用教員であり保育士だったときのことをこう振り返っています。「外では元気そうに見えていたようだが，徐々にアルコール依存によって孤立するようになり，電話にも出なければ手紙さえ開かなかった」。79歳の歯科医は，飲酒によって仕事の質に悪影響が出始めたときのことを覚えています。彼は患者から匿名の手紙を受け取り，そこにはこう書いてありました。「私の歯医者さんだったとても素敵な人に，いったい何が起こったの？」。彼が妻にその手紙を見せると，妻は「その通りだわ」と返しました。それからすぐ，彼は同僚に，歯を折ってしまった女性患者について相談をしました。彼は自分の手が震えていることに気づいたとき，ふつか酔いしていることを恥ずかしく思い，激しい罪の意識を感じたのです。

　専門的職業を持つ人の中で，明らかなアルコール依存症のサインを見つけるのは難しいものです。性格的な特徴と成功しようとする彼らのやる気は，しばしば過剰に働き，彼ら専門職が自分の依存症をかくすことを可能にさせるからです。ボストンブリガム女性病院の依存症精神医療チームでコーエンは，心臓発作のような他の医学的問題のために病院に

やってくる専門職の高機能依存症者に直に接する機会を得ました。病院にやってきてまずアルコール依存症であるかどうかのアセスメントを行うこともあります。しかし緊急の際には,病院は患者の飲酒パターンについて,家族からの不正確な情報しか得られません。高機能依存症者はアルコールに関連した複雑な合併症を持っていて,そのため2〜3週間入院するかもしれません。また高機能依存症者は,医学的諸問題のために退院させられることもあり,コーエンのチームは,そうした患者を専門的な治療へと介入をするために呼ばれることがあります。コーエンは,会社役員やバーのオーナー,教師,建設現場作業員,スクールバスの運転手といった人々の安全に関与する職業に就いている人々にしばしば出会うのです。

　高機能依存症者が長い期間飲めば飲むほど,アルコール依存症という病気はさらに進行します。下記の項目は一般的に専門的職業人にとってのアルコール依存症の進行の危険な兆候です。

- 飲酒することについての不適切な態度。仕事に必須の要素として大量に飲むことをとらえている。
- 飲み方が普通ではない。ストレス解消のために飲酒することを含む。
- 社交や業務上の場で緊張をほぐすために3杯も4杯も,あっという間に飲み干す。
- 人との付き合いで,より多く飲むことを強要する。
- 飲酒しない人間を批判したり非難したりする。
- 過剰な飲酒について何かを言われると,怒りっぽくなったり身構えたりする。
- 飲酒すると,普段静かな人が極端に外交的になったり,社交的な人が引きこもるようになったりという性格の大きな変化。
- 仕事の手順や生産性での変化
- 仕事の量や質が落ちる。締め切りに遅れたり,習慣的に遅れが生じ

たり，いいかげんな仕事やお粗末なプレゼンテーションをするなど。

- 専門職として，ひどい判断をする。
- 病欠の連絡をしなかったり，特に月曜や金曜日に出勤しなくなったりする（家で仕事が可能な場合）。
- 日中，どこにいるかわからなくなる。
- 頻繁に病気休暇を取る。
- 呼気がアルコールの匂いがする。特に午前中の早い時間。
- ふらふらしていたり手が震えていたりする。
- 顔の皮膚の変化。赤ら顔や小さな血管が鼻や顔に見えたり，朝赤い目をしていたりする。
- 徐々に増加する体重，特にお腹まわり
- 朝疲れきっている，または消耗したような外見
- エネルギー不足や集中力の欠如
- 異常に活発でじっとしていられない。
- 繰り返しあちこち怪我をする。肋骨や腕の骨を折るなどして，「偶然転んだ」と説明する。
- 普通に仕事ができるようになるまでに大量のカフェインを飲む。[41]

人間関係のダイナミクス

　トレッドウェイによると，高機能依存症者たちは，飲酒しても，かならずしも明らかなマイナスの結果を伴うことがないといいます。しかし，彼らの個人生活や心，人間関係はゆっくりと，20年以上もかけて，飲酒が問題として認識されないまま，結婚生活が終わりを迎えるほどに行き詰まる可能性がある，とも言っています。彼は一つの例として，自分の感情的ニーズにアルコールで対処する高機能依存症者の結婚生活をあげています。「彼らの結婚生活は，一見うまくいっているように見える。

なぜなら問題はアルコールによって抑えられているからである」。トレッドウェイはさらに,「アルコールは実際に高機能依存症者が社会的役割を果たすのを助けている」とも言っています。「仕事を全うし,子どもの世話をして,もし飲んでいなければ対処できないような生活にアルコールのおかげで彼らは耐えことができるのだ」と。72歳の歯科医は,飲酒は結婚生活に悪影響を及ぼし,それは「依存症という病気によって知らぬ間に蝕まれていた部分だった」と振り返っています。彼の妻は「あなたとけんかするよりも一緒に飲んだほうがよい」と決めて最終的に彼と飲むようになったそうです。彼は自分の価値は損なわれていたと認めています。彼は優しくも愛情深くもなかったし,結婚生活は危機にさらされるようになっていました。

　ルノーによると,女性高機能依存症者は,人間関係の問題やストレスに対処するために飲酒する傾向があるといいます。女性依存症者は男性よりも自分の飲酒をかくそうとする傾向があり,特に家庭を持っているとその傾向が強くなります。ナップも女性は男性と違った飲酒パターンがあることを認め,それこそが自らの飲酒経験を本にまとめたモチベーションの一つとなっていたのだと言っています。ナップはハミルの回顧録『ドリンキング・ライフ』に感銘を受けましたが,その中でハミルは自らを「乱暴で大酒飲みで,外に出て戦争を報道する記者」として描写しており,女性はハミルが飲酒していたときとは異なる問題と格闘していると感じたのでした。女性は「相反する」感情をなくすためにアルコールを飲むのだとナップは考えています。例えば親しい関係を求めながら,一方でそれを恐れる気持ちもそこには含まれています[42]。30歳の女性は,「自分自身を救う」ためにセックスをしないと決めた相手と付き合っていたと言っています。はじめて飲んだとき,彼女はパーティー会場から去り,車を運転して彼の家を訪ね,そこで処女を喪失したといいます。アルコールにより女性はより攻撃的に,性的に,そして本来よりも強く見せるようにふるまうことができるし,そして本当は望んでいない性的

な選択をさせることもできるのです[43]。女性が飲酒によって性を利用して力や身体的な親密さを得るようになると、職場は厄介な状況になります。*Happy Hours: Alcohol in a Woman's Life*（ハッピー・アワーズ：女性の人生におけるアルコール）という本に登場するケリーという女性は、ニューヨークの保険会社に勤務するアルコール依存症の女性実業家です。彼女は若くて魅力的だったので頻繁に顧客から招かれてもてなしをうけていました。彼女はしばしば接待の場で飲みすぎて失神し、恥ずかしさや罪悪感を覚えながらも、前の晩に何が起こったのかを考えました。彼女は自分の「男性を支配する力」の限界を試し始めるようになり、あるビジネスディナーで最後の一線を越えました。彼女は上司に向かって彼の友人についての思わせぶりなコメントをささやいたのです。そのために彼女はクビになりました[44]。飲酒することと性的能力は、大きな期待に満ちた依存的なサイクルの中で共存するようになりますが、その後には空虚感と恥をもたらす大失敗が待ち受けているのです。安らぎを見つけ空白を埋めようとする衝動は、別の性的な出会いを追い求めることによって一時的に満たされるのです[45]。

　アルコール依存症は、恋愛関係や結婚生活にも、そして家庭のあらゆる側面に侵入していきます。34歳の女性は検察官として働いて5年目に婚約しました。結婚したときに彼女の飲酒パターンは変化しました。バーやパーティーによく出入りするのとは対照的に、以前よりも夫や他のカップルとともに夕食に出かけることが増えました。彼女の夜の終わりの行動は「大人らしい」ものではなく、酔っぱらって失神したり、夫を罵ったり、そして長椅子で失神するというありさまでした。最終的に夫は彼女をベッドに運ばなくなり、彼女を長椅子に失神したまま放置するようになりました。数年後、彼女は法律事務所で高い地位の仕事に就き、そこで長時間働くことによって高収入を得るようになりました。彼女は実は自分がやっている仕事の中身を非常に嫌っていて、夜な夜な夫にかくれて冷蔵庫からこっそり酒を持ち出し飲酒するようになっていた

のです。まずグラスについだワインを飲み,冷蔵庫に戻ってもう１杯入れ,そして夫がついにそれを見つけるまでがぶ飲みをしました。ある意味では彼女は自分に問題があると気づいていましたが,自分の飲酒を正当化しました。彼女はこう考えていました。「私は検察官で仕事でも成功していて,ワインを数杯飲むくらいの権利がある。ワインを飲むことでくつろぐことができるし,そのおかげで私は仕事を続けることができているのだ……仕事に行けている限り,問題はないわ」と。

79歳の歯科医と54歳の妻が結婚した直後,妻は思っていた結婚と違っていると不満を言い始め,カウンセリングに行きたいと夫に頼みました。歯科医の夫はカウンセリングに行くことに同意して,それぞれの心理療法が２年過ぎた頃,彼も妻もともに飲酒はしていたけれど,問題は相手の飲酒ではなく,自分の飲酒なのではないかと疑うようになりました。妻は夫の飲酒についていろいろと意見を言いましたが,最終的にはアルコール依存症者の家族のための会に参加することを決め,12ステップの回復プログラムに参加しました。歯科医は「尻に火がついた」と感じたのに,それからさらに何年も飲み続けました。彼は飲んだときにも決して子どもたちを身体的に傷つけるようなことはしませんでしたが,思い返してみると,依存症的に飲酒することによって,情緒的に彼らを置き去りにし傷つけていたのだということにようやく気づいたのでした。

コーエンは,両親とも高機能依存症者である人たちを観察して,子どもたちに与える情緒的な影響という点では,高機能であってもいわゆる底辺にいるアルコール依存症の親と大きく違わないということに気づきました。実は,底辺のアルコール依存症の親の問題に取り組むほうがより簡単なことがあります。なぜなら,子どもたちは両親がアルコール依存症であるという真実とともに生活しており,アルコール依存症であることが「ママが仕事を失った」理由であることが明らかに説明できるからです。それに比べて,高機能依存症の親は,経済的にも職業的にも成功していて,なのに,不倫や家庭内の争い,自動車事故のようなネガティ

ブな事柄がいくつも起こり，子どもたちは何がいけないのかさっぱりわからずに，しばしば混乱するのです。高機能依存症の親は，しばしば子どもたちを一貫性なく扱うことがあり，ある日は質問にやさしく答えたかと思えば，翌日には厳しく反応するといったことをやります。子どもたちは何故そんなことが起こるのかわからないし，アルコール依存症は家族間の力関係の中でかくされ続けるのです。コーエンは，親が高機能依存症の子どもたちが，次の二つの道のいずれかをたどって育つと考えています。(1)親のアルコール依存症と同様，自分たちも依存症を持つようになり，依存症に苦しみ，さまざまなことで失敗し，法を犯すようになる，(2)薄氷を踏むような，過度に用心深い頑張り屋となり，もし自分が完璧であれば，アルコール依存症の親が自分を大事に扱ってくれると期待するようになる，というのです。

今だからわかること：筆者の振り返り
〈過去の日記から〉

　大学院の修士課程を修了した直後，一流と言われている精神科病院でとても人気が高く競争率の高かったカウンセリング担当職員として採用されました。この職業に就く機会を得られて幸運だと思ったし，今や私は「専門職」と呼ばれる職業に就いたのだから，過度に飲むことはやめようと決心しました。それにもかかわらず，一週ごとに週末も仕事が入り，何度かふつか酔いで職場に出かけたのです。自分に約束した飲酒に関する約束を破ってしまったのです。またあるとき，翌日午前3時に出勤しなければならないのに，地元の町で感謝祭の前日に開かれた高校の同窓会のようなイベントに参加するためにバーに出かけたのでした。翌朝，知らない場所で目を覚まし，必死に努力してようやく出かけました。強烈な不安に襲われ，ほとんど働くことができないと感じて，病院

の駐車場の車の中で，何度も深呼吸をしていたことを覚えています。しかし，病欠の連絡をする代わりに，その出番だった日ずっとなんとか自分を駆り立て，飲酒は私のキャリアを邪魔したりしないということを自分に必死に言い聞かせました。心理療法のグループを率いていることや，食べ物への依存を克服しようと努力している女性にとってのお手本のようにふるまっていること対してとても自分が偽善的に感じました。仕事を維持できると確認し飲酒生活と切り離すことで，私の生活は二つに切り分けられたようになり始めたのです。主に週末でしたが,飲むときは，専門職としての見本になる，という欲望を抑え込みました。

　複数の友人が同じ総合施設内のアパートで暮らし始めたために，私の生活状況はより社交性を帯びました。その施設は親しみを込めて「メルローズプレース（監訳者注・メルローズは，スコットランド南東部の古い町で，1130年代の修道院の跡が残っている)」とか「コートヤード（中庭)」とか呼ばれていました。私は友人たちと家族のような関係を作ることに成功し，おかげで彼らは皆正常な飲酒者だったけれど，いつも誰かが喜んで飲みに出かけてくれました。ある意味では，専門職としてのキャリアを維持しながら，大学時代に住んでいた女子学生会館に戻って住んでいるように感じ始めていたのです。私たちは一緒にバーに出かけていって，前の晩から翌朝まで面白い話を教え合いました。しかし，何年か過ぎた頃，一緒に出かける友人たちに比べて私は絶えず飲んでいるように見えました。

　私は自分の飲酒について恥ずべきだと感じるようになりました。私はとても神経質になって翌朝友人に電話をかけるか，飲んで気を失った翌日にルームメイトが怒っていないか確かめるために話しかけるかしなければなりませんでした。ときどき，飲みすぎた罪悪感を和らげるために，私は取りつかれたように自分の部屋を掃除しました。目が覚めて服についた煙草の臭い匂いや，前の晩から散らかったままの寝室を見ると，私はさらに恥ずかしくなりました。掃除せずにはいられない症状はしだい

に強迫的になっていき，体と部屋の隅々をきれいにするまで私はじっと座っていられなくなりました。これは，ものごとを表面的に整えて，私の飲酒は管理できるものだという錯覚を作ろうとする企てによるものにすぎませんでした。

　私は大学院で心理療法を受け始めたのですが，心理療法でクライアントがどんなふうに感じるのかを学びたいからだと偽って通っていたのです。私の飲酒に関する話題が頻繁に出てくるようになり，セラピストと私は飲酒の代わりに他の活動で置き換える計画を立て，屋外スポーツやヨガ，スピリチュアルな訓練といったことを考えました。しかし，これらのその場しのぎの解決法はちょっとの間しか続かず，そして私はもとのように飲み始めるのでした。

2004年1月6日，27歳

　ときどき，私ががっかりさせてしまったり怒らせてしまったりした人に対して，私は酔っておかしくなっていたんだ，と伝えたくなるし，自分の性生活がどこに向かっているのかわからなくて，それで衝動的にふるまってしまう。身体的な衝動だけがあって本当の感情ではないのかもしれない。私たちは生活の中にその本当の感情を見つけようと頑張っている。多分人生は行き当たりばったりなもので私には訳がわからない。すべての行動には反応が返ってくると思う。私はただそれに意味があるかどうか決める必要があるだけ。幸せを感じるとき，私はお酒を飲んでいる……アルコールは，途中何も感じさせずに喜びの場所へと私を導いてくれる。ときどきとても興奮した気持ちになる……このエネルギーのすべてを置くべきところに置きたい。タトゥーを入れることを考え続けている。なぜなのだろう？　私自身の内部を表現するために……何か表面的なものがある。不満，情緒不安，そして高い次元の存在を追い求める気持ち。

　「落ち着きがなく，いらいらしていて，不機嫌」であるとは，ビッグブックにあるアルコール依存症者を描写する言葉です[46]。私は何かを探し求めていたけれど，何も見つけられなくて，生活の中にアルコールを連れ戻しました。大晦日に後悔するふるまいをしてしまい，そして友人の何人かは私に腹を立てました。罪悪感がいつまでも残り，自分について恐ろしいと感じ始めました。飲酒をして得られる高揚感は終わりつつあり，気がふさぎ始めていた。飲んでいた何年もの間は人生の中で空洞を作り始めていたのです。私はそれに気づいていたけれど，まだ自分のアルコール依存症のせいだとは考えてはいませんでした。

2004 年 1 月 13 日，27 歳

　　今夜，友人が言ったことは正しかった。私は自分自身と格闘している……。私の中の別々の部分が争い合っている。自分の中のある面が強く出てくると，次に別の部分が強く押し出されてくる。まさしく今の私の人生におけるストレスは，また酔っぱらってやってしまったことのせいだ。この状態を過去のことだと言えるようになるのはいつだろう？　私は壊れたレコードのようだ。なぜこの問題に結末をつけられないで同じことを何度も繰り返し続けているのだろう？　友人たちが私に腹を立てていることに関しての私の罪悪感は，アルコールに関係している。私が目を覚ますには友人を失う必要があるのだろう。私はちょっとペースを落として自分を取り戻さなくてはいけない。

　私は体調を悪くしつつあり，自分の飲酒や自滅型のサイクルに行き詰まり，疲れていました。アルコールによって，私は自分自身の行動をきちんと振り返ることができなくなっていたのです。

2004 年 1 月 17 日

　　今私は医師の指示を受けてカンジダダイエットをしている（監訳者

注・体内からカンジダ菌を除去するためにカンジダの栄養源となる食品や栄養素を断つ食事法）。医師の問診を受けて，３カ月間，アルコールも含めて余分な糖分を体内から取り除くのだ。私の消化に関する問題は再び正常に動作しなくなっており，検査することになったのだ。今晩，飲みたくてたまらず，とってもたいへんな思いをしてすごしている。文字通り飲みたいという気持ちが何時間も付きまとっている……。夕方４時に友人からバーに行こうと誘う電話がかかってくる。夜通しバーですごす途中までを一緒にすごさないかというのだ。私の断酒筋は貧弱だ……不意に誘惑に駆られ，良い夜になりそうな気がした。しかし，今晩は飲みに行かないだろうとわかっているので気持ちはあまり高ぶってはいないし，いつもよりもちょっと控えめになっている。不安，友人，そして親密さといった形で，手を変え品を変え私に付きまとい続ける悪魔に取りつかれているような気がする。私の後悔のすべてはすべて飲酒のせいなのに，それでも私は飲みたくてたまらないのだ。なぜだろう？　人生で何か生産的なことをするためにこの不安を使うという誓いを立てたい。そうすれば，この体を引き裂くような気持ちになったとき，私は正しい選択をするだろうし，自分自身について良いことをしたり前よりましな行動がとれたりするだろう。今晩，私はジムに行ってバーベルを持ち上げるのだ。こうして書くこともまた効果があるかもしれない。私はアルコールがもたらすものすべてに誘惑されている。心地良くぼんやりした感覚，細かい部分ははっきりしないけれど，すばらしい夜をすごした翌朝の感覚，その晩自分がどこにいたのか知らないというスリルも含まれている。それは私にとって心地良い場所であり，私の一部であり，私という存在を形作っているキルトからアルコールという一部を切り離すことに私は葛藤しているのだ。

　私は消化器系の問題を抱え続けていて，別の医師は消化管の中で酵母

の一種であるカンジダ菌が過剰になっているからだと診断しました。治療は食事から糖類を除去し,アルコールも摂らないようにするというものでした。酵母菌が糖分を栄養素として必要とするのは偶然ではなく,大量飲酒がこの消化器系問題を起こしている可能性がありました。私は医師に対して自分がどれくらいの量のアルコールを飲んでいるか正直に話していませんでした。

　ひどい結果をいつも伴うのに,どうしてアルコールをこんなに欲するのか自分が不思議でした。答えはとても簡単で,私がアルコール依存症だったからなのですが。私は何か別のものが自分を救ってくれると確信していました。書いたり,人を助けたり,ジムで体を動かすことです。外から見ている人にとっては,答えはとても明らかでしたが,私自身が真実を知るのはとても難しかったのです。

2004 年 1 月 22 日

　　今私は一人でいてこんなに幸せを感じたことはない。私は一人でいることに本当に力づけられている。私は精神的に,身体的に,そしてスピリチュアルな面でも自分の人生を浄化する計画に集中してきた。1 年以上取り組んできてはじめて,男の子になんと言われようと全く気にならないでいる。私は今男性に依存していない。一人でいることに満足しているので,男性が言い寄ってくることを残念に思っている。
　　面白いことに,この変化はちょうどカンジダダイエットを始めて飲むのを控えたときに始まった。自分の人生が思いのままになると感じるし,また健康管理もちゃんとしていると感じられる。自分の中にあって「しらふ」のときだけ自覚できる自制心というものも日々悟っている。

　自分の内側にある強さや自分の人生をコントロールできるという感覚は,カンジダダイエットのためにちょっと飲むのをやめたときに再び始まりました。私には一時的に飲むのをやめる理由があり,そのおかげで

人生の中で自分の力が強まったように感じられるようになったし，明確な自制心を持てるようになりました。私の気分はより安定して，とても意識がはっきりしているように感じられたのです。

　カンジダダイエットをごまかして再び深酒を始めたとき，大失敗してしまったという感覚が押し寄せて，とても強く後悔しました。私の感情はアルコールが私の人生の中で演じる役割に基づいて不規則に変動し，私という人間のあらゆる側面，魂や意識にまでもしみ込んでいく力をアルコールは持っていたのです。私の仕事と社会生活はとてもうまくいっていたけれど，私は内面で苦しんでいました。

　この不協和音は私の中に戦いを生み出し，それによって私は深く考えることができなくなっていたのです。

第6章

問題を正そうとする努力
―コントロール喪失と底つき―

　高機能アルコール依存症者（HFA）にとっては，飲みすぎてしまったとき，この次こそコントロールして飲酒することが問題の解決策であるように思えるものです。もし自分が適度に飲むことができるとしたら，度の過ぎた飲酒がもたらす結果に苦しむことなく，毎日飲酒することができただろうにと考えるのです。飲酒をコントロールすることは，アルコールに恋焦がれる気持ちを持ち続けさせるかすかな希望の光なのです。高機能依存症者はしばしば，普通に飲酒する友人や同僚を目の当たりにして，彼らが何の努力もなしに普通に飲酒していることをうらやんでいます。実際，高機能依存症者と飲む人々は，過度の飲酒をする友人や家族の何がいけないのかと疑問を持つことがあります。高機能依存症者たちは，自らの深酒を目撃した人々から数多くの提案や忠告の類を聞かされたと言っています。「飲む量を減らしたら？」「もっと真剣に取り組んでみろよ！」「何杯飲んだら意識を失うか調べて，限界より2杯少なく飲むとよい」。普通の，あるいは問題飲酒者にとってさえ，アルコール依存症者の飲酒は不可解に見えるもの――賢くて教養のある高機能依存症者たちが仕事を成功させたり，目標を達成したり，生活の他の領域

での問題を解決したりしているときには，特に不可解に思えるものなのです。

　飲酒をコントロールしようという試みを何度も失敗することを通して，高機能依存症者はいつかどん底（底つき）に導かれます。そのどん底とは「依存症者が自分は問題を持っていると認めて援助を求める準備がようやくできる前にたどり着かなければならない場所」[1] と定義できます。依存症者が自分を依存症者だと理解し，それを受け入れるまで，飲酒をコントロールしようという戦いでの敗北を何度も繰り返さなければならないのです。

飲酒をコントロールする努力

　コントロールとは，次のように定義されます。「何かに対する影響をコントロールしたり管理したりする行い，あるいはものごとの発生を減らしたり，無害なレベルまで深刻さを軽減させたりすること」[2]。コントロールという言葉の定義は，抑制する必要のある力が存在することと，制御しようとする人が何かに対して，それを超えた力を持っているということを含意しています。飲酒をコントロールすることは，数多くの依存症者にとって精神的な強迫観念となります。高機能依存症者は，その飲酒歴のある時点では適度に飲むことができていたかもしれません。ある段階で，いったん飲み始めると飲酒量のコントロールを失うようになります[3]。自らの飲酒をコントロールしようとする多くの高機能依存症者は次に飲むときにはとても控えめに飲もうと自分に言い聞かせます。しかしながら，その目標にたて続けに失敗しても，何度も何度も適度に飲める，と信じるのです。いつか飲酒をコントロールしようという戦術がうまくいくと。ビッグブック（Big Book）は，アルコール依存症者に問いかけをしています。「1杯飲んだら必ず総くずれが始まり，たい

へんな苦しさと恥ずかしさとに苦しむことを本人は百も承知なのに，なぜ最初の1杯に手を出してしまうのか？　なぜ飲まずにはいられないのだろう。他のことについて示すことができている常識と意志の力は，いったいどうなってしまったというのか」[4]。その答えは，アルコール依存症者は誰もが1杯飲むことについての精神的な強迫観念を経験しているからということにつきるのです。そして最初の1杯を飲んでしまうと，身体的な渇望感が発動されて，飲酒量のコントロールが失われるのです。

　インタビューに応じた高機能依存症者たちは皆，ある時点で自らの飲酒をコントロールしようと試みていました。実にさまざまな方法を用いて。

- どれくらい飲んでいるか友人に監視してもらう。
- 飲酒を控える期間をいろいろつくる。
- 仲間で出かけるときに飲まずに運転する役目を志願する。
- 一時期，あるいはほとんど，あるいは全期間において，適度に飲もうと意図する。
- 他人を喜ばせたりなだめたりするために飲酒をコントロールしようとする。
- 30日間毎日2杯だけ飲むという「2杯テスト法」を厳密に順守し実行してみる。
- 飲酒だけ控えて，他の依存や悪癖で代用する（例：違法薬物あるいは処方薬，セックス，食物など）。
- 公共の場では飲酒する量を制限し，プライベートでは制限せずに飲む。
- 飲酒する前に大量の食事をとる。
- 連続して飲酒せず，間に水を挟みながら飲む。
- 酒場に行くときに持参する金額を制限するかクレジットカードを持たずに行く。

- ▪ その日（夜）に飲む量をあらかじめ決めておく。
- ▪ スピリチュアルな本を読む。
- ▪ 付き合いで飲まなければならない機会から離れたり避けたりする。
- ▪ 決まった1種類のアルコールだけ飲むようにする。
- ▪ 家では決まった1日分の量のアルコールしか飲まない。
- ▪ 酔っぱらわないようにすると神に誓いを立てる。
- ▪ ある一定の期間，断酒すると決心する。
- ▪ 「1杯に数えられない」咳止め薬や洗口液のような代用品をアルコールの代わりに飲む。
- ▪ 「意識を失う直前に」飲むのをやめようと試みる。

　高機能依存症者たちは飲酒をコントロールするために実にさまざまな創造的な方法を考え出すのですが，それらは結局は全く何の意味もなさないと彼らは言い，最終的には自分の飲酒は「コントロール不可能だ」ということを理解するところへ行きつくだけなのです。ある72歳の糖尿病を患った高機能依存症者は，こう話していました。「何度も飲酒をコントロールするためにインスリンを使った。なぜならインスリンはアルコールの代謝をしやすくしたからだ」。彼はまた，頭の片隅では，糖尿病という自分の病気のために飲酒についてもう少し注意を払うべきだ，ということも理解していました。しかし，彼はそれでも依存症的に飲んだのでした。28歳の男性は，飲酒をコントロールしたり断酒したりするために信仰や祈り，そして聖書の勉強をしたと回想しています。そうした方法は，数日の間は機能したでしょうけれど，しかし，彼は赤ん坊が見せる「歩行反射」のように飲酒へと戻っていきました。ビッグブックには，「あらゆる形の自己欺瞞や実験によって，彼らアルコール依存症者は自らがルールの例外，つまり依存症ではないということを証明しようとするだろう」とあります。ビッグブックはさらに飲酒をコントロールするためのそれらの戦略のいくつかはよく利用されるといい，

こう付け加えています。「試したことのある方法は，ビールだけを飲む，飲酒の量を制限する，決して一人で飲まない，決して朝飲まない，家でだけ飲む，家では飲まない，決して仕事時間には飲まない，パーティーでだけ飲む，スコッチからブランデーにかえる，ワインだけを飲む，仕事で酔っぱらったら辞職に合意する，旅をする，旅をしない，（正式な宣誓をするかどうかはともかく）一生やめると誓う，もっと運動をする，啓発本を読む……我々は際限なくこのリストに加えていくことができる」[5]。

　マリガンのようなセラピストは，問題飲酒者と契約することによってコントロールされた飲酒戦略に取り込み，アルコールの消費を制限しようとします。具体的で測定可能な，例えば一晩に3杯以上は飲まないとか1週間に2回以上飲まないとかいった目標を設定するように言います。問題飲酒者がこれらの約束を守ることができないのは，アルコール乱用者かアルコール依存症者であることのサインです。

節酒に関する議論

　1990年代のアメリカの依存症治療分野での最も大きな議論の一つは，オードレイ・キシュラインが1990年後半に創設したModeration Management（節酒管理）運動（MM）だとアメリカ精神医学会は報告しています。MMは「適度な」飲酒を目指して会員がお互いを助け合うという目標を掲げた自助組織です。最も重要な部分は以下の点です。MMの支持者は，アルコール依存症ではない問題飲酒者や，アルコホリクス・アノニマス（AA）や専門家が運営する12ステップの治療プログラムといった断酒が原則の会に参加するのを嫌がる問題飲酒者を，MMのプログラムは引き付けると信じているということです。それとは対照的に，治療や研究グループの人々は，MMは「アルコール依存

症者にとって危険な誘惑」であり，断酒しないで自分の飲酒はコントロールできるという，依存症者の否認を強化するのではという恐れを抱いています[6]。MM 創設者であるキシュラインが，州間にまたがる道路で間違った道を運転していて起こした自動車事故により，2件の危険運転致死罪で起訴されたとき，この議論は頂点に達しました。彼女の血中アルコール濃度は，ワシントン州の法定制限の3倍以上である 0.26％と報告されました。キシュラインは以下の言葉を含む投稿を MM のホームページに載せ，自らの信奉者たちとの緊張状態に遭遇しました。「私は最近自分の回復のゴールを適度な飲酒より……むしろ断酒へと変える決心をしました。私は今，ある異なる道を進んでいて，自分がしらふでいるために AA に参加しています。また，断酒のための女性の集いや，スマートリカバリーにも参加しています」[7]。キシュラインは MM の広報担当としての役職も辞任しました。彼女の弁護士によると，キシュラインは問題となった事故を起こす7カ月前に，自分は断酒する必要があると自覚したのですが，ずっとそうすることに葛藤していたのだといいます[8]。

　アメリカ精神医学会が出している学術誌 *Psychiatric Services* で発表された研究によると，MM の初期の教本（*Moderate Drinking: The Moderation Management Guide for People Who Want to Reduce Their Drinking* 〈適度な飲酒：飲酒量を減らしたい人のための節酒管理ガイド〉）[9] と AA の教本であるビッグブックには類似点がいくつもあります。MM の初期の教本もビッグブックもともに，問題飲酒者（度を越したことがあってもコントロールした飲酒へと戻れる人）と習慣的な問題飲酒者（節度を持って飲むということが不可能で断酒すべき人）には違いがあると述べています。両者の間の顕著な違いは，MM の教本はアルコール依存症が病気であることを否定し，習慣や学習によって獲得した行動だと見なしていることです。MM の教本はさらに「考えられる悪習慣一つひとつを取り上げ，『症』という言葉をくっつけそれを病気と呼ぶのはおかしい」[10] と付け加えています。もう一つの大きな違

いといえば，AA の 12 ステッププログラムの賛同者の考えとしては，MM はアルコール依存症ではない問題飲酒者だけを支援しようと意図しているのかもしれないが，実際には彼らは自分は適度に飲むということを身に付けられると考える否認段階にあるアルコール依存症者なのだという点です[11]。ビッグブックはこう言っています。「私たちのほとんどは自分がアルコール依存症者だと認めるのにずっと反抗的だった。身体的にも精神的にも自分の仲間と自分は違っている，と考えるのを喜ぶ人間などいない。だからこそ，他の人たちのように飲むことができるかもしれないと試みる数えきれない無益なことによって，我々の飲酒歴が特徴づけられるのは当然のことなのだ。いつかどうにかして，飲むのをコントロールして楽しめるだろうという考えは，正常でない酒飲みなら誰もが持つ大きな妄想なのだ。この錯覚の持続性は実に驚異的だ。多くの者がその錯覚を追いかけ，狂気や死の門へと入っていく」[12]。

　アナ・コソック博士は，MM の事務局長で 2000 〜 2006 年までプログラム担当責任者でもありました。加えて，彼女は MM のメンバーでもあり，肝炎だと診断されたときに対処せざるをえなくなった自らの飲酒問題についても公表しています。飲むのをやめたくはなかったし，やめる動機づけになるようなふつか酔いのような典型的な「道路標識」が一つもなかったのだと回想しています。MM の行動変化テクニックを徐々に理解し，彼女がいま最も多くて週に 5 杯しか飲まないという状態に到達するのに 2 年かかったといいます。コソック博士は MM の目的を飲酒におけるどんな進歩改善でも後押しするという「弊害の低減」として説明します。彼女によると，MM はメンバーに自らの行動に対する個人的な責任を負うことを期待し，プログラムの 85％は個人のニーズに合うよう行動テクニックやツールで占めているといいます。スピリチュアルなアプローチの代わりに，認知行動療法や社会的支援に基づいた 9 段階のプログラムによって，MM は問題飲酒者が自らの飲酒を管理することを助けると言います。節酒ガイドライン，飲酒モニター訓練，

目標設定テクニック，自己マネジメント戦略についての情報を提供することも，そこには含まれています[13]。

　コソック博士と話しているとき，彼女はアルコール依存症者という言葉を使わず，ほとんどの MM メンバーはアルコール依存症とはいえないと話しました。MM メンバーの約25％が自らにアルコール問題があると気づいていて，自分の飲酒をコントロールできるかどうか，断酒が原則の回復グループに参加する必要があるかどうかを明らかにする目標を持って参加しているといいます。実際「MM の前提」の一つとして「節酒は害のある飲酒から抜け出るときの自然な過程であり，節酒か断酒かということが最終的な目標となる」と言っています。また，ほとんどの人は，自らの飲酒量を減らそうという最初の試みが成功しなくても総合的な断酒を維持することができる，と言っています。ほどほどの飲酒量の限界についての確固たるガイドラインを提供することによって，解決方法として節酒が機能するのだとしたら，節酒プログラムは「自分の実態を知る」という過程を短くさせる，とも[14]。メンバーは目標を節酒とするか断酒とするか選ぶ選択肢を持っていますが，コソック博士が言うには，断酒するために MM に参加する人は珍しいということです。MM は米国全土で20の，また国際的には三つの対面式ミーティンググループを1996年から提供しており，MM の団体ホームページ（http://www.moderation.org）を経由したメーリングリスト上でのさまざまなオンライングループも同様に機能しているそうです。

　コソック博士は，どんなタイプの飲酒者が MM プログラムを探し出すのかに焦点を当てた研究を実施し，その内容は学術誌 *International Journal of Drug Policy* で発表されました。その結果はメンバーが非常に高機能であることを示しており，平均年齢は44歳でした。94％は大学を卒業し，80％が雇用されていて，77％の年間所得は5万ドルを超えていました。そして AA では，女性メンバーが33％であるのに対して，MM メンバーの66％が女性であることを示していました[15]。MM に参

加する前に，約32%がAAの助けを，また25%はカウンセリングの助けを探し求めていました。AAのような断酒原則の回復グループからやってくるメンバーたちは，MMの教本を読み，グループの中ですごし（メーリングリストグループの中にAAから来たメンバーに特化したグループがある），体制を整えるまでは断酒を維持するよう奨励され，そしてその後で「慎重でいるように」とすすめられるようになります。コソック博士はMMの成功率を計算するのは非常に難しく，なぜならMMの提供するプログラムがもともと短期間の性格のもので，長期間参加するためにデザインされていないからだと認めています。そのため，いったんメンバーがプログラムを離れると，どれくらい節酒を実行しているかどうか追跡が不可能なのだそうです。簡略版のアルコール依存性データ質問紙調査票に関して，メンバーの28%がアルコール依存症のレベルとしては低い範囲に属し，62%が中程度，10%が高い範囲に属しているとコソック博士の研究では結論づけました。これらの数字は過去の数字よりも高く，MMは以前よりもアルコール依存症者のメンバーを，必ずしも彼らのためにプログラムや体制を合わせた組織ではないにもかかわらず，引き付けていることを示唆しています[16]。

　MMのプログラムは飲酒量のリミットを提案しています。どういうものかというと，女性に対しては1日に3杯あるいは1週間に9杯まで，男性に対しては1日に4杯あるいは1週間に14杯まで。加えていえば，男女ともに推奨されるのが，週に飲まない日を3〜4日持つことであり，飲んで運転することや，「自分や他人を危険にさらすであろう」状況で飲まないようにということもすすめられます[17]。MMは「節度ある」飲酒者を説明するガイドラインも提供しています。

- たまの飲酒を，ちょっとした，しかし楽しめる生活の一部と考える。
- リラックスしてアルコールを巻き込まない人生を楽しむために趣味や楽しみ，その他の方法を持つ。

- ▪ 節度ある飲酒者か飲酒しない友人を持っている。
- ▪ 飲む前や飲んでいる最中，あるいは飲んだ直後に何か食べる。
- ▪ 普段は1時間を超えて飲まない，どんな特別な場合でも2時間を超えて飲まない。
- ▪ 30分に1杯以上のスピードで飲まない。
- ▪ 血中アルコール濃度が節度ある飲酒の限界である0.055％を超えない。
- ▪ アルコール利用に心地良さを感じる（決してかくれて飲んだり，飲むことについて考えたり飲む計画をしたりするために多くの時間を費やさない）。[18]

　アルコール依存症者が飲酒量についてコントロールしたり，節度を持った飲酒をしたりすることができるようになるのは可能かどうかということについての研究が実施されました。ハーバード大学医学部の教授でボストンのブリガム女性病院の精神科医でもあるジョージ・ヴァライアント博士は，*The Natural History of Alcoholism Revisited*（改訂版アルコール依存症の自然史）という本の中で，依存症の始まりから回復までのプロセスについて，過去の研究を要約しています。アルコール依存症の男女1,289人を対象に行われたヘルツァーの研究では，1年か2年でたった2％しか節度ある飲酒へ戻ることはできなかったそうです（1カ月に4回，一度に6杯以上飲まないこととアルコールに関連した問題を起こさないこと）[19]。飲酒をコントロールするよう依存症者たちを仕向ける努力も行われてきました。1970年代に考案されたソベール夫妻など，節酒の賛同者たちがしばしば参考にしている行動療法があります[20]。当初，2年の追跡調査を見ると，そのプログラムは成功しているように見えました。しかしながら，最初に節酒を訓練された20人のアルコール依存症者に実施した面接でわかったことは，4人がアルコール関連の理由で死亡し，8人がなお依存的に飲酒しており，1人が行方不明で大量に

飲み続けていると考えられ，6人が2～10年断酒できていたという事実で，たった一人だけが飲酒を制御できていたという事実でした[21]。著者のヴァライアント博士は，「アルコール依存症者が節度ある飲酒や問題のない飲酒を再びできるようになるのはまれだということを突き止めた。アルコール依存症者が正常な飲酒に戻るという成功例の報告は，非常に数少ない患者でのことだろう」と考えています[22]。したがって，断酒が「実際的で統計学的に，より有用で治療としての効果がある焦点」だと博士は感じているのです[23]。また別の専門家キャロンは，アルコール依存症者にとってMMは半分だけ妊娠しようと挑戦するようなものだ，妊娠はしているかしていないかであって半分ということはない」と言っています。自ら「心を落ち着ける」助けのために節酒ができる人は1％いるかもしれないが，「節酒は間違った影響を与えるものだと私は考える」と述べています。さらにキャロンは「節酒とは，人の立場を変えずに取り組もうとする現代社会の試みの一つであり，「直接言うことはできない」ことを伝える表現の一つだと付け加えています。さらに別の専門家スコルツェリは，MMはアルコール乱用者に向けて合わせた組織であり，アルコール依存症者が従ったり維持したりできない「メニュー」を提供している，と確信している，と述べています。

　Take Control of Your Drinking... and You May Not Need to Quit（飲酒をコントロールせよ，そうすればやめる必要はないかもしれない）という本の著者であるレビー博士は，たしかに全員ではないが一部のアルコール依存症者にとって，飲酒をコントロールすることは可能なことだと考えています。アルコールと健康についての学術誌（*Alcohol Research and Health*）で発表されたある研究では，2年前にアルコール依存症だと診断された者の約30％が1年間一貫して「低リスク飲酒者」か「断酒者」になることができたと結論づけています。しかしながら，この著者も認めていますが，この研究にはその数字の割合を膨らませたかもしれないいくつかの要因がありました。例えば調査対象者の中

に，自分の飲酒問題から抜け出すのに自然に対応できるようになった人が何人か含まれていた可能性があります[24]。アルコール問題の診断という点で有益な，彼らの飲酒を抑えるための働きかけ方を治療者たちが見つけたのではないかとレビー博士は気づきました。節酒への一連の過程は，飲酒者本人にとっても助けになりうるものだったと彼は感じていました。「依存症者は自分が節度を持って飲むことが可能かどうかということを知る必要があり，もし無理だとわかれば自ら進んで断酒へと進んでいくだろう。だからこそ，自らの飲酒をしっかりと見つめ，問題を解決するためにやらなければならないことを受け入れるという意味において，（自分をよく振り返るということは，彼らを回復への道へと）取り込むのにうってつけの方法である」という意味においてです。依存症者たちの中には，節酒での失敗が自らを依存症と悟ることにつながるのだと信じる人がいます。この証拠として挙げられるのが，MM のメンバーの約30％が断酒を基本としたプログラムに参加し続けていると MM が認めている点です[25]。飲酒問題を抱えている人の100％がまず気づく必要のあることは，自分で飲酒をコントロールすることができないということであり，断酒する決心をする前にそれが起こるとレビー博士は確信しています。彼らはたいてい飲酒が楽しくなくなるときまで飲酒を節制しようと葛藤して，ようやく断酒する決心をするのだと，博士は言っています。節酒するのに困難を抱えながらも，なお飲もうとする人々には，レビー博士は，なぜ断酒するのではなく飲み続けるのかと問いかけます。結局のところ「回復が起こるためにはアルコールを断つ必要があるという結論にたどりつくのは，間違いなくその人しだいだ」とレビー博士は確信していると言っています。前述したコソック博士は，彼女のところで心理療法を受けたクライアントは主に中高年であり，自分の飲酒を自力で節制できると感じるまでに3〜4回のセッションを必要するということに気づいたそうです。男性クライアントには大量飲酒者で節酒することが不可能だった人がいました。彼女はそうした人に「MM のやり

方はあなたには効かない」と伝え，もし彼らが AA に参加することに反対する場合は，アンタビューズ（抗酒剤）を飲むようにすすめています。この薬を定期的に服用しているときにアルコールを飲むと，吐き気などの有害な身体症状を引き起こすのです。

　MM のメンバーや，しっかりとした構造的プログラムや治療現場の外側で自分の飲酒をコントロールしようとする人々は，間違いなく自分の飲酒によって良くない結果を経験しています。そうでなければ，彼らは飲酒をコントロールしようなどとしないのかもしれないからです。アルコールとの不健康な関係や依存といったなんらかの執着を持っていないのなら，すでに経験した良くない結果を考えて，彼らは飲むのをやめるのかもしれないのです。例えば，「節度ある飲酒ができる者ならば，完全に酒をやめるのにはほとんど苦労しない。彼らは自分で対処できるか，酒を気にしないでいられるから」[26]。断酒する代わりに，生活の中でアルコールを守り続ける道を見つけようとする決意は，アルコール依存症の症状の一部，あるいは症状そのものなのかもしれません。

底つき体験

　アルコール依存症者の中には，自分の持っているものすべてを失くしたりしてはじめて，お酒を飲むことをあきらめたり，援助を求めたりするという人がいます。失うものには，仕事や家族，家，お金，誠実さも含まれています。対照的に，自らの人生がボロボロに破壊される前に断酒することができる人もいます。そのために彼らは仕事や家族を持ち続けることができるのです[30]。アルコール依存症者はそれぞれさまざまなどん底を経験します。何度かどん底を経験して，見て見ぬふりをしてきたという依存症者もいます。一般的に，高機能アルコール依存症者は感情的で内面的などん底を経験します。そこには恥，良心の呵責，孤独，

絶望などが含まれます。彼らの中には，失う家族や家を持たない者もいて，その場合は経験するどん底の種類が限られます。対照的に，低機能アルコール依存症者はしばしば感情的な痛みを経験することに加えて，仕事や家族，住む場所を失うというどん底を経験します。これらのアルコール依存症者は何年もの間，そうした喪失にもかかわらず，自分の人生が悪循環に陥っていることを否認し続けるのです。高機能アルコール依存症者の一部の人には，底辺の依存症者が援助を求める動機となるかもしれない「自暴自棄という贈り物」が不足しています。また高機能依存症者は，高機能のまま病気が進行して，ある時点でこれ以上機能できなくなります。

　多くの高機能依存症者は，飲むことをコントロールする努力が失敗に終わったことがゆるぎない証拠となって自分の依存の深刻さに気づきます。そうしたある種の飲酒経験によってそれが身にしみて感じられ，自分には援助が必要だ，と認めることにつながるのです。31 歳のある女性は，最後のどん底は数カ月の断酒の後の再飲酒だったと振り返っています。「私が飲酒のコントロールをはじめて熟考して試したのは，ウィスキーを 1 杯飲もうと意識的に試してみたこと。正直，それだけにできるだろうって考えていたから。でも，この最初の 1 杯で，ほんの短時間の間にボトル全部を飲むことになった。まるで飲みたくないときに強制的に飲ませようとする何かのいいなりになっているようだった」。また，別のある 41 歳の男性は回想します。大学 4 年生の 1 年間，別れた彼女が戻るよう飲酒をコントロールし始めた。「そのときまではわざと酔っぱらっていたんだ。だけど今度は 2 杯だけ飲んで，そして図書館へ行こうと……そして 2 杯飲んだとき，僕はもっと飲まなくてはならなかった」。彼は「限界」にあり，そしてアルコールのある人生も，アルコールのない人生も想像することができなかった——そしてようやく，彼は援助を求めるところへと行きついたのです。

　高機能アルコール依存症者の多くが，自分たちのどん底は主に情緒的

なものだと語っています。表面では大丈夫なように見えても，自らの飲酒の結果としての内面は，とても葛藤しているのです。ナップはこう書いています。「どん底に落ちる（底つき）体験は普通，他の誰にも見ることのできない内面で起こるもの」[31]。31 歳の男性はさらに，彼にとってのどん底は「ほとんど純粋に，当然のごとく情緒的なものだった」と言っています。「僕は，自分の精神的な健康の感覚を維持するのに，外部のものを取り入れるという根拠のないものに完全に依存した生活を築き上げていた。これにはガールフレンドや飲み友達，仕事も含まれていた。いくつかの要因が一度に合流してこの構造物を破壊するんだ」。ある 24 歳の女性はこう振り返ります。不安や自尊心の低さを見て見ぬふりをするために飲酒を繰り返すことにとらわれていた——そして世界観は完全に否定的なものになってしまった，と。彼女は語りました。「私は 21 歳だったけれど，鏡の中をのぞいたとき，そこには 85 歳の年老いた女性がいました。内面では私は完全に死んでいると感じていました。そしてかつて自分が持っていた人生の趣や活気のようなものは完全に消滅してしまっていた」。彼女は，本当のどん底とは「他の人と全くつながることができないこと，完全に絶望してひとりぼっちだという感覚，飲むのをやめるのを待っていてできないでいること，そして自分を嫌うこと」だと感じています。26 歳の女性は，仕事を辞めたことが悲しかったことを覚えています。彼女は独身で，自分の人生は不幸でみじめだと感じていました。彼女はこう表現しています。「私は生きていたくなかった——死にたかったのではなくて——ただ生きていたくなかったの」。彼女は二日間連続で飲み続け，目が覚めたときに「もう飲めない」と気づいたそうです。そして援助を求めました。彼女はそれからずっと回復の道を歩み続けています。

　成功に慣れていて，もともと完璧主義者の高機能アルコール依存症者にとっては，彼ら自身のどん底はかすかなもののこともありますが，それでも変化を促すには十分なのです。ある学生は成績がＡからＢにまっ

すぐ落ちていることに気づき，そしてそれが彼にとってのどん底の始ま
りを示していました。手の震えを伴うふつか酔い状態で目覚めた医師は，
自分の患者はその日，自分の飲酒によって「費用に見合った治療を受け
られないだろう」と悟りました。このことは彼にとってプロの職業人と
しても倫理的にも受け入れがたいことで，その結果，彼は援助を求める
ことになりました。彼はこの12年間，回復のために12ステッププログ
ラムに取り組んでいます。

　高機能アルコール依存症者であることと，深く底つきを体験すること
は，互いに相容れないことではありません。事実，高機能依存症者の中
にはひどい底つきをしながら，後でまた再発する人もいます。ある52
歳の男性はいつもかくれて飲酒し，自分がつらい時期にあるとき，それ
を家族に知られないようにしました。彼は医師として職業的に成功して
いると感じていましたが，自分がアルコール依存症者であること知って
いました。彼は，このまま飲み続ければ，いずれ仕事で困難な時期がく
ることを予想しており，そしてそうなれば，飲むことはできないし仕事
も続けられなくなるととわかっていました。しかし，彼は飲むのをやめ
られず，他に選択肢がないように感じていたのです。そして彼は，自殺
を計画したのです。それを知った女性の友達が，彼に回復途上にある医
師たちのグループにメールをするようアドバイスをしました。彼は依存
症の医師グループから即返信を受け取り，それが文字通り彼を救いまし
た。彼がはじめて回復のための12ステッププログラムに参加してから
3年が過ぎました。26歳の女性は，どん底とは，あまりにひどく痛みを
伴うので，二度と飲めないと知らしめるような経験でなければならない，
と信じていました。彼女はそこそこのどん底では，しらふになることを
保証するものではないと自分自身で証明しました。3日間も浴びるよう
に飲み続けた後，この大学院生は自殺を試みたのです。彼女は三日後，
両親の泣き叫ぶ声に目を覚ましました。そのとき彼女は病院のICUで
鼻や腕，喉にチューブをつながれた状態で横たわっていました。しかし

ながら，「本当の依存症者のように，病院から退院した 3 日以内に私は飲んでしまって，その後 22 日間リハビリテーション施設に入ったの」。彼女はそれから 3 年間のうちに 5 回も再飲酒を繰り返し，しかし今は 1 年以上も断酒をして回復の途上にあります。79 歳の男性は自らを振り返り，自分はみじめで，妻は怒り狂い，子どもたちも腹を立てていたといいます。彼は目を覚ましてよく「くそ，また夜が明けた。目覚めなければよいのに」と考えていました。彼は自暴自棄になり，地元の橋から車ごと身投げしようと考えたのです。妻のすすめで，彼は 12 ステッププログラムに取り組んでいるいとこに連絡を取り，義務感からミーティングに通い始めました。そして彼は 3 週間しらふですごし，そして自分の飲酒をコントロールできると考えたのです。それから間もなく，彼は以前の習慣的飲酒へと逆戻りし，再び落ち込んで自暴自棄になりました。最終的には，勤務成績の落ち込みに気づき，また酔っぱらってバイクから落ちました。そして再びミーティングに参加するようになり，それからはずっと回復途上にいます。

　高機能アルコール依存症者の中には，神の愛や霊的なものを感じる瞬間を経験して，援助を求めることにつながる人もいます。34 歳の女性は，それまでの人生のいろいろな場面が顕在化するのを目の当たりにしていました。彼女は自分の仕事が嫌いだったし，子どもを持つことを考えていたし，そして結局は身体的な病気を患って病院に入ることになったのです。入院中，彼女は食べ物や液体を摂取することはできず，そして鮮明な霊的な瞬間を経験しました。そして彼女は感じたのです。「生きられる人生と体は一つだけ……もしこの道を生き続ければ，どこに行きつくのだろう？」。「弱さを実感した瞬間」に，彼女は継兄に電話をしました。彼は回復の 12 ステッププログラムに取り組み，ミーティングに参加し始めていて，回復の道を 3 年歩んでいたのです。30 歳の女性は，どん底にあったときを「霊的な目覚め」と表現しています。飲酒は彼女を感情的に麻痺させ，狂っていくように感じさせ，そしてルームメイト

は彼女が生活費を払おうとしないので彼女の父親に電話をかけるところ
でした。生まれてはじめて，彼女は「自分のベッドの足元に行ってひざ
まずき，何年もそうしたことのなかったように泣き，『神様助けてくだ
さい』と祈りました」。そして彼女はこう付け加えました。彼女の祈り
は応えられ，回復の 12 ステッププログラムで 3 年以上の回復の道にと
どまることができ，彼女が必要とするあらゆる助けが与えられました。
63 歳の女性は，自らのどん底とは「ゆっくりとやってきました。何カ
月もの間，アルコールでできた汚い海の底を泳いでいるかのようだった」
と自らの経験を語っています。彼女は人生における破壊的な経済問題に
直面しており，それは直接的には依存症と関係していませんでした。「高
機能依存症者が苦しむ典型的な方法だったの。というのは，個人的な価
値観と人生構造の質がゆっくりと悪化していくことであり，それは電球
が切れるまで続くのです」。彼女の人生でずっと続く霊的な実践は霊的
な本を読んでいたときに始まり，そして彼女は，私の飲酒は偽りで，私
のプライドはあるべきところに存在していて，もはやこのやり方では生
きられないという状態に保たれていた，と言いました。彼女はセラピス
トに電話して回復の 12 ステッププログラムミーティングにその夜参加
するつもりだと伝えました。

　自分のどん底はそのときに気づいた何かでも，自ら助けを求めるよう
に導くような何かでもなかったと話す高機能依存症者もいます。彼らは
家族や恋人のような愛する人々，あるいは法律によってアルコール依存
症に向き合うように強いられるのです。ある 25 歳の女性の場合，親友
が彼女の飲酒に最終通告をしたのだと言いました。彼女は従ったのです。
なぜなら彼女は親友の意見に大いに依存していたからです。しかしなが
ら，彼女はしらふだったときにこそ，本当の底つきをしたと感じていま
した。彼女はまだ飲酒が楽しく，飲酒によってたくさんのメリットを感
じているときに飲むのをやめました。いったんアルコールが体になくな
ると，彼女は苦痛な感情を感じるようになったのです。彼女は 12 ステッ

ププログラムで2年以上回復の道にいます。33歳の男性は感情的などん底を体験したと言っていますが，法律も彼が援助を求めることを学ぶのに一役買いました。彼は21歳のときに酒気帯び運転（DUI）で逮捕され，運転免許を失いました。彼は酒気帯び運転をした者たちが送られる治療の場所に行き，運転免許を取り戻すためには12ステッププログラムのミーティングに2カ月通う必要があると言われました。彼はこの義務を完了させ，自分はミーティングに参加している人々と同じなのだということを認める決心をしました。それから彼は8年間回復の道を歩んでいます。58歳の男性は，自分がアルコール・リハビリセンターで30日すごすことに同意した唯一の理由は，妻からのプレッシャーだったと振り返って認めています。彼は回復の道にずっといようという考えなど全く持っていなかったし，身を守るための一つの道としてしかとらえていませんでした。過去を振り返りつつ，以前体験した底つきを無視して，妻に強制されることによって本当のどん底は何か，ということに向き合ったのだと今理解することができています。

　高機能依存症者は，自分の職業によって自分を定義しており，だからこそ，職を失うという脅威が十分に彼らをどん底へと突き落とします。53歳の男性は最後に飲んだときがどのようだったかをこう描写しています。暴力的になり，テニスラケットで家の中の照明や家具をたたき始め，取り乱した妻が近寄ってきたとき，彼は妻を突き飛ばし，そして息子と妻が警察を呼びました。4人の警察官の乗ったパトカーが到着したとき，彼は裏庭に行き，「このテニスラケットが銃で自分自身を撃つことができたら」と願いました。彼は自分が軍隊から，彼のアイデンティティそのものであった軍隊から，追い出されるのではないかと恐れおののいていました。彼はその晩を留置所ですごし，その翌日心理アセスメントに連れていかれました。はじめて，彼は自分がアルコール依存症だと認め，家族や自分の職を守るためには何も厭いませんでした。おかげで彼はリハビリ施設に喜んで入り，それ以来回復を続けています。彼は

二度と飲まず，カウンセリングに通い，12 ステッププログラムに参加
し続けるという条件下で軍での階級も仕事も失わずにすみました（しか
し，昇進することはないでしょう）。

　高機能依存症者の中には，どん底は長く続き，再発をすることもある
かもしれないと言っている人もいます。32 歳の男性は，自らのどん底
を結婚生活の崩壊として物語っています。飲酒のために結婚生活が破綻
し始め，感謝祭ウィーク（監訳者注：11 月の第四週）中の 2 度も含めて，何
度も地元の病院の救急治療室に担ぎ込まれた後，2 年後に終焉を迎えま
した。彼はルームメイトに，死にたい，自殺したいとしょっちゅう話し
ていました。この後，彼は意識を失って再び病院に担ぎ込まれ，心身の
状態は命を脅かす状態になっていると告げられました。この事実さえも
彼を十分に恐れさせることはなく，彼は病院を出て飲みに行き，飲んだ
ことによって頻脈と左半身の麻痺を引き起こして救急治療室に戻される
ことになったのです。退院した直後，彼は 12 ステップ回復プログラム
に参加し，はじめは 4 回も再飲酒を繰り返しました。11 カ月間飲まず
にいた後，しかし回復するよう努力したわけではなく，彼は再び飲んだ
のです。そして直ちに回復プログラムに戻って，今は 1 年以上回復者の
生活を送っています。

　飲酒をやめるために深い底つきをする必要はありません。あるカウン
セラーをやっていた人はこう言います。「古い社会通念では，アルコー
ル依存症は回復する前に底つきをしなければならないと考えていまし
た。私たちは，そのどん底を引き上げ，それによって援助を得る前に人々
がそこまで落ち込む必要のないようにしたいのです」[32]。

今だからわかること：筆者の振り返り
〈過去の日記から〉

◆飲酒をコントロールする

　私は何年もの時間を自分の飲酒をコントロールしようと努力すること
に費やしました。23歳で6カ月間断酒をしていたときにも，飲酒をコ
ントロールすることで私はいわゆる普通にお酒をたしなむ人になれるだ
ろうという意図がありました。何年もの時間を通して，私は終わりなき
飲酒のコントロールをする戦略に挑戦しました。そこには酒場に行く前
に運動をしてストレスを発散するというようなアイデアも含まれていま
した。そのことによって飲む量を減らせると思ったのです。皮肉なこ
とに，私が通ったカリフォルニアのジムのトレッドミル（ランニング・
ウォーキングマシン）は，バーに面したところに置かれていて，その晩
バーに行ってどんな種類のマルガリータを飲もうかと思い浮かべるので
した。私はビールだけを飲もうとしました。なぜなら，ビールの味が好
きではなかったし，他の強いものに比べればアルコール含有量が少な
かったからです。

　しかし，いったんほろ酔い気分になると，私は強い酒を何杯も飲み始
めました。ビールでは，十分に酔っていないと感じたからです。ときど
き，私は酒の間に水を飲み，ソーダで割ったものやアルコールの少ない
飲み物を注文しました。東洋哲学を研究し始めたとき，自分の飲酒コン
トロールに瞑想を取り入れてみたりもしました。一時期には，バーに行
く前に瞑想用のテープを聞き，「神につながった状態」に自分を保って，
飲みすぎで失神しないようにしようとしていたのです。

1999年9月3日，23歳

　このアルコールという毒物は，私の人生において，良い点と悪い点
を評価したうえで飲むだけの価値がある原動力・活力なのだろうか。

おそらく，自然にほどほどの飲み方ができる人々にとっては。でも，私にはその能力がない。責任を持った飲酒を助けるために推奨されているいくつかの方法がある。夕飯をたくさん食べる，1杯飲んだ後に水を飲む，ビールを飲む，ゆっくり飲む，飲みに出かける前に運動をする，など。それらの方法はときには役立つが，いつもではない。こういう方法は私にとっては好ましいやり方ではないのだ。

　普通に飲むことを学ぶ助けになればと，私は節酒管理協会（MM）のセラピストを訪ねました。そのときに出会ったセラピストは，この領域の専門家ではないと私は感じました。私はこの時点で完全に断酒することを拒みました。そんな極端な方法を取らなければならないほど私のアルコール問題が悪いとは信じていなかったし，自分の人生にアルコールを失わずにすむならどんなことでも喜んでやろうと思っていたからです。質問紙調査票を記入し終わった後，セラピストは，私のそれまでの経過は簡単に節酒できる人のものではないという話を始めました。彼女はこう警告したのです。「大酒家に飲み方を抑えなさい，と言うのは，誰かにポテトチップスを5枚だけ食べてと言うことなんですよ，それだったら全く食べたり飲んだりしないほうが簡単なんです」と。

　しかし，セラピストは喜んで私の担当をしてくれました。ある予約の日には母も一緒に来て，やはり娘が飲酒を抑えられるだろうかと質問をしました。もしこのプロセスに専念して，外部の適切な援助を得れば，目標を達することができると，私は完全に理解しました。私の最初の課題は1カ月の節酒でした。また節酒の1カ月間，自分の感情や，切望，葛藤の記録を簡単な書式に残しておくよう指導されました。以下の記録はその記録からのものです。

節酒記録：2003年6月19日，26歳

　学校から友だちとバーに出かけた。可愛い男の子が1杯どう？と

言ってくれたとき，私はちょっと引き付けられた。大酒飲みとはデー
トしたくないと思っていた。

節酒記録：2003年6月25日　しらふの日付

　1杯のワインがこのデートをもっと良いものにできたかもしれな
い。でも，翌日働かなくてはならないという考えがその衝動を抑えた。

節酒記録：2003年6月28日　友人の誕生日

　いろんな人から私自身の飲み方について小言を言われた。しらふに
ついて人と討論するのに忙しかった。酔っぱらったり言い合いをした
りしている人を見ると，酔っぱらっている状態は好ましくないと思う。
私は感情と怒りはよりよくコントロールできていると感じた。なぜな
ら私はしらふだったから。

節酒記録：2003年6月29日

　目覚めてランニングしに出かけた。ふつか酔いでなくてとても気持
ちが良かった。

節酒記録：2003年7月1日　節酒1カ月！

　ちょうど1カ月が過ぎたが，私はもっと飲みたいという気持ちに
ならなかった！　家にいたが，ほとんど出かけてしまいそうだった。

　節酒1カ月を成功させて，私は治療の第二段階を始めました。私は
毎週何杯飲んだか，その数を記録するように指導されていました。1週
間に7杯を超えて飲まないよう言われていて，1時間に1杯を超えて
飲んだり，一晩の上限3杯を超えて飲んだりできませんでした。人生
でこうした変化をする準備が整い，節度ある飲酒を人生の一部や自然な
こととしてできると私は感じました。

節度ある飲酒の記録：2003年7月10日　ロックコンサート

強いお酒を1杯飲んでそこでやめ，前にデートしたことのある男
性がバンドで演奏するのを聴いていた。やめるのは難しかった。

節度ある飲酒の記録：2003年7月11日　ニューヨークシティ

量の多いアルコールを1杯。

節度ある飲酒の記録：2003年7月12日

友人の家でサイキック・リーディング（五感を超えた超能力で人の
情報を読み解き伝える）を受け，マルガリータを1杯だけ飲んだ。

　私は友人たちとナンタケットに旅行する予定でした。以前そこでひと
夏すごしたときからの毎年の恒例だったのです。セラピストはその休暇
中について具体的な指示を与えました。特別な休暇だからとボーナスと
して1杯が与えられ，だから1週間に8杯を超えて飲んではいけない，
一席で3杯を超えて飲んではいけない，一時間に1杯でとどめておく
こと，と。節酒の1カ月の後とこのセラピストの支えで，飲酒の誘惑
が多いであろう旅行について，これまで学んだことすべてを応用する準
備ができていました。

節度ある飲酒の記録：2003年7月18日

夜11時半に出かけて2杯飲み，バーが1時で閉まるとわかって
問題なく飲むのをやめた。

節度ある飲酒の記録：2003年7月19日

友人たちと夕食に出かけ，食事中は誰も飲まなかった。バンブー・
サパー・クラブという名前のバーで，1杯の半分，そして背の高いグ

ラスに入ったアルコール飲料を 1 杯飲んだ。気持ち良くなったけれど，
そこで飲むのをやめた。

節度ある飲酒の記録：2003 年 7 月 20 日

　ミューズ・ダンス・クラブで 3 杯飲んだ。それ以上飲みたいとい
う欲求にはかられなかった。

節度ある飲酒の記録：2003 年 7 月 21 日

　夕食のときにワイン 1 杯を飲んでちょっとほろ酔いになった。そ
の後，ロブスター・トラップ・バーで 1 杯の半分，スクーナー・バー
で 1.5 杯飲んだ。この夜はもっとも飲むのをやめるのがつらかった。
でも飲んだグラスを数えることでさらに飲むのを抑えた。

節度ある飲酒の記録：2003 年 7 月 22 日

　どこにも出かけず飲まなかった。

節度ある飲酒の記録：2003 年 7 月 23 日

　夕食のときにワインを 1 杯飲んだ。それからローズ＆クラウン・バー
で大きなグラスで 2 杯，普通のグラスで 1 杯飲んだ。

節度ある飲酒の記録：2003 年 7 月 24 日

　ものすごく飲みたくなって出かけようとするエネルギーでいっぱい
だった。マッドスライドカクテル（カルーア，ウォッカ，ベイリーズ・
アイリッシュ・クリームを混ぜた甘いカクテル）を 1 杯，そして大
きなグラスで 1 杯（ゆっくりと），もう 1 杯大きいのを飲んだ。もう
1 杯欲しくなり，ほろ酔いになっていて，でももう遅いとわかってい
た。コントロールしていると感じていたけれど，「ルール」をちょっ
と曲げているとわかっていた。

節度ある飲酒の記録：2003 年 7 月 25 日

　私はルールに従おうとしていないとわかっていた。友人と夜 9 時に出かけて，はしご酒をしようとしていたから。最初のレストランでグラス半分を飲み，次のクラブで水割りを 1 杯，強い酒を 1 杯，カクテル「エスプレッソマティーニ」を半分，ウォッカトニックを半分，水割りを 1 杯飲んだ。ほろ酔い以上には酔えなくて，最後のバーで飲むのをやめた。一晩中あまりにたくさんの飲み物が私のところに押し寄せてきて，それらを飲まずに抑え込んでおくのは難しかった。

節度ある飲酒の記録：2003 年 7 月 26 日

　今晩，「ルール」がさらにルーズになった。なぜなら前の晩にそれを破ったのは火を見るより明らかだったからだ。キティズ・バーで手早く 1 杯，バンブー・サパー・クラブで 1.5 杯，チキンボックスで 1 杯，そしてビール 2 本を飲んだ。かすかに酔っている感じがして，一人の男の子とブラブラすごしていた。

節度ある飲酒の記録：2003 年 7 月 27 日

　2 杯飲んで，ジェロショット・ゼリー（インスタントのゼリーミックスにウォッカと水を入れて作ったアルコール度の強いゼリー）を一つ食べた。

　旅行から帰ってきた後，休暇中の飲酒記録をセラピストにしぶしぶ見せました。言わずもがな，セラピストは 1 週間の休暇中の飲酒パターンを喜びませんでした。セラピストが明言したのは，1 週間で飲むはずの 8 杯をたった 1 日で超してしまったということでした。私は本当によくやったと思っていました。だって一度もブラックアウトしなかったのですから。そして，ナンタケット島での休暇中に一緒だった友人たち

と比べて，私がどれだけ自制心があったかをセラピストは全くわからないのだ，とも感じていました。しかしながら，私は飲む量と同じくらいに，飲むスピードのルールについても言い訳していました。

節酒は，飲むことあるいは飲まないことについて考えるために多くの時間とエネルギーを費やします。いつも綱でつながれて，毎週酒を飲んだ告白をしに行っているように感じ始めていました。そして私は休暇でなくてもルールを曲げ始め，許された3杯の飲酒の間に飲んでいたアルコールの強いものをカウントしないといったことを始めたのです。家で開くパーティーでは，主にウォッカや少量のトニックウォーターを混ぜて作る500mlサイズの飲み物を作ろうとしていました。私はブラックアウトの状態で，「たった3杯しか飲んでいないから」自分は酔っぱらっていないと皆に話しながら歩き回っていたと，友人たちから言われたのです。結局，「節度ある飲酒」セラピーは自分がブラックアウトする回数を減らすのを手伝っただけで，それによって，私は最終的な治療を考えることにつながっていきました。

自らの飲酒をコントロールする最後の試みとして，年に3回だけに決め，そのときは安全な環境で飲みたいだけ飲めることに決めました。それから2カ月以内に，10回以上泥酔してブラックアウトしたのです。

◆底つき

2004年2月3日　どん底

飲酒は，本当にひどい状態にあった。私の酔っぱらったときの行動は良くない形で友人たちに影響を与えると私は理解した。一人の友達は，泣きながら前夜感じた私に関する恐怖を語った。その夜，私は知らない青年と一緒にタクシーに乗ってバーを去ったのだった。彼女は何度も繰り返し私の携帯に電話をかけ，そして私は出なかったのだ。

彼女は話し続けた。翌朝まで私が帰ってこなかったので一晩中私の身

の安全を案じていたのだと。私は悪魔と踊り続けている。そしてもう
終わらせなければ。

　回復プログラムについて調べてみた。私は証明したのだ。いくつか
の状況で節酒に失敗し，ブラックアウトし続け，自らを危険にさらし
てしまった。私は完全な断酒を理解することができないけれど，それ
がプログラムの一つとして，どう自分に役立つかはわかるだろう。

　私はスーパーボウルを飲みにバーに出かけ，母親に電話して3杯だ
け飲もうとしていると伝えたことを覚えています。それから，私とこっ
そり酒を飲むよう友達に無理強いしましたが，私の飲酒の心配をしてい
た他の友人たちは気づかなかったようです。ついに，私は記憶をなくし
て見知らぬ男性とバーを去りました。その晩，友人たちは誰も私がどこ
にいるかを知らず，私は酔っぱらっていたので一晩中電話に出ませんで
した。

　はっきりと思い出します。その朝ふつか酔いの状態で目を覚まし，見
知らぬ天井を見つめ，どこの街にいるのかもわからず，そしてこう思っ
たのです。「これ以上こんなことをできない」と。私は恥ずかしさでいっ
ぱいで前の晩からの服装のまま地下鉄の駅まで歩き，そんな状態で人目
のある外にいるのは本当に嫌でした。家に帰りついたとき，友人の何人
かが私を座らせ，私の飲酒について説教をしました。彼らは言いました。
私のために心配し怖い思いをしていて，同時に私が酔っぱらっていると
きに私を見張り続けることに疲れたのだと。酔っぱらっているときには，
私は彼らの話を聞かず，自分のしたいことだけをして，彼らを心配させ
失望させるのだと。

　私はこれ以上こんなふうにはふるまいたくなかったし，こんなことを
続けていては下り坂の旅をするようなもので，最終的には自分の人生を
破壊してしまうとわかりました。酔ったときには私は全く自分の行動を
コントロールできない状態にあり，酔う限り私はこのようにふるまい続

けるだろうということが今ようやくわかったのです。落ち込んだ状態で，母親に電話してその晩のことについて伝えました。まだ自分がふつか酔いで具合が悪い状態のうちに母に向かって話して，前の晩の出来事を受け入れる必要があると，私は無意識ながら知っていたのです。そして，いったん少しでも気持ちがしっかりしてきたら，深く後悔したことを忘れ，再び飲むだろうということもわかっていました。

2004 年 2 月 5 日

　　私は私のどん底に落ちた。映画を見ているようなのではなくて，私自身のものだ。

　　私はアルコール依存症者だ。それは否認できない。私には限りない可能性があるけれど，はじめからやり直しだ。

2004 年 2 月 6 日

　　今日医師に会いに行き，自分の罪を告白した。自分の行動は自己破壊的だと確信しているけれど，でも完全にやめなければならないなんてまだ納得していない。今酒を断つ必要があるとはわかっているが，先のことはわからない。自分自身の一部をあきらめようとしていて，それがどう置き換えられるのかよくわからない。私は世界にたくさん差し出せるものを持っている。今私はすっきりした頭で集中して，どうなっていくのか明らかにしなくては。

　　ほとんどの友人たちは私には助けが必要だと考えているけれど，何人かは私が自分自身に厳しくなっていると思っているようだ。自分の行動に対しての私の嫌悪感を友人たちが咎め刺激すると，それを私が誇張することこそ私が疑問に思っていたことだったのだ。カウンセラーはアドバイスをいくつかくれるかもしれない。私は心底混乱していて深く悲しんでいる。この問題について考えることで一日中消耗している。

　この日記の記述は,「自分はアルコール依存症だ」と結論づけている
のに,「私は飲酒を完全にやめなければならないなんて納得してない」
という否認がぶり返していたことを示しているのです。節度ある飲み方
をあれこれ全部試し失敗して消耗していたのは明らかだったときでさ
え,自分の人生にアルコールをとっておこうと企んでいるかのようでし
た。ふつか酔いをした痛みを伴う記憶は徐々に消え始め,スーパーボウ
ルを飲んだあの夜の恥ずかしい思いにいくらか距離を置くようになって
いました。

　もう一度飲む,と考え始めたという事実は,外部の援助が必要だ,と
いうことを明らかにしていました──この病気がしっかりと私を捕まえ
ていたのです。

第2部

|||||||||||||||||||||||||||||||||||||||||||||||||||||||||||||||||||||||||||||||||||||||

回　復

|||||||||||||||||||||||||||||||||||||||||||||||||||||||||||||||||||||||||||||||||||||||

第7章

新しいスタート
—回復への道筋—

　研究者や依存症治療の専門家，回復の途にある依存症者，医療従事者，宗教を持つ者，スピリチュアルな生き方を追求する者たちは皆，アルコール依存症から回復するために依存症者に何が必要かということについてそれぞれ独自の見解を持っています。それらの見解がどう違うのかを確認してみて，回復への道筋は何通りもたくさんあり，援助を求めるアルコール依存症者は自分に適したプログラムを見つけ，長い回復の道のりを歩き続けることができるということが明らかになりました。

　飲まずにしらふでいること，そして回復の途にあることは同じではありません。回復プログラムなしで飲まずにしらふでいる人は，単に飲酒を控えているだけなのです。プログラムに参加しないでいる人々は，一般的に「ドライドランク（飲まない酔っぱらい）」と呼ばれています。なぜなら，アルコールで埋められた空間がまだ彼らの中には存在しており，治療されないままの依存症の病理に苦しみ続けているからなのです。飲んでいないアルコール依存症者は好きなだけ買い物をしたり，取りつかれたようにギャンブルに興じたり，異常な食行動をとったり，性的にふるまったり過剰にエクササイズをしたりといったように依存症的状態

に陥ったような行動を見せ始めるかもしれません。彼らの多くは普通に
飲酒のできる人を妬ましく感じるようになる傾向があり，抑うつ的な気
分になったり不安を感じたりする傾向もあり，そしてアルコールに囲ま
れることを避けるために人と交流を持たなくなり，それが好ましくない
態度や危険な状態に発展し，再発の危険にさらされることにつながるの
です。飲まずにいる依存症者たちは，アルコールを飲んでいたときと同
じように生活を送ろうとしますが，自分自身を変えようと思わなければ，
感情的にも霊的にも自分を成長させることはできません。実は自分自身
を変えて感情的に霊的に成長することが本当の回復に欠かせないことな
のに。

回復プログラム

　回復のプロセスのはじめには，さまざまなタイプのケアを使うことが
できます。医療の専門家や依存症の専門家に相談することは，依存症者
にとって重要であり，それによってその人にとって最善の治療法を見つ
け出すことができます。アルコールに精神的に依存している依存症者
が，アルコールから安全に離脱するためには，解毒を専門にする施設で
の治療が必要となります。残念なことに，アルコール依存症者のたった
10％しか解毒のために入院治療を受けていないと推計されています。依
存症者の中には，日々の生活で身の回りに潜んでいる飲酒の引き金を切
り離し，ただ飲まずにしらふでいられるようにするために，居住型や入
院型のリハビリセンターに入所するようすすめられる人もいるかもしれ
ません。解毒プログラムやリハビリプログラムを終えた依存症者は，や
はり回復を目指す仲間たちとともに暮らすハーフウェイハウスと呼ばれ
る社会復帰訓練施設に入る選択肢があります[3]。そこはしっかりとした
しくみで飲まずに暮らす環境を提供してくれます。他には家に帰って通

所型の治療プログラムへ移行する者，回復プログラムである AA に代表される自助グループミーティングに通いながら，通所プログラムを始める者もいます。なかには，リハビリよりも軽い日帰りの治療プログラム（週に 5 日治療グループのメンバーが集まり，夕方には家に帰る方式）で回復を目指すのがいちばん良い場合もあるでしょう。通所型治療とハーフウェイハウスプログラムといったアメリカにおけるアルコール依存症のリハビリのほとんどは，アルコール依存症の疾病モデルに基づいています。彼らは回復のための 12 ステップに従い，自らの治療計画の中に AA ミーティングを組み込みます[4]。しかしながら，いくつかの治療プログラムは 12 ステップや AA ではない他の支援グループの選択肢をすすめることもあります。例えば Secular Organization for Sobriety（SOS：断酒のための非宗教組織）や SMART Recovery（スマートリカバリー），Women for Sobriety（WFS：断酒のための女性の集い）などです。

　米国保健福祉省が 2005 年に実施した薬物使用と健康に関する全国調査は，以下のことを示しています。アルコールや薬物依存の治療を受けている 12 歳以上の国民は 390 万人おり，210 万人が自助グループに参加し，260 万人以上が入院や通院リハビリに参加し，100 万人が通院の精神保健センターを通して治療を受け，77 万 3,000 人が病院での解毒治療を受け，45 万人が民間のクリニックで治療を受け，39 万 9,000 人が地方の救急治療室に行き，34 万 4,000 人が刑務所や拘置所に収容されている間に治療を受けています[5]。

　多くの高機能アルコール依存症者たちは，こうした治療を決して受けません。依存症者はなんらかの回復プログラムによる支援グループに参加したほうがよいと多くの依存症専門家が言います。ルノーは，依存症者はこれらのプログラムを活用すべきだと確信しており，それは「一人で回復プログラムを実行するのは不可能で，誰もがサポートとそのための方法を必要とする」ためだといっています。筆者がインタビューをし

た専門家たちは皆，高機能アルコール依存症者に AA が推奨されると言いましたが，同時にそれがただ一つの選択肢ではないとも明言していました。ヘーゼルデンは，さまざまな研究をして最新の調査成果を発表しましたが，それによると，どの研究でも AA へ参加することによって断酒期間も総合的な心理学的健康期間も長くなっていました。医療ソーシャルワーカーであるスーザン・E・フォスターは，国立依存症と物質乱用に関するセンター（CASA）の副理事長も務めていますが，CASA の研究によれば，行動療法のような科学に基づいた治療と組み合わせて，12 ステッププログラムのような個人の内面に触れる内容に基づいたプログラムに参加した依存症者たちは，飲まずにしらふの状態を保ちやすい傾向がある，と言っています。スーザンがさらに強調するのは，再発につながるような精神保健の問題はすべて治療すべきだということです[6]。特に，研究結果が示しているのは，専門家の治療にそって AA に参加することは，一人で治療を受ける場合の2倍の治療効果があるということです[7]。*The Natural History of Alcoholism Revisited*（改訂版アルコール依存症の自然史）を書いた精神科医でハーバード大学医学部の教授であるヴェイラントは，アルコール依存症からの回復の4割は AA プログラムによるものだと推計しています[8]。いかに AA が効果的かということに驚嘆したサンチェスは，AA が効果的ではない場合，それは「依存症者は自分自身と真剣に取り組んでいない」と考えています。彼は AA プログラムがすべての人に良いとは考えていませんが，「AA は彼らの内面にあるものに根差しているということが重要なのであり，回復者は努力して自分の内面にある信仰や信条に触れ，そして向き合うことで，AA プログラムを有効なものにするというケースを私は見てきた」と言っています。デューダは AA について「それは行くべき道であり，私は高く評価している。そこに正しい出会いを見つけるのが難しい人がいることも理解しているが」と述べています。デューダは，依存症者が特定のミーティンググループを好まない場合，居心地が良い

と感じられるミーティンググループを見つけられるまで別のものを試す
べきだと言っています。トラヴィアは「私の知る限りでは，12 ステッ
プは最も成功しやすい治療プログラムだ」と述べると同時に，学生たち
には依存症支援として，New Directions と呼ばれる大学生の年齢に対
応した治療グループに参加することをすすめています。回復の途上にあ
る高機能依存症者である臨床心理学の博士課程に在籍する学生は，12
ステッププログラムは「まぎれもなく，治療法としてベストな方法だ」
と信じています。スコルツェリは AA と SMART Recovery は回復プロ
グラムとして最も良い選択肢だと考えています。マリガンは AA が「誰
にとっても良いとは思わないけれども，とてもすばらしいプログラム」
でありうるということを長年経験してきています。レビーは回復には
たった一つの道しかないのではない，ということを認めており，1 ～ 2
カ月の間に 2 回から 3 回の AA ミーティングを試してみて「自分にとっ
て合わないと思うなら，それは，合わないということ」であり，そして
SMART recovery か WFS を試すことをすすめています。コーエンは，
相談にきたクライエントにたくさんある治療の選択肢を提供することが
重要だと信じており，その選択肢には以下のようなものがあります。数
多くある回復プログラムのサポートグループ，グループセラピー（回復
プログラムのサポートプログラムとは異なる），そして必要に応じて抑
うつ症状など，その時どきの精神状態を治療することができる依存症専
門精神科医による医学的選択肢と依存症の経験を持つプログラム提供者
との個人セラピーも提供されるべき選択肢の中に入ります。加えて，コー
エンは読書療法やアルコール依存症と回復についての本を読むことが依
存症者に自分に何が起こっているのかという洞察と癒しを提供する手助
けになると確信しています。

　AA は自助サポート回復プログラムであり，アルコール依存症の疾病
モデルに基づいています。1935 年にニューヨークの株の仲買人だった
ビル・ウィルソンと，医師のボブ・スミスによって設立されました。

ウィルソンは「突然訪れたスピリチュアルな経験によってアルコールに
対する強迫観念から解放され」，結果としてアルコール依存症を克服し
て回復するために，依存症者は他の依存症者を助けなければならないの
だと決心しました[9]。AA は自らのプログラムを「自らの経験と強さ，
そしてお互いの希望を共有する人々（男女）の友情」であり，「それに
よって自分たちの間に共通する問題を解決しアルコール依存症から回復
するのを助け合う」と説明しています[10]。メンバーは，生涯にわたって
ミーティングに参加するよう促されます[11]。AA は依存症者をアルコー
ルに対して無力である状態にあると見なし，それだから彼らは「自分た
ちよりも強い力」を見つけることが必要であり，そしてその力は彼らの
内側に概念として存在し，それによって彼らは自らのアルコール依存症
から回復することができるのだと考えています。AA プログラムの基本
は 12 ステップと呼ばれるもので，それは AA の創設者たちによって生
み出され，それに取り組む人々がスピリチュアルな気づきを得られるよ
う意図しています。AA は宗教的な組織ではなく，むしろ，スピリチュ
アルな原則に基づいたプログラム内容となっています。メンバーは，そ
の原則の考え方を自分なりに理解することが許されていますが，それを
自分で選ぶか，またはしないか，どちらも認められています[12]。AA は
アルコール依存症者を援助する方法として最も使われ[13]，世界 150 カ国
で 200 万人以上のメンバーがいて，世界中に 10 万 5,000 グループがあり，
オンラインミーティングもあると報告されています[14-16]。「若い世代向
け」のミーティングは 1946 年に始まり，そのおかげで若い依存症者た
ちが AA プログラムにうまく入っていくことができるようになりまし
た[17]。「ビッグブック」と呼ばれる教科書的に使う本によると，AA メ
ンバーの回復率は 50％であり，25％は何度かの再発の後に飲まずにい
られるようになり，ミーティングへの参加をやめた 3 分の 2 は結果とし
て戻ってくると言われています[18]。AA の 2007 年メンバー調査によると，
10 年以上飲まずにいる状態にあるメンバーは全体の 33％，5 ～ 10 年が

12％，1〜5年が24％，1年未満が31％で，飲まないでいる期間の平均は8年以上でした。この調査はさらに，メンバーの65％が男性，35％が女性であることを示していました。専門的な職業を持つメンバーたちに関して見ると，10％がマネージャー／管理職，10％が専門職／技術職，11％が自営業，5％が医療従事者，3％が教育者，4％が学生でした[19]。

　断酒のための非宗教組織（Secular Organization for Sobriety）は，Save Our Selves（SOS）とも呼ばれていますが，非営利の回復支援プログラムであり，「超自然や宗教的信仰に頼る方法に代わる，断酒へ道を提供するために力を注いでいる」といっています[20]。SOSのプログラムは，ジェイムズ・クリストファーという依存症回復者によって1985年に始まりました。ジェイムズはAAに参加し，AAのプログラムと葛藤した経験を持っていました。彼は「迷信に頼らない断酒」というタイトルでスピリチュアルな（霊的な）または宗教的な信仰と結びつけられずに断酒を維持することについての記事を書きましたが，それに多くの反響が寄せられたことによって，AAとは異なるプログラムが必要とされていることに気づいたのです[21]。今やSOSは自らを12ステップの回復プログラムではない最も大きな組織だと主張し，2万人以上のメンバーを擁し[22]，米国の各州と国際的には21カ国でミーティングが開かれているとしています。SOSは12ステッププログラムに対抗しているのではありませんが，SOSのメンバーには12ステップのようなプログラムが有効でなかったのだと説明しています[23]。SOSのプログラムは，依存症者が節酒をするのは不可能であり，断酒することを最優先事項として見ています。彼らは回復のために「自己強化アプローチ」を用いています。

　メンバーが断酒を達成するために自らを信じ，「アルコール依存症を理解するために科学的な方法を用いる」ことを推奨しています。SOSが断酒のために提案するガイドラインの中には，まず依存症者であることを認め，この真実を日々再確認し，そして「断酒優先」を生涯にわた

る誓とすることが含まれています。SOS は「良い人生」を得ることは可能であり，しかし，どんなに不確かな人生が訪れてもメンバーは飲むべきではないと信じており，自分の考えや感情を仲間と共有することが求められています[24]。

スマートリカバリー（SMART Recovery；スマート）もやはり非営利団体であり，どんな種類の依存的行動からでも解放されたいと望む人を対象にした無料の支援グループです。スマートは，もともと合理的回復システム（Rational Recovery Systems；RRS）の傘下にあったジャック・トリンピーが運営する営利目的の会社でした。非営利と営利といった組織運営の違いから，1994 年に非営利組織側が組織名をスマートと変更したのです。RRS は依存症的思考認識技術（Addictive Voice Recognition Technique）に基づいていますが，回復支援グループを提供していません[25]。しかし，スマートは毎週国内で 3,000 以上，世界には 9 万以上の支援グループを提供しており[26]，毎週 16 以上のオンラインミーティングが開かれていてオンラインミーティングのおかげで住んでいる地域でミーティングが開かれていない地域のメンバーも参加することが可能となっています[27]。スマートはスピリチュアルなものとは違って，科学的な土台を提供しています。さらに，依存症的な行動は病気というよりは「うまく適応できていない習慣」であると考えるため，「アルコール依存症の」「アルコール依存症者」といった言葉を用いません[28]。スマートは以下の 4 点からなるプログラムを提供しています。

　　ポイント 1：悪習を断つためのモチベーションを強化し維持する
　　ポイント 2：衝動に対処する
　　ポイント 3：問題解決（嗜好や感情，行動を管理する）
　　ポイント 4：生活スタイルのバランス（一瞬一瞬を調和させ満足感を
　　　　　　　　維持する）[29]

　メンバー期間は数カ月から数年に及ぶことが多く，しかし，他の回復プログラムのように生涯にわたることはあまりないとされています[30]。

　WFS は，アメリカではじめてできた女性アルコール依存症者のための自助プログラムです。1975 年にジーン・キルクパトリック博士によって始められました。キルクパトリック博士は，女性アルコール依存症者には男性とは違うタイプの回復プログラムが必要だと考えたのです。国内に 100 の支援グループがあり，世界的には 15 のグループがあります[31]。キルクパトリック博士はかつて AA の会員でしたが，その後 13 年間再飲酒していました。結果として彼女は自分自身についてもっと知りたいと感じていることに気づき，そして 1973 年に New Life Program（新しい人生プログラム）を作り上げたのです。1975 年には，このプログラムは名前を変えて Women for Sobriety Inc.（断酒のための女性の集い）となり，New Life Program は Thirteen Statements of Acceptance（受け入れるための 13 の声明）に組み込まれました[32]。WFS はそれだけで利用することも可能だし，他の回復プログラムと同時に利用することもできます。自分をポジティブに強化すること，認知的なアプローチ，「肉体を役立てること（リラックス，瞑想，食事，運動）」，そしてグループとの関わりを通して変化を促す内容となっています。WFS のプログラムはスピリチュアルな内容や瞑想を組み込んでいますが，それは「人生の基本的な目的は感情と霊的な成長である」という 8 番目の声明によって強調されています[33]。

専門職援助プログラム

　回復へのもう一つの可能性は，職場を通してのものです。職場におけるアルコール関連問題のための従業員援助プログラム（EAP）を用いれば，高機能依存症者がすすんで援助を求めたり，支援の紹介を受けた

り，支援を受けるよう命じられたりといったことができるかもしれませ
ん。ほとんどの高機能依存症者は，自分の仕事をとても大切にしてい
ます。だから自らの飲酒が仕事で成果を上げることを邪魔し始めたと
き，治療をしなければなないと強く考える可能性があるのです。多くの
EAP は，1940 年代，ホワイトカラー従業員（事務系従業員）の間のア
ルコール依存症を雇用主が懸念した結果始まりました[34]。この頃，AA
は注目を集め始めた新しい治療の場であり，アルコール関連の問題は職
場の問題として認識されるようになり始めていました。かつて EAP を
提供していたのはアルコール依存症回復者で，手の震えや目の充血のよ
うな目に見える症状を探すことによって依存症者の目星をつける監視
役として訓練を受けていました[35]。こうした従業員援助プログラムは，
1970 年代初頭に重要性を増し，より包括的なものとなりました[36]。つま
りアルコールや薬物問題に加えて心理学的な治療と経済的問題が加わっ
てきたのです。米国立アルコール乱用・依存研究所（NIAAA）は 1970
年代，国内でアルコール依存症治療を社会が取り組むべき大きな目標に
する運動に取り組み始めました。それによって，職場では「健康な家庭
や仕事を持ち，見つけるのが難しく治療を受けさせることが困難なアメ
リカ人アルコール依存症者の大部分」に焦点が当てられるようになった
のです。この流れによって，依存症的行動によって会社の利益に損失を
与える「かくれた」アルコール依存症者に対して，さまざまな資源が職
場で提供されるようになりました[37]——さらに高機能依存症者が蔓延し
ていることが確認されることとなったのです。企業は従業員のための資
源として独自の社内 EAP プログラムを発展させたり，外部 EAP スタッ
フを雇ったりしています。しかしながら，従業員はしばしばこうした企
業内の EAP プログラムを利用していることを知られるのを好まないと
いうことや，アルコール依存症者のために必要な長期にわたるフォロー
アッププログラムがないという問題もあり，そのために再発割合が増加
することがわかっています[38]。EAP の契約セラピストとしてのコーエ

ンの経験によれば，職業を持っている人々は特にアルコール依存症のための支援を求めることはまれです。アルコール依存症の働く人が治療に来て最もよく話すのは，内面の葛藤や仕事がうまくできなくなること，昇進を見送られていることであり，失業や人間関係に触れることもある，と言っています。評価を通して明らかになるのは，アルコールはこうした問題の一因であるということです。従業員の中には不意打ちの薬物テストで陽性反応が出たり，職場で起こる対人的な問題にアルコールが関連しているとわかったりしたために治療を義務付けられる者もいます。

　高機能依存症者が治療に向かうのは，アルコール関連で起こした事件を理由に職場で懲戒処分を受けた後の場合もあります。こうした種類の職場での問題を高機能依存症者は究極の失敗だと受け止め，同僚たちは自分のことをどう考えているのだろうかとか，自分の職業キャリアが危うくなっているのではないかと考えるのです。そして，そのことによってはじめて，自分がアルコール依存症であるという事実に直面することができるのかもしれないのです。なぜなら高機能依存症者にとって，仕事は彼らが断酒をしてしらふでいようとする強い動機づけになるからです。幸いなことに，過去数十年間，特定の専門職ではアルコールや薬物問題についての支援を提供する援助プログラムを生み出してきました。独自の専門プログラムを開発した専門職業界の例としては，法律家支援プログラム（LAP），医療提供者保健プログラム（PHP）があり，州によって中身はさまざまですが，本質的な部分はどれも同じ機能を果たしています。EAP に非常に似たものとして，アルコールや薬物問題に関する無数の問題に取り組むさまざまなプログラムがあります。マサチューセッツ州歯科医師会の傘下の歯科医健康保健委員会の中の薬物・アルコール依存部会（CDAD）は，そうしたプログラムの一つで，州レベルで存在する唯一のものでもあります。

　医療提供者保健プログラム（PHP）は米国医師会の精神保健審議会が The Sick Physician: Impairment by Psychiatric Disorders, Including

Alcoholism and Drug Dependence（病んだ医師たち：アルコール依存症と薬物依存を含む精神疾患による機能障害）と題した重要な政策文書を作成した後に始まりました。1974年，職場での規則を守ることを目的に治療的手段が発展していき，さらにアルコール依存症とその他の薬物依存が病気として認識されるようになったのです。1980年までに，これらの問題に関する教育の機会が増え，広く認知されるようにもなり，その後ほとんど全州でこれらのプログラムが実施されるようになりました[39]。PHPの目的は，医師たちにアルコール・薬物乱用問題や精神状態，身体的疾病がないかを診断することです。さらに，さまざまなレベルの治療を提案したり，治療プログラムや業務状態管理へ紹介したりしています[40]。いくつかのプログラムは医師や医学生に向けたアウトリーチの教育も提供しています。医学生は潜在的な高機能依存症者である可能性があり，対象としてうってつけです。例えば，サンチェスは医学部で薬物とPHP（Physicians Health Programs）の役割について話し，アルコールなどの薬物問題を抱えた患者への公開インタビューを行っています。これが患者の中にアルコール問題を見つけ対処する医学生の能力を向上させています。サンチェスは多くの医学生と医師たちは自分たちの面倒をみるよりももっと自分の患者に焦点を当てるべきだと考えていると言っています。アルコールや薬物問題のために治療を義務付けられた医師たちは，一般的により厳しい条件が求められています。例えば3〜5年間の約束で，毎週抜き打ちの尿検査やAAのようなサポートグループミーティングへの毎週の出席などであり，加えて毎週の医療従事者支援グループの12ステップミーティング，個人セラピー，PHPや勤務している職場の責任者による職場監視などがあります[41]。この約束を順守しなければ，結果として医師免許委員会による査察を受け，状況が深刻だったり患者に危害が及んだりした場合には医師免許を失う危険性に直面します。十分な予算をかけ良いスタッフがそろったPHPプログラムは，医師をよく観察することができ，医師の回復率は85〜90％になり

ます[42]。医師たちはいったん回復プログラムミーティングを選択する自由を手にすると，PHP が提供する医師のためのサポートグループミーティングに加え，誰でも参加できる 12 ステップミーティングに参加することがすすめられます。医師向けサポートグループだけに参加している依存症者の再発率は高いからです。

　1988 年，米国法曹協会は「障害を持つ弁護士に関する委員会」を設置し，1996 年には「法律家援助プログラム（CoLAP）」と名称を変更しました。全米 50 州はそれぞれ法律家援助プログラム（LAP）を開発し，回復者である法律家や訓練された専門家が職員として配置されています。彼らが提供しているのは，仲間によるピアーカウンセリングや法律家を対象とした回復のためのミーティング，12 ステッププログラムへの紹介といった典型的なプログラムです。専門スタッフによる援助プログラムは，彼らの状態の評価や場合によっては介入も行っていますが，それはアルコールや薬物問題だけでなく，その他数々の個人的な問題も対象となっています。CoLAP はまた，オンラインメーリングリストも提供していますが，断酒生活や回復者としての生活を望む法律系の学生たちにとって，秘密を保持しながら回復を目指す手段として活用されています[43]。法律家として職業上の不品行に関わったことが判明した場合も，前述のプログラムに代わる訓練プログラムのいくつかを受けることによって懲戒処分を受けずにすむ可能性があります。具体的には，治療計画や自助グループに参加し，薬物やアルコールのテストを受けるといった内容ですが，さらに LAP によって監督を受けることも含め拘束力のある内容となっています。それらのプログラムは，州によってさまざまな特徴を持っていますが，どれも法律家の回復だけを支援することを意図しているのではなく，同時に法律によって守られるべき市民と法律家という「専門的職業の完全性」をも守ることを意図しているのです[44]。

　歯科医師たちを対象とした CDAD は，マサチューセッツ州歯科医師会の傘下で自立した委員会として 1980 年に組織されました。この委員

会が主に目指しているのは，アルコールや薬物依存の歯科医師たちが仕事に影響をきたす前に回復へと向かわせることであり，歯科医師や歯科医師養成に携わる者，学生，免許委員会を教育することによりアルコールと薬物依存に関する啓発をすることです。歯科医師に対する懲戒処分の約75％が「アルコールかその他の薬物の乱用による結果（直接的なものも間接的なものも合わせて）」です[45]。マサチューセッツ州では，DCADが早くからこのことを認識し努力したおかげでアルコールや薬物に関連した懲戒処分は約50％にとどまっています。CDADは介入や，治療先の紹介，アフターケアの監視，職業再訓練といったサービスを提供することにより回復の各段階にある医師を支えています。

　CDADは12ステッププログラムを推奨するとともに，12ステッププログラムに基づいた約20の仲間同士のピアーサポートグループミーティングを毎月州内3カ所で提供しており，医師と歯科医師のみが対象となっています[46]。CDADを開発したピータース氏によると，これらのピアーサポートミーティングは，彼ら専門職たちを12ステッププログラムに統合させる「靴べら」の役目（監訳者注：治療の場に押し込む役割を指す）となるべきで，それにとって代わるものはないと言っています。長期にわたって回復を維持している者はだいたいピアーサポートミーティングに加えて12ステッププログラムに参加しているとピータースは話しています。別の高機能依存症者である歯科医師は，12ステップ回復プログラムではじめ何度も再発したが，他の誰かの最もひどい飲酒エピソードと自分を比べて「俺はそこまでひどくない」と信じ込んでいたのだと気づいたと言っています。その結果として，ピアーサポートミーティングに参加し始めたとたん，彼は前よりも他の歯科医師や医師たちの物語の意味をよく理解できるようになり，12ステップ回復プログラムに戻ってうまく順応できるようになったのでした。

初期の断酒

　回復に向かう道にはさまざまな道があるように，断酒を始めて間もないころの体験は一人ひとり違っています。アルコール依存症はあらゆる側面から依存症者の生活を浸食していき，まるで机の上に置いたコップの水がこぼれてあちこちに流れていくようなものなのです。コップの中にそんなに多くの水が入っているとは思わなかったに違いありません。しかしそれはあらゆるものを台なしにしていくのです。皮肉なことに，アルコールは高機能依存症者の生活を一つにつなぎとめる糊にもなりえます。断酒してしらふになっていくとき，高機能依存症者たちはしばしば驚愕するものです。人生のいかに多くの面がバラバラになり始めるか，ということに。このパターンは底辺にいる依存症者たちとは反対であり，底辺にいた依存症者たちは酒を断ちしらふになった後，しばしば再雇用され，家を持ち，物を所有し，友達や家族を取り戻すのです。底辺にいた依存症者たちはしばしば自分自身について以前よりも自信を持てると言い，しらふでいることと健康でいることを結びつけ始め，自己効力感が増していきました。それとは対照的に，高機能依存症者は底辺にいた依存症者が失った仕事も持っているし，物も所有しています。初期の断酒期間を通して，多くの高機能依存症者が言うのは，プレッシャーの多い自分の仕事によるストレスをうまく扱えないということであり，飲酒していたときよりしらふでいるときのほうが，期待したのとは反対に能力が落ちているように感じるということです。彼らは今や断酒してしらふの状態にあり，正しいことをしているからこそ，報いられるべきだと感じるのです。それに引き換え，目の前にあるのは，彼らが進むべきだと感じるものとは別の回復の道なのです。断酒して間もなくは，酒を断ち続けることに挑戦し，かつてアルコールで満たしていた空間を回復プログラムミーティングやさまざまなプログラム，スピリチュアリティや

断酒仲間で埋めることに挑戦しなければなりません。それは古い信念や行動，生活スタイルを変え始めることを意味し，そのことによって依存症者が本当の自分を見つける道のりへと乗り出すのです[48]。

　初期の断酒を通して，高機能依存症者は未治療のアルコール依存症によくある体験をすることがあります。それは以下のようなものです。

- 以前の飲酒パターンが不規則だったとしても，毎日飲酒への渇望を感じる。
- 目覚めたとき，ふつか酔いの感じにつながる再発による「酔っぱらった夢」が，自己否定感や罪悪感とともに一日中続く。
- 不規則に気持ちがゆらぐ，怒りっぽくなったり，不安になったり，悲しみに襲われたり，いらいらしたりするが，回復プログラムのミーティングに行ったり，他の依存症回復者に相談することで気分が和らぐ。
- 甘い物を無性に食べたくなる。
- 寝つきが悪くなる。
- 性的に行動したい衝動にかられ，手当たりしだいに物を買いあさり，ギャンブルをし，仕事依存症のような傾向を示し，過食になり，強迫的なエクササイズをし，他にも強迫的な行動をとりたくなる。
- 気持ちを落ちつけたくて人や場所，そして物に依存する。
- 自分はアルコール依存症であると以前に結論を出したのに，違うと考える。
- 良かったときだけを思い出し，数々の問題を忘れて飲酒を美化する。
- 空虚感や寂しい気持ち
- 人々に囲まれたりどこかに出かけたりするのを怖がる。

　高機能依存症者は飲酒していた頃は外見上では完璧なイメージを作り出しているものです。そのため，飲酒をやめてしらふになり葛藤し始め

ると，グループミーティングのメンバーやセラピスト，そして家族に対して正直につらい状態にあると言うことができないのです。ある女性の高機能依存症者は，飲酒をやめたばかりの頃，内面では死んでいたのに，外に対しては「幸せで親しみやすく，笑顔で外面の良い」イメージを演じていました。彼女はあることに気がつきました。彼女が参加していた回復プログラムに関わっている人々は，どちらかといえば見るからに具合が悪く苦しんでいる人々を助けようとする傾向が強く，彼女には救いの手を差し伸べようとはしなかったのです。飲酒をやめたばかりの時期はすべてが「本当につらい」ことなのだと痛感したし，親しい友人を失ったうえにアルコールのような「親友」まで失ったように感じたと言います。飲むのをやめた最初の1年間，彼女は断酒する準備が十分ではなかったため，2年目はずっと「いろいろな感情が湧きあがり，恐れていたことが現実になっていった」。彼女は自分が成長しているように感じ，その状態は「魔の2歳児（監訳者注：子どもの成長で最も手のかかる年頃をさして言う）」に似ていたと言います。

　別の高機能依存症者は，飲むのをやめた初期の頃，よく「ピンク色の雲」といわれる高揚した状態を経験したと言います。ピンク色の雲とは，ある時点におけるうぬぼれのことで，その頃依存症者は飲酒をやめたことで自らの人生に良い変化が起こっていると気づき，それによって飲まずにいることで自分は「すべてがうまくいっている」と思うのです[49]。依存症者の中にはこの頃には体の調子も良くなっていると感じ始める者もいるし，ふつか酔いもなくうまく生活できる者もいて，突然彼らはしらふでいることによる「ハイな」状態を感じるのです。しかし，ピンク色の雲が示す幸福感に満ちた高揚した状態は一時的なもので，その状態を経験したがために，依存症者たちは自らの回復や仲間と助け合うことに無頓着になってしまうのです。なぜなら，苦しく，つらい感覚がなくなることによって回復に向かって取り組む意欲がそがれてしまうからです。ある高機能依存症者は「酒をやめて間もなくの頃はものすごくハッ

ピーだったし，体の中もすっかりきれいになった感じがした」と振り返ります。もう一人の依存症者は「お酒をやめてはじめの1年くらいはすごくハイな感じだったけれど，その後に12ステップの回復プログラムに取り組み始めるようになって回復が難しいと感じられるようになり，感情的に葛藤した」と話しています。

　高機能依存者は一般的に外見上の人生においては成功者であるため，回復するために必要な多くの労力を費やすことを自分は免除してもらえるのではないかと考えてしまうことがあります。ある男性依存症者が自らの経験を振り返って言うには，8カ月から9カ月の間回復プログラムミーティングに通ったものの他には何もしなかったそうです。彼のルームメイトが引っ越していったり恋人と別れたりしたとき，彼は感情的な痛みを感じたのですが，そのことが他者に援助を求めるきっかけになったそうです。さらに12ステップの回復プログラムの若者向けミーティングがあることを知り，そこに参加することで自分と同年代の回復者と出会ってつながりを持つことができたのだと言います。自分の回復に対して努力しようとしない者は，「しらふでの底つき」を経験するかもしれないのです。そこで彼らは忠告に耳を傾けて自らの人生に変化を起こす必要があり，そうしなければ自分は苦しみ続けることになると気づくのです。

　高機能依存症者の中には，うまく初期のしらふの生活に移行して回復プログラムの中ですぐに活動的になる者もいます。ある女性は自らの体験を振り返り，「飲まずにしらふですごすのはとても幸せだった。自分の何がいけなかったのかをようやく理解できたと感じたのよ。長い間本当にうまくいかなくてつらいと感じながらすごしていたから……。12ステップのそれぞれの段階でのワークや奉仕，多くのミーティングに参加するといった内容の回復プログラムに取り組むのは本当に恥ずかしかった。でもはじめて，本当の友人を持てたと感じられたし，自分がいるべきところに存在しているというような感覚を覚えることができた」

と話してくれました。もう一人の女性依存症者は，はじめてのミーティングに母親と一緒に参加したそうです。母親も回復中の依存症者であり，娘に対して「おそらくあなたは最も若いメンバーになるだろうけれど，ミーティングの参加者たちが経験してきたことをあなたはまだできていないかもしれない……いずれにしてもあなたは自分に何が起こっているかを理解しなくてはいけないし，人と比べてはだめよ」と注意をしました。この母親のアドバイスによって，彼女はミーティングで他人のエピソードと自分の体験を比較するのではなく，仲間と共有した感情を自らのものとして感じることができました。彼女は「私たちはみんな同じ，好きでそうなったわけではないけれど，みんな一人のアルコール依存症者だから，自分の腕に針を刺した男たちやアイビーリーグの教授たちの話に耳を傾けることができた」のだという。若くして酒を断ちしらふになったある男性は「最初から，僕は感情が重要なのだと理解していた。喪失ではなくて，喪失があったとしても，僕たち依存症者を一つにつないでいるのは感情なんだ」と語ります。人生の後半で断酒したもう一人の依存症者は「感情的な面では，人々の中にいて喜びに満ちてとても安全だと感じたし，回復プログラムの原則も意味があると感じられて僕を失望させなかった……身体的な面では数日後には調子良く感じられたし，強烈な症状は何ひとつなかった。どうすれば気を失うのではなく眠りに就けるのか，あるいは卒倒せずにどうやってあらゆることに順応するかを身に付けるのに1週間程度ですんだ」と振り返ります。

　高機能依存症者の多くは，12ステップの回復プログラムの中で，自らの飲酒についての「エピソード」を典型的なアルコール依存症者のそれと比較する，と話しています。いかに自分が他の依存症者とは異なっていて「まし」なのかということに焦点を当てることによって，自分のアルコール依存症を増長させるのです。ルノーによれば，アルコール依存症者は皆ホームレスだという判で押したような思いこみのある高機能依存症者は，自分自身の問題に焦点を当てる代わりに「自分はそこまで

悪くない」「自分は彼らみたいに飲まない」という考えに固執して，自分自身の状態に焦点を当てられないことがよくあるのだと言います。高機能依存症者である医師は，自分がかつて「プロの傲慢さ」を持っていて，自分自身がミーティングで耳にするエピソードのように「かなりひどい」状態であるということがわからなかったことを認めています。しかし，彼は回復ということに関しては「彼らが得た回復というものを自分も欲している」ことに気がつきました。別の女性は若くして酒を断ちしらふの生活に戻りましたが，こう認めています。「私は彼らとは違うと本当に考えていたから，最初は本当に難しかった。自分がアルコール依存症者で回復プログラムにいる他のメンバーと同じなんだという事実を心の奥底から認めることができるようになったのは，お酒をやめてしらふの生活を最低１年以上続けた後だったわ」と。男性の高機能依存症者は，「自分はわがままではないし，他の依存症者たちよりもずっと他人を気にかけることができる」という点で自分は他の依存症者たちとは違うと感じていた。しかし，いったん援助を求めることができたら，身なりは変化したし，生活を変え始め，そして自分に対して本当の気づきを得ることができた，と言っています。ある女性は，自分がアルコール依存症者だと受け止めるのには長い時間がかかったことを振り返り，「高機能依存症者であることの問題は，私たちが多くを失った経験を持っていないということだ」と感じているという。別の女性は最初のミーティングの間，後ろの列でずっと泣いていたのだという。彼女は，40人が集まった部屋にいたが，参加者のほとんどは低賃金で働く労働者階級の男性だったのだという。彼女は「上流中産階級の家庭に育った自分はここにいるべき人間ではないし，いるべきところから全然違うところへ切り離されたように感じていた」のだと言いました。彼女は最終的には「若者向け」のミーティングと高機能依存症者であるスポンサー（監訳者注：AAなど12ステップを使っている自助グループで，先行く仲間の中から，自分の相談相手として特定し，さまざまなことの相談相手とするその相手を指す）を見つけた。このこと

によって彼女は，同世代で自分のような人がいること，そうした人が依存症という病気に取り組もうと努力していることを知ることができました。スポンサーは酒を断ち回復しているアルコール依存症者であり，12ステップの回復プログラムを通して別の依存症者を回復に導き，さらに酒のないしらふでいる生活の方向性を定める案内役として奉仕するのです。

　高機能依存症者の中には，飲まずにしらふでいる生活の第一歩がリハビリ施設の中で始まる者もいます。彼らにとってのアルコールなしの生活の出だしは，リハビリ施設以外の依存症者たちとは異なっており，回復に向き合う際の自由度と選択肢はあまりないといえるでしょう。リハビリ施設にいる高機能依存症者にとっては，リハビリの中で学んだ回復のためのスキルを実生活で活用しなければならなくなったときに本当の挑戦が始まるのです。ある高機能依存症者は何度も再発を繰り返しましたが，リハビリは「自分自身に向き合う」ようにさせてくれたし，アルコールのせいで麻痺していた多くの感情を経験させてくれた」といい，「本物の男は泣かない」という信念が，はじめてこらえきれずに泣いたときに試されたのだという。別の男性依存症者はリハビリによって自らの課題に取り組む道のりの第一歩となり，自分自身を取り巻いている何層もの「皮が1枚ずつ玉ねぎのようにはがされていき，自分が抱えている問題はどれくらい根深いものなのだろう？」と感じたのだと言っています。

　解毒施設にいくことが役立つ高機能依存症者は，断酒生活の初期によく経験される激しい身体的・精神的問題を避けています。ある男性が説明するのには，「酒をやめて最初の60日くらいの間，断酒していることとストレスによる深刻な不安発作と身体的な痛みによって肉体的に極限状態にあった。感情的な状態は無感覚と自暴自棄の間を行ったり来たりしていたし，実際問題としてコミュニケーションが取れない状態にあった」という。その後で彼は回復プログラムに入れられ，「感情や希望が

持てるくらいに回復していった……そして5カ月たったとき，怒りを覚える段階に突入して，それが2カ月続いた」と振り返っています。

　なかには，飲酒をやめて初期のころに経験する不快感や怒りのために再発する者もいます。回復とは直線的な道のりではなく，しばらくの間酒を断ちしらふですごした後で，自分自身に対する自信を得られる人もいますが，そのことによって，依存症という病気が，自分は正常に飲むことができると彼らに信じ込ませることもあります。再発の後，自分は依存症なのだという考えにようやく降伏することができるようになり，以前よりも回復プログラムに関わることができるようになったと報告する依存症者もいます。ある男性依存症者は，再発した後に回復プログラムに戻ったとき，より安定していると感じ，自分を悩ましていることについて進んで話せるようになり，そして回復している状態を続けていくために必要な変化を起こそうと強く考えられるようになったといいます。別の女性依存症者は，再発したことによって飲酒をコントロールできないということを自ら確認し，決意新たに回復プログラムに戻ることができたと話してくれました。

治療を受けることを邪魔するもの

　アルコール使用障害の治療を必要とする人々のうち，実際に治療を受けているのはごくごくわずかしかいません。米国保健福祉省の薬物使用と健康に関する全国調査では，2,320万人（人口の9.5％）が12歳以上でアルコールや薬物の使用に問題を持っていて治療を要しているという。しかし，その中で，たった390万人しか治療を受けておらず，1,930万人は治療を受けないままなのです。治療を受けた人のうち，約250万人がアルコール使用障害を持つ人でした。2007年の米国アルコール乱用・依存研究所（NIAAA）の研究では，アルコール依存症者の24％がなん

らかの治療を受けているが，その割合は 10 年前よりもわずかに下がっ
ていることがわかりました。治療を受けている人の平均年齢は 30 歳で，
依存症になって平均 8 年が経過している人々でした[50]。

　なぜ，なんらかの形で治療を受けるアルコール依存症者がこんなにも
少ないのだろうか？　その答えは治療を受けることを阻害するものが何
か，を理解することで見えてくるはずです。ある高機能依存症者はアル
コール依存症についての社会の無知と否認がアルコール使用障害を持つ
人々にまで知れわたり，彼らが治療を受けるのを遮っているのだと確信
しています。彼の表現を借りれば，「目に見える外側の部分を見て社会
において成功しているかどうかを考える傾向にあり，それによって自分
の内面に何の問題も持つことができなくなる」のです。

　多くの高機能依存症者たちが，自らのアルコール依存症について家族
が否認していたことを報告しています。ルノーはアルコール依存症者の
家族は依存症についてのネガティブなイメージを持っており，彼らの「自
分の家族の中には，そんな問題を持っていたくない」という考えが，依
存症という問題を無視させているのだと話します。底辺の依存症者を家
族に持つ高機能依存症者にとっては，彼らと比較することで自分の問題
を外に追いやることが簡単になります。ある男性依存症者は，父親も依
存症者なのですが，兄に「自分は飲酒問題を抱えているように思う」と
伝えたところ，兄は「いや，おまえは父親のようじゃないよ」と返され
たと言います。もう一人の女性依存症者は，やはり依存症だった母親が
家族の「基準を下げる」役目を果たし，それによって父親に自分の優秀
な娘がアルコール依存症であるということを否認させることにつながっ
たと考えています。別の依存症者たちは，家族は依存症に気づいている
のかもしれないと話します。しかし，彼らの家族は，ある高機能依存症
者の医者が「第二の否認」（監訳者注：第一の否認は，自分は依存症であるはずが
ないというもの。第二の否認は，依存症であったとしても，酒さえやめれば，他には何
の問題もない，というもの）と名付ける状態にあったり，あるいは家族が依

存症だと気づきながらもその依存症はそんなにひどくないと考えていたりするのです。その医師は自分の依存症について妻は知っていたが，夫がまだ社会で活動できていたため「彼はそんなにひどい依存症者ではない」と信じていたのだと話しました。家族の第二の否認は，依存症者本人が高機能依存症という問題に対処することをしばしば妨げ，治療を受けることも妨害するといいます。高機能依存症者についてもう一つの傾向は，家族がアルコール依存症者の収入に頼っているために，治療を受けさせるための介入を家族がうまくできない可能性があるということです。この経済的な「影響力」は，家族の努力にもかかわらず，高機能依存症者が飲酒を続けることを許してしまいます。家族セラピストが家族とともにある経済的にも成功した高機能依存症者である歯科医師のために介入を実行すると，妻や8人の子どもたちに対して，その歯科医師は「気に入らないことがあるなら，出ていけ」と言い放ったのです。そして彼は家族について「全く影響力を持たない」と判断し，飲み続けました。

　多くの高機能依存症者は，病的に酒を飲み続けながらも仕事を続けることができます。まさしくそれが自分は「社会の中で機能している」し人の助けなどいらないと彼らが信じる一因なのです。ある高機能依存症者が話してくれたところによれば，軍に所属していたとき，誰ひとりとして彼のことを依存症だと言わなかった。彼の職歴の初期にあたる軍隊の文化は，同僚は互いの面倒をみるという感じで，「一線を越えてへまをやらかしたり，飲酒や薬物の影響下で運転したり，家庭内争議を起こしたり，酔っぱらって騒ぎを起こしたり，警察に逮捕されたりしない限り，何ら警告を与えられることもなく面倒をみてもらえる……そしてみんなが僕に問題があると考えたそのときまで，彼らは僕に何も言わないでいた」と振り返ります。

　医師は患者の考えに大きな影響力を及ぼします。したがって，医師が適切に訓練されていない場合は，医師が否認したり患者のアルコール使用に問題を生じさせたりするし，また医師が適切な治療の邪魔になった

りもするのです。特に高機能依存症者は医師にばれないようにすること
ができるし，肝臓へのダメージや離脱症状のようなアルコール依存症の
典型的な症状が見られない場合は，依存症だとわかりません。しかし，
医師たちは血圧や中性脂肪値の上昇，不眠や感情の変動といった一見わ
かりにくい，依存症につながる可能性のあるかすかな症状を見逃さずに
認識できるようにはしっかりと訓練されていない場合が多いのです。米
国医師会の報告では，医師たちが書いたカルテには，自らの患者にアル
コール関連の問題を診断する際（特に女性患者において），実にお粗末
な内容しかなかったことがわかっています。加えて，国立依存症と物質
乱用に関するセンター（CASA）の調査では，17人中1人の医師しか
患者にアルコール関連の評価をしていませんでした。アルコール使用に
ついてのスクリーニングテストをしなければ，患者は他の病気や症状と
して診断されるだろうし，必要のない治療や薬が処方されてしまい，そ
のことによってさらに問題がかくされてしまうのです。フォスターが強
調するのは，医師たちはアルコール使用障害に対応するためにスクリー
ニングテストや診断，治療の訓練を受ける必要があり，さらに依存症の
専門家に問い合わせることも学ばなければならないということです。
フォスターはさらに，自己の内面に向き合う回復グループが効果的であ
ることを医師が理解する必要があり，さまざまな支援グループが利用で
きるという情報をもっと患者に知らせるべきだと強調しています[51]。

　ある高機能依存症者である医師の話では，新しい医学教育を受けた医
師たちは，アルコール依存症を病気として認識していて診断するのも上
手だといいます。しかし，専門的な支援を求めるよう患者を説得するの
は彼らにとっても難しいようです。ある研究結果は，医師はまだアルコー
ル依存症者の人物像についてお決まりのイメージしか持っていないこと
も示しているようです。ジョンズホプキンス大学病院の研究では，医療
保険に加入していて高収入，高学歴である女性患者の場合，医師たちは
患者がアルコールに関する問題を持っているとは考えない傾向があるこ

とを示しています⁵²。

　精神保健のプロでさえも，アルコール依存症の患者に対する先入観によるイメージを持っているようです。トレッドウェイは，治療者たちが「歴史的に薬物依存の問題を持つ人々にとっていちばん影響力のあるイネイブラーだ」と信じています（監訳者注：イネイブラーとは，依存症者を助けるつもりでやっていることが，実は依存症の進行を早めてしまうような行動をする人）。トレッドウェイは15年間毎日酔っぱらいながらも社会の中で機能しているアルコール依存症者の例を挙げ，彼が何年も受けている精神科医との面談で，飲酒という項目は「決して話題にならなかった」と説明しています。コーエンは依存症の専門家を育てるための訓練は「壮観」であり，しかし依存症治療の訓練は，心理学者やカウンセラー，ソーシャルワーカーとしての資格が求められるものではないと言っています。ある女性高機能依存症者は，酒をやめてしらふの生活を始め，12ステップの回復プログラムに参加した直後に，自分のセラピストに「私はたぶんアルコール依存症ではない」と話したといいます。彼女のセラピストは頷いて「たしかにあなたは依存症的な性格ではない」と答えましたが，続けて彼女が「自分自身を奪われたカトリックのクリスチャン」だから，高機能依存症者でありながら酒を断っていられるのだと推測したのだという。セラピストのそうした発言によって彼女は再発して14年間飲酒を続け，その間に彼女のアルコール依存症は著しく進んでしまったのです。

　別のケースでは，ある高機能依存症の歯科医師が3人の精神保健の専門家に診てもらったのに，誰もアルコール依存症について対処してくれなかったと報告しています。彼は通っていた教会を通じて結婚カウンセラーに通い，何度か「自分は飲酒についての問題を抱えていると思う」と話しました。しかし，彼の発言は無視され，飲酒については全く対応してもらえなかったのだといいます。彼はその後抑うつ感のために精神科医を尋ねましたが，自分の飲酒について正直に話さず，薬を処方されました。最終的に彼は別の精神科医を訪ねて自分の飲酒が「問題なのだ」

と正直に話したのです。しかし，精神科医の「もしあなたに問題がある
と思ったら，それを私はどうにかしなければならない責任があるのかも
しれないが……」という返事によって，その話題は片付けられてしまっ
たという。精神保健の専門家によって自分のアルコール依存症がとるに
たらないこととして扱われたために，依存症が治療されないまま放置さ
れたのだと彼は確信しています。

　アルコール依存症の治療を妨げるものについて調査したある研究に
よって明らかになったのは，性別にかかわらず，アルコール使用障害を
持つほとんどの人が治療には入っていかないということです。最もよく
言われている理由が「アルコール依存症は，自分がそれをなんとかする
ほど強くなればよいと考えた」（28.9％），「自分の飲酒問題はそんなに
深刻だと思わない」（23.4％），「問題はそのうち改善すると考えていた」
（20.1％）といった内容であり，さらに「治療に支払う経済的余裕がなかっ
た，恥ずかしくて他の人と依存症について話せなかった，飲み続けたり
酔っぱらったりしたかった，誰も助けてくれないと思った，上司や友人・
家族といったまわりの人がどう思うか不安だった」（8 ～ 12％）という
内容が続きます[53]。この研究はさらに，過去の文献にも触れており，そ
れによればアルコール依存症者が治療を求めない最も一般的な理由が否
認であり，なぜなら「アルコール依存症者はたいていアルコール依存症
だと認めるのを拒絶する」からだという[54]。先述の理由のいくつかは否
認の変化形であり，研究者たちは「否認は治療を求める過程を遅らせる
だけでなく，問題を認知することもあわせて遅らせる役目を果たしてい
るようだ」と考えています[55]。加えて，女性は自分の飲酒は問題でなく，
それどころか他の問題や危機，または社会状況の症状だと信じることが
わかっています。米国立アルコール乱用・依存研究所（NIAAA）の助
成金で実施された研究では，「社会や組織で活躍する高機能の中年男性」
について尋ね，彼らの飲酒パターンを分類することによって否認の概念
をさらに詳しく調べました。驚くべきことにその結果が示したのは，ア

ルコールを乱用していると認めた回答者は全くなく，飲酒問題を持って
いて自らをアルコール依存症と認識している人はたった12.5％しかな
かったということです。この調査の結論では，アルコール依存症者たち
は，実際には依存症者である者を「社会的付き合いで」大量に飲むのだ
として大目に見るよう医師たちに主張する傾向がありました[56]。高機能
依存症者はしばしば頑強な否認を見せますが，それは職場で日々成果を
上げ，人生の全般で成功し，友人たちや家族との関係を維持することで
依存症であることを見逃してもらえるという考えに硬く織り込まれてい
るのです。アルコール依存症と社会で成果を上げるということはお互い
に相容れない考えであり，教育やメディア，健康保健の専門家たちが高
機能依存症者の否認に取り組むことによって一掃されなければならない
問題なのです。

　高機能依存症者の中には自らの否認を乗り越えてアルコール依存症で
あることを認めることができる者もいますが，その中には，しかしまだ
アルコールを断つことまでは準備ができていない者もいます。ディクレ
メント博士とプロチャスカ博士によって考案されたトランスセオレティ
カル・モデル（変化のステージモデル）によれば，依存には五つの「変
化のステージ」があり，アルコール依存症から回復するのにそれを応用
することができると言います。

- 前熟考期：予測できる近い将来において（だいたい6カ月以内）今
　　　　　の飲酒パターンや行動を変えようという気持ちがほとんど
　　　　　／全くない
- 熟考期：今の飲酒パターンや行動を吟味し，良い点と悪い点を考え
　　　　　て変化のための行動を起こす可能性がある
- 準備期：飲酒行動を変化させる行動を起こす誓いをたて，その変化
　　　　　のための計画と戦略を練る
- 実行期：計画を実行し，飲酒行動を変化させ，酒を断って暮らすた

　　めの新しい方法を作り始める
　▪維持期：酒を断って生活することが長い期間維持され，アルコール
　　のない状態がその人の生活スタイルに溶け込んでいく。

　高機能依存症者が前熟考期や熟考期にいるのに，周囲は治療のために準備期か実行期にあることを望んだとしたら，そこには抵抗が生じるでしょう。高機能依存症者が変化のステージのどこいるのかを家族や治療者側が気づくことが重要であり，そのことによって依存症者の状況に対応することができるのです。治療に入っていく際に熟考期から準備期に移行するために，高機能依存症者が自ら治療に向かってやる気になるための理由を明確にしなければなりません。治療に向けて行動を起こすことはとてつもないレベルの動機づけとエネルギーを必要とし，本人が全く変化を起こしたいと思っていない場合には事実上無理なのです[57]。多くの高機能依存症者はどんなに多くの種類の治療が必要となるのか気づいていません。映画や本，通説や口コミを通じて，依存症者たちは治療環境のネガティブなイメージを作り上げ，自分がそこにうまくなじめないのではないかと心配するのです。

　ある高機能依存症者は，「12ステップの回復プログラムのホームレスのイメージを持ってはいないが，スチュワート・スマーリーの自助のための本のイメージがあったので」回復プログラムの支援グループに参加するは気乗りがしなかった，と話しています。どんな種類の治療プログラムがあるのかについて，世間の人々が広く知っていることが非常に重要です。高機能依存症者は一般的に回復プログラムの支援グループについてネガティブな考えを持っています。実際に参加してみると，彼らの先入観は間違っていたと気づくのですが。

　治療への障壁についての調査が実施されています。そこでわかったことは，治療にたどりつけない理由は，アルコール使用障害があるということで生じるスティグマ（烙印）に関連していました。米国保健福祉省

の全国調査では,「スティグマ」はアルコールや薬物乱用の問題を持つ者の約20%が治療を続けられなかった理由となっていることがわかりました[58]。アルコール依存症という病気の概念を受け入れることは,アルコール依存症に関連するスティグマを最小限にすると考えられています。しかし,その代わりに依存症者が自分の依存症という病気に対する責任を持つことを避けるようしむけるかもしれません。この研究は,依存症になる原因を個人でコントロールできないけれども,アルコール依存症を克服するために一人ひとりが責任を負う必要について,社会に啓発することは必要である,としています[59]。アルコール依存症であるというレッテルを貼られることへの恐れは,しばしば高機能依存症者に依存症者のイメージがホームレスのような依存症者である,というイメージにしがみつかせてしまいます。このことが彼らを無意識のうちに最悪のシナリオと自分を比較させ,自分ははるかにましだと感じさせるのです。

　自分がアルコール依存症であると認識するときに高機能依存症者は恥ずかしい思いをするかもしれませんが,いったんその病気についての真実を学び回復の途にある依存症者とつながれば,彼らのスティグマは取り除かれます。依存症の専門家と医学会が,高機能依存症者たちを助けず,またどういう病気なのかをはっきりさせなかったことによって世間一般に負の影響を与えるのです。そしてそのために,アルコール依存症の画一的なイメージとスティグマが生き続けることを許してきてしまったのです。

今だからわかること：筆者の振り返り

〈過去の日記から〉

2004年2月10日，27歳　断酒の初期

　神様，私がアルコール依存症という名の悪魔を忘れないでいられるように，そして私が正しい選択をするための認識を忘れないでいられるように導いてください。私はあらゆる良いことも悪いことも経験してきたけれど，ともかく，正しい道を選びました。お酒を断つために，神様の恵みを求めるのではなく，とことん痛みをしみ出させることをイメージしました。飲むのをやめるまで，人はその痛みを理解しない。お酒から離れない限りそのみじめさをほとんど理解しない。アルコールが人を引き付ける力は私を煙に巻き，だから生活からアルコールを切り離すという簡単なことが同時にとても複雑なことになってしまう。

◆断酒の初期について

　私は主治医のすすめで地方の病院で依存症専門家によるアルコールアセスメントを受けました。すでに節酒による治療やその他にいろいろな飲酒をコントロールする方法を試したけれどうまくいかなかったことを考慮して，断酒をベースとする治療を受ける必要があるという結論が下されました。依存症の専門家は，個人治療に加えて回復プログラムの支援グループを試すことをすすめました。さらに，もし私がアルコールを飲まずにいられないのなら，リハビリ施設でのデイケアプログラムに参加する必要があるだろうと言いました。依存症専門家とのこのやり取りは私にとってとても衝撃的なものでした。

　私はいくつかのアルコール回復プログラムについて調べ，私が通いたいと決めたプログラムは個人の内面のスピリチュアルな面を重視したものでした。過去にアルコールを断ったとき，私はスピリチュアルな空洞

を自分の中に感じていたのです。だから私は自分自身のその内面的な部分を癒すことを意図したプログラムに引き付けられ，それから約1週間後にある12ステップの回復プログラムに参加することを決めたのでした。

2004年2月15日，27歳　初ミーティング

土曜日の夜のミーティングに参加したけれど，部屋にぞろぞろと入っていく若者たちの数に本当に驚いた。話をした人たちの言葉のいくつかが頭から離れない。ある少女が話した言葉はこうだった。「毎日自分がアルコール依存症者だと自分に言いきかせなければならないのよ」。私も同じように感じた。だって，私はときどき自分が普通に飲めると考えるし，でもその後で必ず振り出しに戻ってしまうのだから。その日のテーマは「今日一日（One day at a time）」だった。その意味を私は理解できるし，それがお酒を飲まないという大きな課題をよりやりやすく感じさせてくれる。私は土曜や金曜の夜にミーティングに行くというのを気に入っている。だって，どちらも私にとっていちばんつらい夜だから。他のミーティングにも参加し続けようと考えているけれど，このミーティングがいちばん居心地が良い。

私ははじめてのミーティングでいろんな感情を覚え，その中には仕事で付き合ったある人に感じた根本的な恐れもありました。同時にミーティングにいることを正当化したくなったり，人に対して私の人生は破綻なんかしていない，私は「彼ら」のような人間ではなくて，「成功した職業人」なんだと説明したくなったりする衝動も感じていました。私は純粋に驚いていました。ボストン地域で土曜日の夜にあんなに多くの若者がお酒を飲まずにいるなんて！　私は幸運なことに「若者のための」ミーティングについて依存症専門家から情報を得られたのです。金曜と土曜の夜に飲まない依存症者たちと一緒にいることで私はひとりぼっち

だと感じずにすんだのです。

　回復におけるこの時点では，自分がいちばんよく飲んでいたのが週末でしたから，回復ミーティングに参加する必要があるのは週末だけだと私は信じていました。本当の回復がいかに多くの努力を必要とするか，そして1週間のうちに多くのミーティングに自分が参加する必要があるなどと全く考えていませんでした。ミーティングに参加することで自分の依存症についての真実を知ることができたし，私の一日の生活の中に平和な瞬間がもたらされました。いったん参加しだしたら，私はしだいに自分のアルコール依存症という霧やゆがめられた考えの正体を見破ることができるようになっていきました。アルコール依存症は私の意識の中にある一つの声で，それはそれ自身を存在させ続けるために特別な方法で行動し考えるように私に語っていたのです。この12ステップの回復プログラムは，私がこの内なる会話に気づき，そこにある嘘から真実を切り離すことができるよう助けてくれました。もっと多くのミーティングに参加するようになり，私は自分の中にある考えを手放し始め，「勝ち組に対して」降伏する必要があることを理解しました。戦いは終わり，アルコールは私自身のいかなる考えや意志よりもより強力なのだとようやく理解することができたのでした。

2004年2月23日

　　これまでの何週間かで私はちょっとしたショック状態にあると感じている。大好きなアルコールを飲むという行動をやめるという誓いを立てているのだ。お酒をやめるのを実行するためにこれまであらゆることを試してきた。私は否認していたのだろうか？　私は——ずっとすべてを認めようと努力してきた。だけど私は今回すべてをうまく抑え込んでいるじゃないの——すごいことだわ。

　　私の人生のある時代が終わったということ？　私は飲まないと本当に同意したの？　なんてこと⁉　お酒は私の逃げ道であり，抵抗であ

り,「場所なんて関係ないわ」って考えであり, 友人であり, エネルギー
であり, 楽しい時間を保証するものであり, そして私は自分の 27 歳
にさよならを言おうとしている。それはすばらしい出来事で, ばかみ
たいな経験で, 私の人生の最もすばらしくて最もひどい時間だったけ
れど, すべて去ってしまった。ばくちは終わったし, もう一つの極楽
を見つけるときがきたのね。

　何回かのミーティングの後, 私は過去の記憶の洪水の中にいて, これ
から先のアルコールなしの人生に対しての恐怖でいっぱいでした。これ
は自分自身の飲酒に関しての終点なのだという事実を私は受け入れ始め
たのです。この回復プログラムをうまく機能させたいと思ったし, それ
によってより集中的な治療をせずにすませたいと思っていました。でも, 自分の中にはアルコールのある人生が終わってしまったということ
にショックを受けている部分もあったのです。

2004 年 2 月 29 日

　謙虚さ——私はアルコール依存症者。どんなにひどい気分だったか
を覚えていられるように毎日祈っている。そしてかつて自分自身を危
険な目にあわせていたこと, 再発によって感じた失望感や失敗の感覚,
飲まずにいることで感じる切迫感——つまり私がアルコール依存症だ
ということを覚えていられるように。昨日の夜, ミーティングではじ
めて話をした。テーマは謙虚さについてだった。「私はアルコール依
存症です」と大きな声で口に出して言ったのははじめてのことだった。
12 ステップの回復プログラムミーティングではじめて話したのが謙
虚さについてだった。ある男性メンバーが謙虚さを失ったことが依存
症の原因だと言ったので, 謙虚さを失いたくないと恐れている。アル
コール依存症は屈辱的だ。なぜなら人生のすべてがうまくいっている
かもしれないのに, でも依存症という一つの要因によってすべてがぶ

ち壊されるから。実際，私は自分がアルコール依存症だと話してくれる母親が必要だったし，母がそう話してくれたことで私は謙虚になれた。

　こんなに長い間，私はどうやっていろんなことを抑え込んできたのだろう。そして悲しくなって自分を非難し，また同じことを繰り返すのだろうか？　ある少女は私にこう言った。あなたの脳ミソは苦しんでいることを忘れて楽しみだけを覚えているのよ，悪い思い出はあなたの脳みそがテフロン加工されているみたいに滑り落ちてしまうのよ，と。もう一人の少女はこう言いました。彼女は毎日謙虚さを求めて祈り，アルコールの影響でしでかしたすべてのことを覚えているために，決して忘れないために祈るのだと。彼女はそれがミーティングに参加し続けなくてはならない理由であり，自分の過去を思い出させるために，新しくやってくるメンバーがお酒のために何をやってきたのかをともに見つめられるようにする場所なのだ，と言いました。

　「謙虚さ」はお酒をやめる前には全く考えたことのない概念でした。私の外側の世界での成功は私のお酒なしの生活を保障してはくれません。そして私は自分が回復する中で自信過剰になることや回復のために必要な取り組みをしなくてよいと考えるようになることを恐れました。ときおり，外側の世界では，私は失ったものがないから底辺のアルコール依存症者がやらなければならない取り組みの半分だけをすればよいと考えました。ゆっくりと，私はわかり始めたのです。底辺の依存症者たちの病気ほど進んでいなかったかもしれないけれど，ミーティングに一緒にいる他のみんなのように，私も全く同じ病気を患っているのだと。私はミーティングに参加している人たちが私について何と考えているかをイメージしたとき，そこにいる誰よりも私は高いところにいる，と確信していました。そしてまたときどき，こう思ったのです。私がお酒を飲んでやらかしたエピソードなんて，そこにいるみんなに比べたらそれ

ほどひどいものではない，と。しかし，私は彼らの話を，私たちの依存
症についての象徴として聞いていました。「もし自分の乗っている電車
が衝突事故を起こすと知っていたら，事故が起こる前に降りるだろう」
「アルコール依存症というエレベーターは一方向，下にさがっていくだ
けの乗りもので，でも，みんなどの階で降りることも自由にできるのだ」
ということです。これらの考えが私の中にしみ込んでいき，もし今自分
の依存症に対処しなければ，結果として私の人生をだめにしてしまうだ
ろうという事実を受け止められるようになったのです。

2004年3月16日

　　先週私は本当に機嫌が悪くて，自分でもどうしてなのかよくわから
　　なかった。別にバーのカウンターにいたかったわけじゃない……けん
　　か腰の態度を抑えられなくなっていたのだ。私はむしろ自分のまわり
　　で大酒飲みする人たちに混乱させられていた。なぜなら彼らはかつて
　　自分がやらかしたことを思い出させるし，無知や否認，依存，そして
　　楽しい時間を探すことのために本当に多くの人がお酒をたくさん飲む
　　ことに熱中していたのだから。私はまるで自分が何度も何度も暴力に
　　よって襲われているかのように感じたし，それをやめさせたかった。

　友人たちと出かけてバーにいたこの夜，私はまさしくものすごく混沌
とした場所の真ん中にただじっと立っているように感じていました。
人々は過去に私が望んだようなやり方でお酒を飲んでいました。男性た
ちは酔っぱらって私の方へよろめいて倒れ込み，私をバーの方へと押し
やるかのようでした。気の抜けたビールの嫌な匂いでいっぱいになり，
私はただ家にいたいと思いました。アルコールで自分を傷つける人々が
集まった有害な環境の中にいるように感じていたのです。お酒をやめた
最初の1年くらい，金曜と土曜の夜のミーティングに参加するとき，
「飲みに出かけるときの服」でドレスアップしていました。そしてミー

ティングの後に友人たちとバーに出かけていたのです（飲みはしません
でしたが）。私は完全にはアルコールのある生活を手放すことはできて
いなかったし，交友関係の輪の外に置いておかれたように感じたくな
かったのです。私は飲みに行って飲んでいる人たちのまわりにいること
に対する耐性について別の段階を経験していました。他の人たちより自
分はましだと感じる夜が何度かあったのです。お酒をやめている時間が
長くなれば長くなるほど，バーにいたいと思わなくなっていきました。
たいてい，何気なくちびちびと飲んでいる人たちのそばにいるより，大
騒ぎをして一気飲みをしたり何杯も飲んだりいる人たちのまわりにいる
ほうが，より強い引き金の作用があることに気づきました。私はいつも
効果があるように飲んでは酔っぱらっていたし，そしてかつて自分がそ
うやっていたように，過剰に飲むやり方で飲んでいる人たちのことがい
まだにうらやましかったのです。

　私の気分と身体的な健康はお酒を断っていることで欲求不満がたまっ
ていました。私は理由を探しました……そしてその答えは自分がお酒を
断ってまだ間もないからだというものでした。飲まずに正しいことをし
ていることで，健康的であると感じ続け，飲まずにいることに見返りを
受けるべきであると感じていました。何日もむしゃくしゃする日が続き，
二度と飲むことができないバーの前を車で通り過ぎるとき，音楽を大音
量で響かせました。私はおもちゃを取り上げられて腹を立てていたし，
人生は今や沈滞した苦痛に満ちたもので，何年も飲み続けたことのつけ
が回ってきていると考えていました。

2004 年 4 月 30 日

　アルコール依存症は人に染み付いていくものだ──ごまかされたり
賢くなったり。私は自分が飲みすぎだと知っていたけれど，全体を俯
瞰してみることもできていなかったし，自分のまわりのいくつかのこ
とさえきちんと見えていなかった。今や私は飲むことができないのに

　　　私は毎日飲むことばかり考えている。

　お酒を飲まなくなって最初の3カ月から4カ月の間，どれだけしょっ
ちゅう自分が飲むことを考えるかということにショックを受けていまし
た。私は毎日飲んではいなかったのに，それでも今や実に毎日お酒を飲
むという考えに取りつかれていたのです。過去にお酒を断っていたとき
は，また飲むことができると知っていたけれど，今はそのときとは違っ
て，回復プログラムに入ったことで，私の飲酒は終了を告げられたので
す。現実が始まっていました。生涯にわたって二度と飲んだりできない
のだろうか？　私は飲まずに生活することは「今日一日」という考えの
12ステップの回復プログラムを支えとしたときのみ可能になると信じ
始めていました。

◆他者の視点から

2004年2月29日

　　回復に取り組んでいない何人かの友人や知り合いが，かつて私に
　言った提案と考えはこうだった。
　　「君は昼から飲み始めていないじゃないか，アルコール依存症であ
　るわけがないよ」
　　「僕だって依存症者みたいに飲みもするし，そんなに飲まないとき
　だってある……そんなに飲まないようにしたらいいんじゃないの」
　　「記憶を失うまでに何杯飲んだかを数えて明らかにするべきよ，そ
　うすればそれより少なく飲めばいいんだから」

　お酒を断ってすぐ後，私は友人や家族に対して自分はアルコール依
存症で12ステップの回復プログラムを必要としていることを話しまし
た。何人かの友人たちは私が飲酒問題を抱えていると考えていたと認め

ましたが，断酒をベースとする回復プログラムを始める必要はないし過剰反応ではないかと言いました。それ以外の人たちは完全に支えてくれたし，私がアルコールを断つ必要があると同意してくれました。母は私が自分自身を依存症だと認められるようになる前にすでに依存症だと考えていました。しかしながら，父は私の飲酒がどれくらいの度合いかについては気づいておらず，私がアルコール依存症だと理解してもらうために私は父にすべてかくさずに話す決心をしました。このとき，私は両親によって自分がアルコール依存症だと再確認することを必要としていたのでした。両親がちょっとでも否認したら，それが再発の引き金になるかもしれないと恐れながら。その後回復していく中で，私が依存症だと知った人たちからさまざまな反応を受け取ることになりました。なかには専門家の会議で会ったセラピストもいて，「君はアルコール依存症者っぽくないね。見た目も良いし有能そうだよ」と言いました。そのうちに，私の依存症に対して人がどう反応するかがわかるようになったし，さらに私の断酒についての反応はその人がどうアルコールとつながっていたかや，依存症者に対して持っているイメージ，そして私の飲酒をどう考えていたかにに関係しているのだとわかったのです。

2004年4月29日

　今晩，私はすべてつじつまが合ったように感じている。友人の一人がこう言ってくれたのだ。彼女が私に共感できないと思ったという部分は，彼女が理論的に説明しようとした私の酔っぱらった行動だったのだ。彼女は問題の深さとそれまで気づいていなかったすべてを理解すると，泣き始めた。私は彼女が何年もの間続いた私の飲酒をよく知らなかったことをわかっていなかった。事実，彼女の前では私はコントロールしていたのだ。彼女はわかっているべきだったはずのことを何もわかっていなかったと感じていた。でも私は酔っぱらった翌日に自分を鞭打ってしゃんとさせ他人に気づかれないようにすることに

長けていた。それは計画的ではなく本能的なものだった。私はパズル
のかけらがすべて集まり絵が完成したように感じた。友人が共感でき
ないと思っていた行動の数々は，私がアルコール依存症者である結果
だったのだ。

　アルコールを断って最初の11カ月の間，私の90%は自分を依存症
だと確信していたけれど，残りの10%はまだ否認している状態でした。
友人や家族が，私が依存症だということを疑ったとき，そのことが自分
の依存症を否認し飲み続けたいと願う10%の部分をよりパワフルにさ
せました。だから，回復プログラムの外側にいる人々とこの問題を話す
ときには注意深くなる必要があったのです。なぜなら私はとても弱く不
安定だったから。アルコールを断ったはじめの頃の感情や気分はロー
ラーコースターと同じなのです。私を完全だと感じさせていた自分の外
側にあるものへの信頼がゆっくりと私の期待を裏切っていっていること
に私はしだいに気づいていきました。人生からアルコールが切り離され
ることは，心の平静を乱しました。私は新たなバランス感覚を見つける
ように強いられていたのです。完全に回復するために，内面の深いとこ
ろでスピリチュアルに成長し，神を信じることを学ぶ必要があるのは明
白でした。

第8章

心の空白を埋める
—スピリチュアリティ，宗教，それとも酒で埋めるのか—

　スピリチュアリティと信仰は，アメリカ人の人生における大きな力であり，人生に意味や目的，枠組みをもたらします。実際に，アメリカ人の95%は神を信じており，92%は特定の宗教を信仰し[1]，76%は定期的に祈りを捧げ[2]，26%は瞑想やリラックス法を練習しています[3]。このような信仰の真の力とは，スピリチュアリティや信仰が命を救い，自分自身を変え，精神的にも肉体的にも癒してくれたと，人々が証言していることでおわかりでしょう。皮肉にも，歴史を振り返ると，人はこのような信仰のために抑圧され，争ってきました。

　スピリチュアリティと宗教はお互いに関係し合っていますが，それぞれを区別することも重要です。宗教には「集団や個人で神やハイヤーパワーへの特定の信仰を共有し，信仰の表し方を定めた礼拝や儀式，組織がある」[4]といった特徴があります。スピリチュアリティは人によって異なる体験であるため，その構造を定義することは困難です。多くの人にとって，自分の外側にある力や，信仰につながるというのは非常に個人的な反応であり，実践です。この自分の外側にある力とは，神，アラー，イエス・キリスト，シバ，ハイヤーパワー，ユニバース，その他分類で

きないものまで，さまざまな名前で呼ばれています。スピリチュアルは
文字通りの意味よりも，例えでお話ししたほうが理解しやすいでしょう。
「風は非常に強くて，その存在を感じることができますが，それ自体を
見ることはできません。他のものへの影響によって，そこにあることが
わかります。大きな木，草，波がその力でなびくのです。まわりに注意
を向けると，ずっと前からそこにあったと気がつきます。そういった言
い表せないものなのです」[5]。

　宗教は人が自分の神であると考えるものとの精神的なつながりを深め
る場となります。反対に，習慣や家族の伝統としての宗教があり，自分
の理解する神に精神的につながっているわけではないという人もいるか
もしれません。スピリチュアルは宗教とは関係ないという人もいるで
しょう。スピリチュアリティは，通常は組織化された宗教のように構造
化されておらず，人は自分なりのやり方で生活に組み込んでいます。ス
ピリチュアリティと宗教は，違いはあっても，どちらも比べようもない
充実感，癒し，平安を与えてくれます。

スピリチュアリティ，宗教，癒し

　現代の医学は日進月歩で，不可能とされてきた病気に対する治療や医
療が今や現実のものとなっています。この技術や知識のおかげで，人は
医師に絶大な信頼を寄せるのですが，限界を思い知ることもあります。
ハーバート・ベンソン博士はハーバード大学医学部の准教授であり，心
体医学研究所（M/BMI）の創設者です。ここは現在，マサチューセッ
ツ総合病院と提携している，心体医学のためのベンソン・ヘンリー研究
所として知られています。ベンソン博士は，瞑想のような精神的な鍛錬
と，健康増進と慢性疼痛，ストレス関連の病気，心疾患からの回復との
関連を調べた大規模な調査研究を先駆けて行いました。ベンソン博士は

はじめて医学にスピリチュアリティや癒しを持ち込んだ西洋の医師の一人です。42 の研究をそれぞれ分析したところ，宗教的な関わり合いは人生の期待値を 29％まで上昇させ[8]，高血圧やうつの発症率を減少させることがわかりました。ベンソン博士の研究を裏付けるように，宗教や瞑想は慢性疼痛やコレステロール値，がん患者の疼痛や不安を減少させるといったはかりしれないメリットがあることがこの調査でわかりました[9]。

　ベンソン博士の研究の基礎は，リラクゼーション反応（RR）という，巷で人気の瞑想によって得られる生理的な状態のことです。RR がアドレナリン，ノルアドレナリン，コルチゾールの分泌の引き金となる，戦うか逃走するかのストレス反応の影響を和らげるのに高い効果があるということが，この調査で示されました。これらのストレスホルモンの放出は，不安や，軽度から中度のうつ，月経前症候群，心臓発作，不眠症，不妊症など，さまざまな不調を時間の経過とともに引き起こします。ベンソン博士は，ストレス反応に効果的な治療はないが，反対の反応である RR を「誰もが自分の中に持っている」と報告しています。そして，RR を呼び起こすために，いつもの思考の連続を打ち破ることが重要だと付け加えています。RR を引き出すためには二つのステップがあります。一つ目は，言葉や宗教的な祈り，宗教に関係しないフレーズや筋肉運動を繰り返すこと，二つ目は，心に浮かぶいつもの思考を無視して，この繰り返しに戻ることです。

　ベンソン博士の最初の研究では，RR を呼び起こすもっとも一般的な方法は，キリスト教やユダヤ教，イスラム教，ヒンズー教，仏教などの宗教の祈りを繰り返すことだとしています。*Beyond the Relaxation Response*（リラクゼーション反応の向こうに）という著書の中で，ベンソン博士は信仰という概念について，信仰とは「高い幸福感」[10]を導く内なる平和を生み出す個々の信念と RR を結びつけるものである，と述べています。信仰とは，宗教やスピリチュアリティと対比して考えると，

「力への幻想と現実に対する信頼と忠誠心」であり，宗教と関係することもあればしないこともあります[11]。ベンソン博士は「自分に焦点を当て，身体の自然治癒力で悩める心を取り除き，その人にとって人生でいちばん大切な信念を用いると，言い表せないような平穏が訪れる」[12]と確信しています。ベンソン博士はAAのような回復のためのミーティングで祈ることは脳の下層皮質での活動であるRRを呼び起こし，回復プログラムをよく聞いて吸収できるようにしてくれると考察しています。

　個々のスピリチュアルや宗教の実践に加えて，信仰に基づいたコミュニティもまた，全体的な幸福感を高めてくれます。ベンソン博士は，スピリチュアルや宗教のコミュニティや支援グループでの付き合いは，心身の「元気回復」に役立つと報告しています。研究では，「ソーシャルサポートや所属感，宗教上の関わりから生まれた楽しい人付き合いは，『怒りやストレスの悪影響を和らげるのに役立ち，健康に導く生物学的な反応の連続を引き起こす』」ことを示しています。家族や友人との社会的なつながりが強いと死亡率が下がることが，調査結果で示されました。スタンフォード大学医学部とカリフォルニア大学バークレー校で行われた研究では，乳がん治療の10年後，支援グループに参加した女性はそうではない人に比べて18カ月長生きをしたという結果が出ています[13]。ダートマス医科大学の研究では，コミュニティや社会的なグループに参加していた心臓の外科手術を受けた患者は，3倍長生きしたと報告しています。ベンソン博士は宗教やスピリチュアルの団体が，信仰の他にも，「十分な」社会的な相互関係を築く手助けをするようにすすめています。実際に，社会的な孤独は深刻な健康問題を引き起こすという研究結果が出ています[14]。

　コロンビア大学の国立依存症と物質乱用に関するセンター（CASA）の研究結果は，スピリチュアルや宗教の社会的なネットワークに参加することは，アルコールや薬物使用を減らすと指摘しています。家族の宗教的な価値観や信念が，若者に保護的な影響を与えることがわかりまし

た。特に，父親の信仰は，思春期の少女のアルコールや薬物使用にかなり影響があります。両親が教会へ通うことは，子どものアルコール使用率を下げ，アルコールの使用に否定的な見方をするようになることに関係しています。さらに，子どもは両親が宗教的な礼拝に出席していると，同じように出席するようになり，宗教を重要なものだと考えている子どもは薬物を使用しにくくなります。CASAの調査では，友だちが誰も礼拝に出席していない子どもは，ほとんどの友だちが礼拝に出席しているという子どもに比べて4倍もアルコールや薬物使用のリスクが高くなることがわかっています。薬物を使用している子どもは，宗教から遠ざかるようになります。大人にとっても「予防と回復の両方を保証するもの」[15]として，宗教や社会的なグループが役に立ちます。これらの社会的なネットワークは，所属感，何かの一員であるという感覚を生み出します。CASAは，グループ力動やグループのプロセスの中で参加者が癒されたりサポートされたりといった，スピリチュアルを超えた影響を回復の12ステッププログラムが与えていると報告しています[16]。

アルコール：手っ取り早い解決法

　アルコールはアルコール依存症者の人生において，強力な力となります。ですから，依存症者が何でもできるのは薬物の効果であり，アルコール依存症者は友だちや愛する人，子どもよりもアルコールを選び，アルコールはこの世の何者にも勝るのです。通常，ほとんどのアルコール依存症者は，自分の内側に悪いところがあったら，外側にあるもので手っ取り早く解決できると考えています。飲酒は問題から逃げる方法なので，感情的，精神的成長を妨げてしまいます。エルビン・モートン・ジェリネック医師はアルコール依存症の理論と治療の専門家であり，アルコール依存症の疾病概念の研究者ですが，「酩酊は，より良い生活，感情的，

知的な努力なしで到達できる（しようとする），より良い状態へたどり
つく手っ取り早い方法」[18] だと考えています。実際に，多くのアルコー
ル依存症者は「飲み始めてすぐにアルコールから得られる感覚は『魔法』
のように，即効性があってすばらしく，途方もないものだ」[19] と説明し
ています。労力も時間もかからずに，この飲み物は神のように人と向き
合い，腹を割らせてくれます。心理学者のウィリアム・ジェームス氏は，
アルコールの不思議な特性について，次のように言っています。「人に
対するアルコールの強い影響力は，人間の不思議な能力を刺激しますが，
普通はしらふになると客観的な事実と辛らつな批判を受けて現実に引き
戻されるものです。しらふだと人付き合いは減り，付き合う人を選び，
相手にノーと言いますが，酩酊していると，打ち解けて一体化し，何に
でもイエスと言います。アルコールは人にイエスと言わせる最大の刺激
因子なのです」[20]。まるでアルコールには，人を限界のない状態にして
しまう力があるようです。そして，しらふとは，人を現実に引き戻すこ
となのです。

　アルコールは普通の酒飲みにとっては二つの段階がありますが，血中
濃度が 0.005％（ゆっくり濃度が上がるものも含めた，さまざまなアル
コール飲料の平均値）にまで達すると，社交的になったり，エネルギー
が沸いてきたり，リラックスできたり，幸福感が増したりといった，心
地良い効果が得られます。このレベルの後の，次の段階に入ると，不快
な気分や吐き気，めまい，ふらつきなどがあらわれます [21]。逆に言えば，
大量に飲酒するアルコール依存症者は，不快な感情や第二段階の症状も
経験せず，覚えてもいないと言っています。そのかわり，飲むごとに多
幸感に浸り，ブラックアウトを起こして酔いつぶれてしまうのです。

　はじめのうち，アルコール依存症者は魔法の「治療法」を見つけたと
思っています。アルコールは人付き合いの場面でもうまくやれているよ
うな気にさせてくれたり，生活に刺激をもたらしてくれたり，偽りの安
息の境地に至らせてくれます。しだいにアルコールは依存症者の生活で

重要なものとなり，現実からの逃避というだけでなく，さまざまな問題の解決手段と考えるようになります。ビッグブックでは，アルコール依存症者は次のように飲酒を経験していくと述べています。「その感覚は非常にわかりにくいので，アルコールが有害なものだと気がついたときには，正しいことと間違ったことの区別がつけられなくなっています。依存症者にとって，その生活はごく普通のもののように思えます。依存症者は落ち着かず，いらいらしていて，不機嫌ですが，数杯，引っかければすぐにまた安らぎと満足が味わえるのです」[22]。いっときの偽りの心の状態を，永久的な，現実のものにしようとしているようです。進行中のアルコール依存症者は，苦痛を和らげ，万能感を得る，生きるための地図としてアルコールを使用しているのかもしれませんが，それは間違った地図です。あるアルコール依存症者はこう言っています。「酒を飲んでいるアルコール依存症者は，美しく細やかに描かれた金星の地図を手に地球でさまよっているようなものさ」[23]。

　あらゆる点でアルコール依存症者はアルコールに夢中になっていきます。しかし実はそれは袋小路のようなもので，高機能アルコール依存症者は心の中がうつろで空虚だと感じています。実際に，飲酒をすると恥や罪悪感を抱きます。魂に穴が開いていて，アルコールや別の悪習でそれを埋めようとするのですが，その穴は「神レベルの大きさ」で，スピリチュアルにしか埋められないのだとアルコール依存症者は言います。ある高機能アルコール依存症者は，「私をしらふにさせたのは，スピリチュアルな空虚感だった」と言っています。精神分析の生みの親であり，ジークムント・フロイトの同僚でもあるカール・ユングは，アルコール依存症のクライエントについてこう言っています。「アルコールへの渇望は，万能感に対する精神的な渇望と低次元では等しいといえる。古い言葉で言うと，神との合体である」[24]。心の空白を埋めるためにアルコールへと向かわせるこのサイクルは，アルコール依存症者の心の中の空虚感を実際には悪化させます。「『手っ取り早い解決方法』を探し求めても，

薬物やその他の物質では必ずしも満たされず，スピリチュアルな現実に飛躍し，『安直なスピリチュアリティ』，つまり，手っ取り早い『スピリチュアルな解決方法』を探し求めることになります。『薬物に神を見つけ出すこと』は，精神的な死を招いても不思議ではありません」[25]。

スピリチュアリティ，宗教とアルコール使用の関係性

　依存症の専門家は，アルコール依存症からの回復にはスピリチュアリティと宗教が重要だと認めています。ヴェイラントは著書 *The Natural History of Alcoholism*（アルコール依存症の自然史）の中でこう言っています。「アルコール依存症の治療について，カール・マルクスの『宗教は大衆のアヘンである』という格言が非常に重要な治療上の本質を言い表しています。宗教は，薬物乱用やアルコール依存症者など，敗北感や嫌悪感，無力感を抱かせる回復困難な習慣の犠牲者に，安心感を与えてくれるものなのかもしれません。彼らが回復するためには，自尊心や希望の強力な新しい源が見つかっていなければなりません。宗教はその源の一つです」[27]。マリガンは，スピリチュアリティと宗教は「信念を持った人にとって重要な」ものだと感じており，クライエントには宗教のコミュニティでサポートを受けるようにすすめています。しかしマリガンは，スピリチュアルなものを信じないアルコール依存症者にとって，「自分の外側にあるもの」を回復のために信じることが重要だと気がつきました。コーエンは，スピリチュアリティと宗教は資源であり，サポートシステムになりうると強調しています。そこは「人が力を凝集させられる場」なのです。許しや復活といった宗教的な課題も，病気がもたらす負の影響からアルコール依存症者を癒してきたと，コーエンは気がつきました。デューダは「（回復の作業は）このエネルギーや自分より大きな力なしでやれるとは思えません」と言っています。そしてこの力は「神」

と呼ぶ必要はないのだとも付け加えています。スコルツェリはアルコール依存症者が何かしらのハイヤーパワーを信じることは,回復に有利だと感じています。キャロンは,ハイヤーパワーは「最高のもの」であると信じており,「多くの人が,回復の12ステップを通して神への信仰を再発見したり,信仰が生まれたりする」のを見てきました。レビーは回復におけるスピリチュアリティや宗教を重視していませんが,「ある人にとっては役に立つかもしれないが,他の人にとっては適切ではないかもしれない」と考えています。そして,アルコール依存症者が「人生の意味」を見つけることが重要だと付け加えています。

　スピリチュアルな回復プログラムの研究は,12ステッププログラムを利用して行われました。CASAの研究では,スピリチュアリティと宗教,飲酒習慣の関係性について,次のような結果が出ています。

- 宗教的な信仰を重要視していない大人は,飲酒率が1.5倍以上,大量飲酒率は3倍である。
- 宗教の礼拝に参加したことのない大人は,飲酒率が2倍,大量飲酒率が7倍である。
- 信仰を持たない10代の子どもは,大量飲酒率が約3倍である。
- 宗教の礼拝に参加したことのない10代の子どもは,飲酒率が2倍,大量飲酒率が3倍である。
- 宗教を持たない大学生は,カトリックやプロテスタントに入っている大学生よりも高い割合で飲酒し,大量飲酒をするという報告がある。
- 治療に加え,12ステップのようなスピリチュアルなサポートグループに参加している人はしらふを継続しやすい。
- 順調に回復しているアルコール依存症者は,再飲酒している人より,信仰やスピリチュアリティの度合いが強い。[28]

　CASA は一般に，宗教やスピリチュアルに参加することは所属感を生み出し，アルコールや薬物に頼る必要性を下げ，そういったものに抵抗できるようなサポートを与えてくれると報告しています。これらの研究の解説によると，ユダヤ教やキリスト教のような宗教は，ほどほどにたしなむことを推奨していますが，イスラム教はアルコールを全面的に禁止しています。したがって，こういった宗教を信仰している人は，断酒するか，教えを守って少量しか飲みません。さらに CASA は「ハイヤーパワーとのつながりが，物質使用が不必要になるくらい欲求を満たし，将来に対しての希望や，物質使用の機会に耐えられる強さをもたらしてくれるので，使わなくなるのである」[29] と報告しています。別の総合研究では，さまざまな研究を再調査し，その結果を合わせ，18 中 17 の研究で，また研究対象者の 89％で，宗教はアルコール使用を減らす要因になると結論づけています [30]。さらに，M/BMI の調査では，瞑想に常日頃から取り組むことは，薬物乱用を減らすことに関係しているということがわかりました [31]。

　インタビューを行った高機能アルコール依存症者たちは皆，主にキリスト教の家庭で育っていました。しかし，ほとんどの人がしつけられてきた宗教を本当には信じていなかったと述べ，またそうでなくても，高校に入る前にはその宗教を信じるのをやめてしまっていました。ある人は，「教会とけんかした」といい，別の人は「神を憎むように」なりました。この二人は，大学にいるうちは信仰を失っていた，と述懐しています。一人は「大学に幻滅して神に怒っていた」，もう一人は「神があまりに聡明すぎる」と感じ始めていました。宗教に所属し続けた人もいましたが，高機能アルコール依存症の二人の男性は，若いときに聖職に就きかけたと言い，ある高機能アルコール依存症の女性は，修道女になろうと考えたが，酔っぱらって処女を失ったためにその選択肢は不可能になったと話しました。純粋に自分がスピリチュアルだと考えている高機能アルコール依存症者はほんのわずかです。若いときに宗教を強いられたと

感じている人ほど，スピリチュアルな回復プログラムに自分が参加していることに，はじめはためらいを表します。高機能アルコール依存症の人たちは，ものごとを解決したり，コントロールしたりする自分の力を過信しがちです。スピリチュアリティとは，自分が抵抗することを手放すということも意味しています。組織的な宗教やスピリチュアリティ，自分の信じるハイヤーパワーとの関係性があってもなくても，こういった高機能アルコール依存症者たちは，12 ステッププログラムに溶け込み，しらふでいられます。

　ある調査研究では，スピリチュアリティや宗教がいかに 12 ステッププログラムとの関係に影響を及ぼしているかに焦点を当て，信仰が，誘惑に対しての気づきを高めたり，順応性のある対処法を学んだりする手助けとなるだけでなく，12 ステップのグループとの関係を間接的に長続きさせるということがわかりました[32]。別の研究では，宗教を持たない人は，12 ステップミーティングに，より参加しやすいということがわかっており，強い宗教的信仰は，こういった種類の治療には障害になるかもしれないということが示されました[33]。アルコール研究誌（*Journal of Studies on Alcohol*）で発表された研究では，「患者のスピリチュアリティの段階と，プログラムのスピリチュアルの方向性の組み合わせが良くなくても，治療の早期中断という結果にはならない」うえに，断酒率にも影響しないと報告されています[34]。スピリチュアリティの段階が低い患者が，スピリチュアルではないプログラムを受けると，治療の結果は乏しいものになります。そこで，研究者は，特定の信仰には関係なく，スピリチュアリティに基づいた回復プログラムに関わることで良くなっていくのだと結論づけました[35]。12 ステッププログラムにはじめて参加した人は，プログラムのスピリチュアルな性質を，宗教や神聖なものと誤解します。自分の過去に恥の気持ちや罪悪感を抱いているアルコール依存症者は，罪人のように感じたり，人より劣っていると感じたりしたくはないので，この固定観念から，最初はこのプログラ

ムにうんざりするでしょう。しかし，このプログラムの本当の意味——スピリチュアリティとは，完璧であることの中にあるのではなく，自分の不完全さを受け入れることの中にあるということがいずれわかるでしょう[36]。

スピリチュアルと宗教を体験する

　アルコール依存症者の回復を可能にし，飲酒欲求を下げてくれる，スピリチュアリティと宗教の鍵となる要素とは何でしょうか？　人は通常，辛いとき，意味を探しているとき，成長して変わろうとしているとき，平穏を求めているときにスピリチュアリティや宗教をよりどころにします。スピリチュアルや宗教の体験は，人生をさまざまな方法で変えてきたものとして，数多く報告されています。そのような体験は種類や結果もさまざまなものが記述されていますが，科学はその要因を正確に指摘することはできずにいます。

　依存症から回復した人にとって，古い習慣を繰り返さないためには，考え方を変えなければなりません。アルコール依存症の回復プログラムでは，認知行動レベルからスピリチュアルレベルまでに個人の変化を起こすことを目的としています。依存症の専門家の多くは，アルコール依存症者は自分が依存症から抜け出せないと考えており，アルコールに対して無力感を抱いていると考えています。したがって，変化や希望でさえも，外側にある力からもたらされる必要があるのです。12ステッププログラムの中の12番目のステップは，たゆまぬ変化と回復に導く，自分より偉大な力につながるものになっています。最終的に，多くの人がこの偉大な力とのつながりを感じ始め，自分の意志では不可能な方法で変わっていくのは，スピリチュアルな体験を積み，スピリチュアルな目覚めを得てからになります。

　スピリチュアルと宗教の体験については，歴史の中でさまざまな方法でさまざまな人たちによって定義され，書き記されてきました。ビッグブックでは，この体験には二種類あるとされています。一つ目は，多くの人がスピリチュアルや宗教の体験と聞いて思い浮かべることかもしれませんが，感情やものの見方に大きな変化が起こることで，「突然，劇的な変化を起こす」ということです。二つ目は，12ステッププログラムのメンバーの大半が経験し，ジェームスが「教育的な多様性」と名付けているものです。「メンバーはゆっくり時間をかけて成長し，人生の出来事への反応に大きな変化が起こります。その変化は自分一人では起こりえなかったものだと気がつきます。やがて，自分自身より偉大な力である，思いがけない内なる力に行き当たります」。この力に気づくことが，スピリチュアルな体験の「本質」だと考えられています[37]。

　スピリチュアルと宗教の体験は，依存症以外の分野でも研究されています。ベンソンは，ほとんどの人がこの二種類の体験をしていることに気がつきました。そしてそれを「とんでもない魔法のような出来事であり，その出来事が起こった時間と状況を明らかにすることは非常に難しいことで，神の力で導かれたとしか思えません。人生における変化とは，それを自分が必要として求めたとき，あるいは何か雲の中にでも漠然と求めたときに起こることではないでしょうか」と，説明しています。ベンソンは，リラクゼーション反応（RR）を練習した人の25％が「パワーやエネルギー，神の力がみなぎる感じ」といったスピリチュアルな体験をしており，病気の症状が軽減したと報告しています。エリザベス・ギルバートはニューヨーク・タイムズ・ベストセラーの『食べて，祈って，恋をして』の著者ですが，インドのアシュラムで瞑想をしていたときのスピリチュアルな体験について，言葉豊かにこう述べています。

　　私は突然，宇宙の働きについて完全に理解しました。私は身体を離れ，部屋から出て，地球を旅立ち，時間も超えて，無の境地となりま

した。無とは，無限の平和と英知のある場所です。そして，意識と知
性の場でもあります。無とは神であり，自分が神の中にあるというこ
とでもあります。わたしは豆粒のような宇宙であり，宇宙と同じ大き
さだということでもあります。これは幻覚ではなく，私が感じたこと
です。非常に根幹的な体験でした。きっと，これが天国というものな
のでしょう。私が知っている中で最も深い愛情であり，想像していた
以上のものでしたが，幸せいっぱいというわけではありません。刺激
的なものでもなく，ただ長い時間，錯視画を見て，トリックを見破ろ
うと目を見張っていたら，突然，知覚が変わって二つの花瓶だと思っ
ていたものが，実は二つの顔だったと気がつくのです。そう，今では
はっきりとそれが見えます！　いったん錯視画を見抜くと，もう二度
と元のようには見ることができなくなります。[38]

　ベンソンはアスリートが「ゾーン」と呼んでいる極限の集中状態につ
いて述べています。これは，アスリートが「すばらしい幸福感に満ち，
時間が経つ感覚もなく，努力も苦にならない，ポジティブシンキングで
いられる体験」[39]をすることを，スポーツ心理学者が発見したものです。
あるテニス選手はゾーンについてこう言っています。「ゾーンは極限の
集中状態で，半分意識が飛んでいるような幸福感に包まれた状態になり
ます。催眠に似た状態になり，トッププレイヤーが最高のパフォーマン
スができるようにしてくれるのです」[40]。さらにベンソンは，より極限
状態で急激に起こるものを，絶頂体験と名付けています。スタンレー・
R・ディーン医師はフロリダ州にあるマイアミ大学の精神医学の教授で
すが，この絶頂体験について次のように述べています。「この体験は言
葉では言い表せないような，超人的な変容を促します。心は神の力で酔
いしれ，ぐらぐら揺らめいて，大いなる喜びと偉大なる言葉を手探りで
探し求め，超越的なビジョンを描きます。しかし，いまだに十分な言葉
が見つかりません」[41]。ベンソンは患者にはこの類まれな絶頂体験を得

ようと努力することはしないようにと言っています。それは，そうやって期待することで，リラクゼーション反応（RR）を引き起こすのに必要な，焦点に集中することが妨げられてしまうからです。また，リラクゼーション反応（RR）によって引き起こされる，平穏で元気が出る感覚には，患者によって幅があることがわかりました。神聖な体験は誰の生活にも起こることで，過去のニューズウィーク（*Newsweek*）の調査でも，アメリカ人の45％が瞑想中に，68％は子どもが産まれたときに，26％はセックスのときに神聖な感覚が起こると報告されています[42]。

　スピリチュアルな体験は，強烈な衝撃を与えますが，その効果は長続きしません。ある高機能アルコール依存症者は更生施設にいたときに，「稲妻に打たれたようなスピリチュアル体験」をしました。しかし彼は自宅へ戻ったとき，まだ感情的な痛みを抱えており，それが12ステップへ取り組むモチベーションになっていました。この12ステップこそが，スピリチュアルな目覚めを導き，恒久的な変化を起こすものなのです。他には，スピリチュアルな目覚め，心理的な変化，信仰の目覚め，転換，再生といった言葉も使われるでしょう。また他には，宗教的な意味をより強く含むものがありますが，この体験は絶対的であり，宗教に所属している人にとっては珍しいことではありません。12ステップはこういった目覚めが生まれるように作られており，この目覚めはアルコール依存症を回復に導いてくれるものです。ビッグブックには，精神的な目覚めは「アルコール依存症からの回復をもたらすパーソナリティの変化」[43]だと書かれています。12ステップと12の伝統は12＆12として知られていますが，次のようにまとめています。「スピリチュアルな目覚めについては，目覚めた人と同じだけの数の定義があります。しかし本物の体験には，他のものにも共通する何かがあります。人がスピリチュアルな目覚めを体験したとき，いちばん重要なこととは，以前には非力で頼る人もおらず，できなかったことが，今ではできるようになり，感じることができ，信じることもできるようになったということで

す。そして，自分が少しの正直さと寛大さ，人を優先する気持ちと心の平安，自分が無力であることを愛する心を持っていることに気がつきます」[44]。

　長く続くスピリチュアルな目覚めについては，ベンソンが『ブレークアウト！』という著書の中で書いています。本書は，過去の心のパターンを打ち破るような，心身に与える衝撃を読者自身が起こせるようになることを目的に書かれています。ベンソンは，「ブレークアウト」について，「健康，自己への気づき，より生産的な関係性を高め続けている状態」[45]だと述べています。また，多くの人が，祈りの後や神の存在を感じたときに，このブレークアウトを体験するとも言っています[46]。さらに，このブレークアウトを体験してから，アルコールや薬物などの問題を乗り越える取り組みを始める人が多いと報告しています。ブレークアウトには四つのステージがあります。(1)心身の困難な状況，(2)ブレークアウトの引き金を引くまたは手放す，(3)絶頂体験に続けてブレークアウトが起こる，(4)「新たな通常の状態」に戻る，これはパフォーマンスや心身のパターンを高め続けている状態です[47]。ベンソンはブレークアウトによって頂点を超越することができ，永久に続くスピリチュアルな目覚めを得ることができると気づきました。次のような体験を報告してくれた人へのインタビューだけでなく，科学的で歴史的な調査にも共通の特徴が見られます。

- 一体感：境界は取り払われ，人は自然や他人，神との強い一体感を抱きます。さらに，心と体，魂の融合を感じます。
- 神秘の感覚：向こうには何かがあるという確信を抱きます。
- 断酒に対する新しい動機づけ：強いスピリチュアルな洞察が，根底から人生を変えたいという意欲を刺激します。
- 時間を長く，流れるように感じる感覚：時間が止まったように感じたり，ゆっくりに感じたり，もしくはスピードアップした

　　　　　ように感じます。
　　▪ 秩序と調和，人生の意味，神，自分自身についての強く心に残る考え：
　　　　　人は宇宙に自分の居場所を見つけ，目的意識だけでなく，
　　　　　謙虚さも持てるようになります。[48]

　ジェームスは著書 *Variety of Religious Experience*（さまざまな宗教
体験）の中で，信仰への目覚めの体験について，何章も割いています。
そして，目覚めを経験したのが信仰を守っている人であってもそうでな
くても，その体験が自分の本質的な部分をどう変えたのかを説明するこ
とは非常に難しいことだと述べています。この変化についてのジェーム
スの考えの一つは次のようなものです。「私たちはある考えや行動を繰
り返します（アルコールを飲むこともそうです）。しかしある日，その
考えの本当の意味がはじめて私たちの中にひらめき，行動は突然，教訓
に変わります。わかっているのは，感情は麻痺していて考えも冴えず，
信仰は冷め切っているけれど，本当は熱く生き生きしたものがあり，そ
れは私たちの中で成長し，再結晶化する必要があるということです」[49]。
　いかなる種類のスピリチュアルもしくは宗教的な目覚めがあっても，
飲み続けていたり，降伏せずにいたら，アルコール依存症から回復する
ことはできません。ジェームスはひどく飲んだ後に感じる強い心の痛み
は後悔であると気づいた，あるアルコール依存症者の話をしました。彼
は宗教的な改心はしたくないと言っていましたが，ある日，「神の愛を
強く感じ」，目覚めの体験をしたのです。しかし彼は自分にも，自分の
理解する神にも，飲まないという約束も，降伏するという約束もしませ
んでした。そして，「たくさん飲んで酔っぱらって家に帰りました。彼
は自分のことを恥じ，ベッドへ入ると大泣きしました」[50]。飲酒は，人
とスピリチュアルなものとのつながりを遮断してしまいます。この話は，
宗教を持ち，自分をスピリチュアルだと考え，スピリチュアルな体験も
したことがあるアルコール依存症者であっても，回復し続けるためには，

積極的にやろうという気持ちと，回復プログラムが必要だということを
示しています。

今だからわかること：筆者の振り返り
〈過去の日記から〉

◆スピリチュアリティ，宗教，癒し

　スピリチュアリティは，私が12ステッププログラムを始める何年も
前，私の人生の一部分でした。私はローマカトリック教徒の母と，ユダ
ヤ教徒の父に育てられましたが，二人とも熱心な信者ではありませんで
した。両親はいつも，私には自分の宗教やスピリチュアリティを決める
自由があると言っていました。子どもの頃，私は「神」がいるという感
覚を持っており，寝る前にはお祈りをしていました。特に何かが怖いと
きや，何か欲しいものがあるときには，必ずお祈りをしていたものです。
私は12年間，飲酒を続けていましたが，その間，スピリチュアリティ
な感覚からどんどん切り離されていくのを感じました。しかし数カ月間，
断酒しているうちに，このスピリチュアルなつながりが戻ってきました。
さらに，私が心体医学研究所（M/BMI）の患者であり，スタッフであっ
たときに，スピリチュアリティの種はより深いところに埋め込まれまし
た。私は心も体も病んでいたので，瞑想や祈りといったスピリチュアル
な取り組みに心をひかれました。実際に，私はそこに身を置いたときに，
心の平安だけでなく，大きな癒しも体験しました。しかし同時に，私は
かなりのアルコールを飲んでいました。飲酒することとスピリチュアリ
ティの間に，真の葛藤がありました。しらふでいることで，私のスピリ
チュアルな世界は育ち，成長し続けることができます。スピリチュアリ
ティや神と未熟な関係から始めたことが，やがて成長し，花開くのです。

2001 年 1 月 16 日，24 歳

スピリチュアリティを生み出し，強く求めようとする苦しみとはいったい何だろうか？　苦しみとは，答えを出したり，この痛みが終わるという希望を持ったりするために必要なものなのだろうか？　それとも人生がはかないものだと，残酷にも思い知るためのものなのか？　保障されていることなど何もなく，何かを失ってはじめて，永遠に続くものなどないということに気づく。しかし，このことに気づいたことで，私は人生の見方を根っこから変えることができた。

私は心や身体に痛みを抱えているときに，スピリチュアルなつながりがいちばん深く持てました。真夜中にたった一人で目が覚めて，不安でいっぱいだったことを思い出します。物音ひとつしない，漆黒の夜でした。そのとき，私は自分を慰める力が自分に備わっているのを感じました。この力を「神」と呼ぶことにしたのです。

2001 年 1 月 31 日

瞑想をしたり，礼拝堂へ行ったり，哲学的，心理学的な研究をすることで，もっと神に近くなりたい。私は昨日，こう決意した。雲が晴れるように，それは偶然，訪れたものだったが，もしかしたらそうではないのかもしれない。

私は飲んでいた最後の数年間，自分がスピリチュアルなものを追い求めていると感じていました。自分のこういう思いに取り組めたらよいと願っていたし，神が私を平和に導いてくれると期待もしていました。しかし，私がその点で成長をするためには，アルコールを私の人生から取り除かなければいけないということを，私はまだわかっていませんでした。

2001 年 3 月 23 日

　　私の中の平和な世界は，心体医学研究所（M/BMI）のおかげで実
現できるようになった。この平和で澄み切った清らかな感覚は，ヨガ
やランニング，呼吸法をやっているときに湧き上がってくる。アルコー
ルの世界はそれほど魅力的ではないと思わせてくれるのが，この平和
な場所だ。この世界は満ち足りている。アルコールに対する渇望を私
の中のこの平和な世界へと，どんどん変えていきたい。きっとできる。

　心体医学研究所（M/BMI）で学んだスピリチュアルな実践は，身体
の調子を回復させるのに役立ちました。しかし私はまだ飲み続けていた
ので，その恩恵をすべて授かることはできていませんでした。ヨガや瞑
想といったスピリチュアルな平和に憧れている自分もいましたが，アル
コール依存症の自分は，酊酊を必要としていたのでした。

2001 年 11 月 28 日

　　スピリチュアリティ，神──私は静けさの中にいるときも，仕事を
しているときにも，その存在を感じる。そういうときは，私が一生懸
命，人生につながろうとしているときだ。そしてこれは，自分が人生
で正しいところにいるかどうかを知る方法なのだ。最近まで，私は付
き合い（飲酒）のために，神から距離を置いていたが，それでも神は
そこにいることに気づいた。不安に打ちのめされるときも，自分には
力の源がある。ヨガをやっていると，静けさが慰めとなり，存在の安
定感となる。

　私は人生で困難な時をすごしている人を援助することができたこと
を，自分の人生で幸せなことだったと思っています。セラピストは私の
天職だとわかっていました。そして，クライエントとの関係性の中には，
スピリチュアルな要素が存在することを感じていました。私は，人を援

助することが私の人生に意味をもたらしていることに気づくようになりました。私は専門的でしっかりしたスピリチュアルの道を開きましたが，個人的には自分の飲酒の問題で苦しんでいました。

◆アルコール：手っ取り早い解決法

2002 年 12 月 17 日（26 歳）カリフォルニアにて

　サーフィンのビデオを見ていると，サーファーが自然を通してスピリチュアルを探究していることがよく伝わってくる。毎朝，目覚めるのは，今日こそは新たな考え方や感じ方ができるようになるかもしれない，という希望があるからだ。波は神，自分よりも偉大な力の象徴だ。サーフィンとは，ハイヤーパワーの力に匹敵する，より高いレベルの存在を探し求めようとする繰り返しだ。波とサーファーとは補い合って，我々人間はいずれ死ぬべき運命にあり，生死を賭けて波にしがみついているのだ，ということを思い出させてくれる。海の持つ力とは「上げ潮」の状態をものにしようと，挑もうという気持ちにさせることだ。

　スピリチュアルな道を開く鍵を手に入れ，薬物やアルコールの悪影響を和らげることができる方法がある。自分なりの方法で「上げ潮」に到達すると，これを毎日の生活で実践し，スピリチュアルの道案内ができるようになる。スピリチュアルのユートピアを見つけたいと願っているのは，アルコールや薬物の罠にときどき引っかかってしまう人たちだが，それは，これらの物質がスピリチュアルな清明さと真の精神や本質といったものへの近道となる，と騙されるからである。やつらは変装の達人で，「役に立つ」と信用させるのだ。しかし，陶酔から覚めてしまうと，どんよりした状態で一歩も進んでいないのだ。

　人生における挑戦とは，スピリチュアリティを体験するための健康的な方法を見つけることだ。ある人にとっては，それは人間関係であ

り，ある人にとってはキャリアであり，瞑想であるだろう。その始ま
りを感じてはいたが，私はまだ飲んで酔っていた。半年間，断酒する
と，内なる声をはっきりと聞くことができるようになった。

　自然な方法でスピリチュアリティを追い求めている人のビデオを見る
と，自分がアルコールを使って人生に「酩酊」を得られる近道を選んで
いたということがよくわかります。頭ではこのことが理解できていても，
自分の人生にそれを当てはめることはできませんでした。そして，アル
コールが自分の人生にあるうちは，スピリチュアルな成長をすることは
できないということもはっきりしていました。私は飲んでいると空虚感
が深まっていくのを感じ，何が空虚感を満たせるのかを考えました。自
分の飲酒の問題を解決するために，充実感を得られるものを探し始めま
したが，皮肉にもそれは私を飲酒に引き戻したのでした。私は回復する
ことができませんでした。

◆スピリチュアルな体験

2000年5月16日，23歳

　真実が目に留まり，光がわずかに見えたような気がした。飲むのを
やめたその日から，私より大きな力が，自分の内にある人生の障害に
対処できるように，内なる平和を私に授けてくれた。人を助ける道へ，
私を導く力を感じた。ここまではすばらしく充実した人生だった。思
いがけないような幸運に恵まれた。

　短い期間，断酒をしていたとき，私は強烈なスピリチュアル体験をし
たものです。その期間は，いつもと違った見方で世界を見ていました。
しかし，この体験だけでは，私がしらふを保ち続けるために十分な力は
なく，回復プログラムに基づいたスピリチュアリティが私には必要でし

た。

2001 年 7 月 24 日，24 歳　チャールズ波止場にて

　　波止場に腰かけていると，自分が何か偉大なものの中心にいるよう
な，エネルギーが沸いてくるような感じがした。ストロードライブを
走る車の轟音は，波止場の木材にやさしく打ちつけるチャールズ川の
音で和らげられていた。ヨットがプカプカと浮かんでいた。カヤック
は後ろ向きに進むと，波と私の顔に反射する日の光を遮っていた。

　　ボートには誰もおらず，目的地もないようだった。平和に，日の光
を何時間も浴びることが使命であるかのように。

　　終わりゆく一日に敬意を表するのにはおあつらえむきの場所のよう
に思えた。海は私と話をして，私の心やこの先の展望を癒してくれる。
風は蒸し暑いが，けだるい夏の日にホッと一息つかせてくれる自然の
エアコンだ。家にいて誰かと関わる気などなかった。ここはたった一
人でいられる場所，私のサンクチュアリなのだ。

　　スピリチュアルな体験は，深く自分を洞察できる瞬間であり，自分の
感覚への気づきを高めてくれました。私は自分のまわりの環境に畏敬の
念を抱き，いつもは存在しない内なる平和を感じていました。このしら
ふの体験はパワフルなものでした。私はこの体験は非常に貴重なものだ
と考え，自分のそばにいる時間をもっと取り，自分のまわりの世界を観
察しようと思いました。

2004 年 7 月 2 日，27 歳　しらふを始める

　　6 月 15 日から何か違う感じがしていた。芝生に座って，何か違う
感じ……満足感や達成感といったものを感じていた。この感覚が私の
中に満ちていた。まわりにいる人たちのように飲みたいという気持ち
がゆっくりと消えていった。これまで繰り返してきた終わりのないサ

イクルは，つまらない，自分を振り出しに戻すだけの行動に思える。

　今，自分はしらふの旅を前進し，成長していると感じている。飲酒は自分を後退させてしまう。そして，自分の真の本質を奪い去ってしまう。自分の中にある満足感のために，飲酒欲求を抑えることができていた。しらふでいることはある意味，普通のことだ。成長と，しらふの力とのつながりを感じられるから，もう後戻りはしたくないと思っている。

　この時点で，私は12ステッププログラムで5カ月間しらふを続けていますが，これは過去の断酒期間を上回るものです。しらふでいるときに起こるスピリチュアルな体験はずっと続くようになり，しだいに，酒を飲んで酩酊するよりも，この満足感を強く求めるようになりました。しかし，この体験だけでは，私がしらふでい続けるのに十分ではありませんでした。自分のハイヤーパワーとの強いつながりを持ち，スピリチュアルな目覚めを得て，アルコール依存症からの回復の道を歩むことを可能にする，回復の12ステップが必要なのです。

第**9**章

生まれ変わる
―回復の 12 ステップ―

　アルコール依存症は，人生のすべての面に影響を及ぼします。したがっ
て，回復のプロセスは総合的なものでなければなりません。アルコール
依存症者は，この病気と診断されたことを恐れ，呪われたように感じて
います。しかし，他の多くの病気と違い，この病気からの回復には非常
に大きな希望があります。治療を受ければ予後はとても良いのです。「穏
便な解決法などないと思っています。私たちの人生は立ち行かなくなっ
てしまいました。人の援助が届かない場所にいるとしたら，私たちには
たった二つの選択肢しかありません。一つは苦しい終わりを迎えること
です。できうる最善のこととして，耐えられない状況の記憶を消し去り
ます。もう一つは，スピリチュアルな援助を受け入れることです。これ
こそが私たちが本当に望んでいることであり，努力を厭わずにできるこ
とです」[2]。ここで言うスピリチュアルな援助が，回復の 12 ステップに
なりました。この回復への旅路につく人は，生きるか死ぬかの状況を解
決するために必要なプログラムに，自発的，積極的に取り組むことが必
要です。

　回復の 12 ステップは 1939 年にアルコホリクス・アノニマス（AA）

の創設者によって開発されました。これは国内のさまざまな12ステップを利用したリハビリ施設で使われてきました。ベティ・フォード・センター，ヘーゼルデン，キャロン・トリートメント・サービスといった施設で使われていますが，そこだけに限りません。このステップは，アルコール依存症，薬物依存症，摂食障害，性依存症，ギャンブル依存症，その他の依存症からの回復において，何百万人もの人のロードマップになってきました[3]。このステップの起源は，カトリック教，仏教，ユダヤ教など，それだけに限りませんが，多くの宗教の伝統に基づいています。一つひとつのステップは一文で書かれていますが，それぞれのステップが持つ力と複雑な意味は非常に大きなものです。

　長い期間，回復し続けるために，しらふのアルコール依存症者は回復の12ステップに取り組むことをおすすめします。このステップによって，しらふのアルコール依存症者はスピリチュアルな目覚めを得て，自分の回復体験や12ステップを他のしらふのアルコール依存症者へ受け渡せるようになっていきます。12ステップは，アルコール依存の飲み方をしているときの自分を変える促進剤なのです。そして，アルコールなしの人生に満足するようになります。12ステップに取り組まないと決めた人は，未治療のアルコール依存症者，ドライドランクと見なされることがあります。酒は飲んでいませんが，回復に必要なスピリチュアルな目覚めや精神的な変化を経験していないからです。ケヴィン・グリフィンはアルコール依存症から回復中で，*One Breath at a Time: Buddism and the Twelve Steps*（一度に一つの呼吸：仏教と12ステップ）の著者ですが，回復についてこう言っています。「回復とは薬物やアルコールを排除した普通ではない生活である。新しい生き方であり，自分と世界の新しい関係性である。自分の生きている世界の別バージョンではない。全く新しい人生であり，あなたがそうなるまで想像もできないような人間になることなのだ」[4]。

　回復の12ステッププログラムに参加している人皆が，12ステップに

取り組むわけではありません。実際に，あるしらふのアルコール依存症
者は，感情的な痛みに突き動かされて，このプログラムに取り組もうと
するまで，数年かかったと言っています。しらふのアルコール依存症者
がよく言う，このステップをやらない理由としては，深刻味に欠けてい
る，また過去の掘り起こしへの恐れ，一般的な恐れ，やる気の欠落，興
味がない，プライド，忙しすぎる，しらふでいるために12ステップは
必要ないと思っている，問題が表面化していない，などがあります。グ
リフィンは，しらふのアルコール依存症者が12ステップや回復プログ
ラムに抵抗することについてこう言っています。「問題は12ステップや
プログラムやミーティングや『こういう人たち』では全くない。問題は，
クリーンやしらふになることと，自分の人生を再構築することが，困難
で痛みを伴う作業であるということである。12ステップでも，他のプ
ログラムを使うにしても，これは困難なものになるだろう。あなたにとっ
ての毒は何だっただろうか。考えてほしい。あなたのための解毒剤を選
ぼう」[5]。

　しらふのアルコール依存症者が12ステップに取り組むと，皆が違っ
た体験をすることになります。しかし，共通するパターン，違うパター
ンを分かち合うことで，始めたばかりの人や，12ステップに取り組み
続けている人にとって，プロセスを明快にすることができます。このス
テップの明確な方向性がビッグブックに示されており，12のステップ
と12の伝統で展開されています。この本は一般に「12 & 12」と呼ばれ
ています。しらふのアルコール依存症者がスポンサーの助けを借りてこ
の方向性に従えば，ステップを誤ることはないでしょう。ある回復者は
12ステップのことを，すべてのアルコール依存症者のために設定され
た「アルコール度数」のようなもので，「12ステップを失敗させる方法
はそれをやらないことだけである」と言っています。ある高機能アルコー
ル依存症者の男性はこう説明しています。「後になってから『正しい方法』
はたくさんあるということに気がついたけれど，実際には，スピリチュ

アルに成長したいと心から願っていれば，『正しい方法』にたいてい導かれるものなのだ」。

　12ステップにはさまざまなバリエーションや考え方があり，これは地域でも異なり，人から人へ伝えられていくうちに変化していきます。どの場合でも，12ステップを一つひとつやり遂げるということが重要です。ある回復中のアルコール依存症者はこう言っています。「12ステップはシンフォニーだ。一緒にやるからこそ美しい。一つでも楽器が足りなかったらと想像してほしい。音楽は調和しないだろう。ともにやらなければならないのだ」。ビッグブックにあるバリエーションや短いバージョンを使い，その取り組みに満足したり，もっとその方向でやっていきたいと思ったりといった場合もあるでしょう。12ステップがスピリチュアルな目覚めに導く仕組みは，12ステップに取り組む人にとっては謎のままです。しらふのアルコール依存症者は12ステップを細かく分析したり「答えを見つけ出そうと」したりすることがあります。しかしそこで降伏することが，12ステップの旅のすべてなのです。

　12ステップをやるかやらないかを決めるのはその人ですが，このステップは回復の12ステッププログラムの基礎になっているものだということを覚えておくことが重要です。「我々アルコール依存症者にとってすばらしい事実とは，我々が共通の治療法を発見したということである。私たちにはすべてにおいて賛成できる解決法があり，親密で調和のとれたプログラムに参加することができるのだ」[6]。

　この章はビッグブックに書かれている各ステップの簡単な紹介であり，12ステップの代わりとはなりません。伝統のために，オリジナルのAAの12ステップが使われるのです。

【ステップ1】
私たちはアルコールに対し無力であり，
思い通りに生きていけなくなっていたことを認めた

　ステップ1は12ステップの旅の始まりで，このステップを踏むことは，回復に取り組み始めるためには非常に重要です。多くの高機能アルコール依存症者が，このステップは最も難しいステップの一つだと言います。このステップは二つにわかれており，前半は「私たちはアルコールに対し無力であると認めた」という部分です。無力とは，多くの高機能アルコール依存症者が反応する言葉です。というのは，彼らは自分たちがちゃんとコントロールできているということを証明するために，自分の人生のほとんどを費やしてきているからです。ビッグブックでは，アルコール依存症者はアルコールに対して無力であると書かれています。なぜなら，一口飲んだらやめられるかどうかわからないからです。「アルコール依存症者には共通の特徴があります。飲酒をやめれば必ず，渇望という現象が起こります。この現象は，すでに指摘しているように，依存症かどうかを区別する異常反応なのかもしれません」[8]。ある高機能アルコール依存症者の女性はこう振り返っています。「私は飲まずにいられる時期もありましたから，『無力』だなんて思いませんでした。無力だと認めたのは，『ほんの一口だけ』を試みたときに，まぎれもない『渇望』を感じたからです」。

　キャロンはこのステップについてこう言っています。「このステップはコントロールしようとすることに降伏することであり，それができてこそ前進できるのです」。高機能アルコール依存症者は「パーフェクトな仮面」をつけており，現実や弱さを見せまいと覆いかくしています。このステップは高機能依存症者の人にとって非常に難しいものです。なぜなら，「仮面を脱いで自然に，無防備で，コントロールしないでいる

ことは難しい」ことだからです。したがって，アルコール依存症者が精神的，肉体的ななんらかの底つきを経験し，自分の飲酒がコントロールできなくなっていると自覚できることは重要なことです。底つきを経験していないアルコール依存症者は，断酒の必要性がわからなかったり，長期にわたって回復し続けるために12ステップに取り組もうという動機が持てなかったりするかもしれません。

　依存症に関して言われるこの無力とは，アルコール依存症者が自分が酒に対して無力であると認めたときに，はじめて自分の依存症を超えてエンパワメントされるというパラドックスです。いくつかの点で，私たちの文化では，コントロールできずに降伏するというのは弱さの印である，という観念を強めるような風潮があります。本当はその反対が正しいのですが。人が問題を認め，自分や他人に完全に正直でいるためにはストレングスが必要です。ある高機能アルコール依存症者の女性はこう言っています。「無力を認めることはとても難しく，最初にぶつかる障害です」。ある高機能アルコール依存症者の医師はこうも言っています。「誰が自分は無力だと認めたいでしょうか。私は仕事で生死を判断しているのですよ」。また，ミーティングで他のメンバーとの一体感を通して，アルコールに対する無力を認めることができた高機能アルコール依存症者もいましたが，それは否認が最小限に抑えられたからです。

　ステップ1の後半は「思い通りに生きていけなくなっていたことを認めた」というものですが，これも高機能アルコール依存症者が認めたり，実感したりしにくいものです。ほとんどの高機能アルコール依存症者には，飲酒をコントロールできていなかったとしても，自分の人生をコントロールしているという自信があります。彼らは気分を良くするために，明らかに人生に失敗した人と自分を比べることがあります。しかし，アルコール依存症という内側にある本当の問題を覆いかくし，感情的な痛みを招くのは，こういった外側にあるものを操る力なのです。ある高機能アルコール依存症の女性はこう言っています。「私には目に見

える喪失がなかったために，どれだけ思い通りに生きていけなくなっているかを認めることが難しかったのかもしれませんが，ステップ1にスポットライトを当て続けることで，飲酒していた最後の頃，もう耐えられないような気持ちになっていたことを思い出せました」。別の高機能アルコール依存症の女性はこう振り返っています。「このステップはチャレンジだったわ。心の中ではどれだけ欲求不満でみじめだったとしても，外側にある問題はばっちりうまくやれている自信があったから」。高機能アルコール依存症者はいずれ，ステップ1は感情的にも思い通りにならなくなったということも意味していると理解するでしょう。高機能アルコール依存症者は人生のさまざまな局面でうまくやるために，頑固さや自制心，抑制といったものを利用してきました。しかし，こういった性格を持ってしても依存症を治すことはできず，結局，思い通りに生きてはいけなくなるのです。

今だからわかること：筆者の振り返り【ステップ1】

〈過去の日記から〉

2004年5月13日（27歳）　しらふになって4カ月

　私はアルコール依存症なのだろうか？　本当にアルコールに対して無力なのだろうか？　どうして何度もこの問いかけをしているのだろうか？　しらふになって最初の3〜4週間は心の中で葛藤があった。ある日，自分はアルコール依存症だと悟ったが，コントロールして飲んでいたときのことや，私の問題はそんなにひどいのかと疑問に思っている友人のことを思い出し，振り出しに戻ってしまうのだった……飲酒をコントロールできるのではないかという思いは自分の中に少しあった。この4年間，それができることを証明しようとしては無残にも失敗しているにもかかわらず。証拠はここにある。深く掘り下げて，自分に誠実になることが必要なのだ。

2004年5月14日

　　自分がアルコール依存症であると，日記に書くようになった。受け入れている印として，私はミーティングでこう言うようになった。「こんにちは，セイラです。アルコール依存症です」。そして，この数週間，このことを受け入れるのにもがき苦しみ，こう言うのは私にとってとてもたいへんなことだったのだと，声に出して言った。一度，言ってしまうと，自分にステップ1をやる準備ができていることがわかった。スポンサーと私は，ビッグブックの章を声に出していくつも読み，込み入った話をした。ビッグブックを読んでいると真実に聞こえるところがたくさんあり，この正気の時間には，自分がアルコール依存症だと思うのだった。こう受け入れてしまうと，心の中の葛藤はおさまった。私が耳を傾けなければならないこと……自分がアルコール依存症だということを，まわりの人に言ってもらう必要がなくなってきた。私は受け入れた。それがなによりも大事なことだった。

　ステップ1は最も人生を変えるステップであるだけでなく，最も困難なステップでもありました。私がアルコールに対し無力であることは明らかでしたが，飲酒をコントロールして節酒を試みた時期もありましたから，このことを受け入れるには，心のどこかに葛藤がありました。この葛藤に疲れて，すべてではないものの，自分が無力であることを受け入れたいと思うようになりました。スポンサーの援助や，しらふを続けている高機能アルコール依存症の人たちと会うこと，祈り，回復の助けとなる書物を読むことで，このステップを通過することができました。

　私は専門家として成功しました。安定した生活を手にし，友人や家族によるサポート体制を持っています。だからこう思うのです。何のせいで思い通りに生きていけなくなったのだろうか，と。何度もミーティングでスピーカーの話に耳を傾け，他のアルコール依存症者と話している

うちに，私は飲んでいるときには人生をコントロールできなくなっていることを認めるようになっていました。酒をやめることができないので，思い通りに生きていけなくなったのです。

【ステップ 2】
自分を超えた大きな力が，
私たちを健康な心に戻してくれると信じるようになった

　アルコールに対し無力であり，思い通りに生きていけなくなったことを認めたことで，ステップ 2 へ移ります。ここで大切なことは，回復の手助けをすることができるのは外側にある力だということです。ビッグブックにはこう書かれています。「力がないというのは我々のジレンマである。我々は生きるための力を見つけなければならない。そしてそれは，自分自身より偉大な力でなければならない」[10]。しらふのアルコール依存症者にとってのチャレンジとは，ハイヤーパワーを信じられるようになることです。高機能アルコール依存症者の中にはハイヤーパワーに先入観を持っている人がいます。このハイヤーパワーのために，このステップは特に難しいものになっています。ある高機能アルコール依存症の女性は，こう振り返っています。「私の経験や当時の状況から，もし全能の神がいるのなら，それは役立たずか，恐ろしい悪魔に取りつかれているかどちらかなのだと長いこと信じていました。しらふでいるために，こういった考えを振り払おうとしました」。どんなハイヤーパワーを信じているかについて話すことを恐れている人もいました。ある高機能アルコール依存症の女性はこう言っています。「しらふになり，回復の 12 ステッププログラムという手段を手に入れるためには，他人のハイヤーパワーを受け入れるように強いられるのではないかという恐れでいっぱいでした。実際はそうではないと知って安心する必要がありまし

た。自分自身のハイヤーパワーを持って心から自由を感じて，はじめて
スピリチュアルなものが私の回復に役立ち始めたのです」。実際のとこ
ろ，回復の 12 ステッププログラムでは，自分にとって良いと思えばど
んなハイヤーパワーであっても信じるのは自由であり，それは何度でも
変えることができます。

　高機能アルコール依存症者の多くが，我の強さで人生のさまざまな局
面を乗り超えてきました。したがって，ハイヤーパワーに対してコント
ロールすることを手放して降伏するというのは，非常に大きなチャレン
ジです。ある高機能アルコール依存症の医師は，もし自分が助けを求め
なければならないとしたら，自分の業績は価値がなくなってしまうと
ずっと信じていた，と言いました。自分が一人でできないことがあった
ら，それは誰にもできないことだと思っていたのです。なぜなら「自分
は医者であり，人は助けを求めて私のところへやってくる，私は助けを
求めて人々のところへは行けない」からです。12 & 12 では，ステップ
2 に関連して，こういった考え方に取り組みます。

　さて，ここで私たちは別の問題に直面します。知的な自負心の強い
人たちのことです。このことについて，AA のメンバーたちはこう言
います。「もちろん私たちはあなた方のように，自分の利益について
は非常に鋭いです。人に不安定で危ない，と言われることを好みます。
高慢な風船を膨らませるために，教養を振りかざしますが，人にはこ
のことをかくしています。自分は他の人より知的に頭一つ抜きんでて
いると密かに思っているのです。科学の進歩は人にはできないことな
どない，と言っているかのようです。知識の持つ力に限りはありませ
ん。知性は自然を凌駕しますが，まず謙虚でいられるなら，知性と謙
虚さは両立できます。それを始めたときに私たちは信頼という贈り物
を受け取るのです」。[11]

　ステップ2の「私たちを健康な心に戻してくれる」という言葉に，自分が不健康だとは思っていないアルコール依存症者はとまどうかもしれません。しかし，この不健康という言葉は「違う結果を期待して何度も繰り返し同じことをする」[12]というアルコール依存症者の行動に触れたものです。ある高機能アルコール依存症の男性は，はじめはこの言葉にとまどっていましたが，しだいに自分に正直でいられるようになり，こう言いました。「ハイヤーパワーが私たちを健康な心に戻してくれると信じるようになった。私は不健康ではないが，5時過ぎから飲み続けていたりして，自分の飲み方は不健康だと理解した（飲酒運転をすれば罰金が課される）」。この「私たちを健康な心に戻してくれる」という言葉は，依存症に伴う行動によってだけではなく，アルコール依存症者が不健康であることで，人生が壊れていくということを示している，とグリフィンは言っています[13]。

今だからわかること：筆者の振り返り【ステップ2】

〈過去の日記から〉

2004年5月24日，27歳

　皮肉なことに，ワインのテイスティングに参加する直前にステップ2を終えた。ハイヤーパワーを信じていることを認め，ビッグブックを声に出して読んだ。この本を読み直すと，その都度，違う発見があることが驚きだ。以前には完全にわかっていなかったことに，今ではつながっている。自分らしい人生を送るためには，飲むことをやめて，神に向き合わなければならない。神とのつながりが私をしらふに導いてくれることはわかっていた。私の脳に刻まれたアルコールに対しての絶対的な力は，他の何かと争うことはない。私の唯一の望みは「幸せに，楽しく，自由に」生きるために断酒し，神を信頼することだ。この回復の12ステッププログラムは，しらふへとゆるやかに変化さ

せるクッションの役割をしてくれた。飲んでしまったとき，スピリチュ
アルに半分だけ注意を向けることができて，穴埋めをすることができ
たので，それほど喪失を感じなかった。

　ステップ2では，ハイヤーパワーについての認識を直接，取り扱い
ます。ハイヤーパワーのことを神とか，私にとっての神と呼んでもいい
でしょう。このステップは自然で心地良い変化を起こします。私は以
前，飲酒をコントロールできるように神に頼ろうとしたことがあります
が失敗しました。私はスピリチュアルなつながりを感じるためにしらふ
でいる必要があると学びました。私は人生を自分の意志で生きてきて，
それは自分の成功だと思ってきましたが，アルコール依存の問題を解決
するのは神を信頼することだと，生まれたときから知っていたのです。
自分のことを不健康だと考えたことはありませんでしたが，不健康の定
義が飲酒について「違う結果を期待して同じことを何度も繰り返しする
こと」だとわかりました。自分のアルコール依存症の行動が本当に不健
康で，私の中のその部分を「健康に」戻す必要があることを認めること
ができました。過去に断酒をしようと一人で試みたのとは対照的に，回
復の12ステッププログラムでは，より多くのサポートやスピリチュア
ルな達成感を感じることができました。

【ステップ3】
私たちの意志と生き方を
自分なりに理解した神の配慮にゆだねる決心をした

　ステップ3は，人生を変えるだけでなく，しらふのアルコール依存症
者にとってはスピリチュアルの面で挑戦的なものとなっています。ス
テップ2では「信じるようになった」のですが，ステップ3はもっと徹

底的で，ハイヤーパワーを信じ，人生の中心にスピリチュアリティを据えるような内容になっています。アルコール依存症者が自分の意志にしがみつき，人生の向かうべき道を自分は知っていると確信しているうちは「人生の流れ」[15]に衝突してばかりいることになるでしょう。ある意味，アルコール依存症者は自分の意志を破壊的な力（アルコール）へ向かうことから，建設的な力，スピリチュアルな成長[16]へと向かわせるように意識を変えていっているのです。このステップでは，スポンサーと一緒にステップ3の祈りを唱えることが求められます。「神よ，私をあなたに捧げます。あなたの意志のままに，私を利用してください，私が自分勝手な思いから解放されて，あなたの意志を実行できるようにどうぞ導いてください。私の困難をどうか取り除いてください。その結果として，私の勝利があなたの力，あなたの愛，あなたにもらった生き方の証となりますように。私がいつもあなたの意志を行うことができますように」[17]。この行動は12ステップに取り組み，AAのメッセージを運ぶという約束をする準備ができているということを示しています。また，ステップ3は「自分なりに理解した神」を選ぶことは自由だと請け合っています。

　ある高機能アルコール依存症の男性は，多くの男性が「知性と意志の力で自分の人生を乗り越えてきた」ために，このコントロールを手放すという考えは非常に大きな試練になったと言っています。はじめは不可能に見える手放すということも，実際には救いとなります。高機能アルコール依存症者は，自分たちは神ではないのだから，ショーをうまくやる必要はないのだ，ということはわかっています。高機能アルコール依存症者の中には，このステップに取り組んだ結果として，スピリチュアルな体験をしたと言う人もいました。ある高機能アルコール依存症の医師は，このステップは最も困難だと感じました。それは「医師は支配欲が旺盛で，そうあるように教えられます。私たちのすることは支配であり，人にゆだねるというのは得意ではありません。正しくものごとを行

うためには，自分自身でやらなければならないと信じているから」なのです。このステップを通して，彼は「価値観をひっくり返し，手放して神にまかせること」ができるようになりました。ある高機能アルコール依存症の女性は，毎日，自分のハイヤーパワーに「価値観をひっくり返す」ように祈っていましたが，彼女が支配欲を譲り渡すことができたとき，「ものごとはうまくいくようになった」のです。

今だからわかること：筆者の振り返り【ステップ3】

〈過去の日記から〉

2004年7月6日　しらふになって5カ月

ボストンは霧でけむり，雨が降っていた。私とスポンサーは町の北部にあるスポンサーの自宅のベランダで，互いに隣り合ってひざまずいていた。私たちは手を取り合うと，ステップ3の祈りを朗読した。このステップは，神に自分の人生をまかせ，12ステップをすべて終えてから，このステップで得た贈り物を他のアルコール依存症者に手渡したいという私の気持ちを象徴的に表していた。その日は憂うつな一日だったが，神の光は私の上に降り注いだ。

【ステップ4】
恐れずに，徹底して，自分自身の棚卸しを行い，
それを表に作った

　ステップ4では，ステップ1の「降伏」からステップ3までのペースとは変わります。ステップ4には具体的で，はっきりとした方向性が示されているからです。責任の所在を調べたり，責任を取ったりというのがこのステップの始まりです[18]。このステップでは，長さは人によって

異なると思いますが，倫理的な棚卸し表を作ります。このステップを終えるには，数週間，数カ月，いえ，数年かかるかもしれません。なるべく効率良く取り組むようにしましょう。棚卸し表は「事実を探し，それに向き合うプロセス」[19] もしくは，「自分自身の歴史のリスト，記述」[20] といえます。倫理的な棚卸し表を作る目的とは，しらふのアルコール依存症者が，自分の人生にマイナスに影響していた過去，現在の行動パターンに気づくことです。このステップでは厳格な正直さが求められ，過去の行動を振り返って吟味することに挑戦します。*A Woman's Way through the Twelve Steps*（ある女性の12ステップ）の著者であるステファニー・S・コビントンは，このステップの概念をこう説明しています。「このステップは，真っ暗な部屋に電気をつけるようなものです。真っ暗な中で歩き回ったら，家具につまずいて，けがをしてしまうでしょう。でも電気をつければ，行こうとしているところが見えます。同じように，このステップ4の棚卸し表は，あなたの行く手を妨げているものに，光を投げかけます。棚卸し表を作ることで，あなたの回復の前に立ちふさがっているものが何なのか，知ることができるでしょう」[21]。

　ステップ4は高度に構造化されています。組織化されたものが好きな人は，明快な方向性を楽しむことができるでしょう。しかし，完璧主義になりがちな高機能アルコール依存症者は，完璧にやることができないのではないかと不安に思ったり，その結果，棚卸し表を作っても自分の役に立たないかもしれないと恐れたりするのです。ある高機能アルコール依存症の女性は，棚卸し表を作るのにどれだけ時間がかかるか，他の人と張り合っている自分に気がつきました。そして，「これを仕上げなければならない」と感じ，「称賛を追い求めていた」ことを認めています。このステップを完璧に完成させることに一生懸命になりすぎてしまい，何年間も手が止まってしまうということもあるかもしれません。これはしらふの依存症者を危険に陥れます。ステップ4と5に取り組んでいるしらふのアルコール依存症者は，最も再飲酒しやすいと言われています。

綿密に棚卸し表を作りながらも強迫的にならないようにバランスを取ることが必要です。

　ステップ４はしらふのアルコール依存症者にとって挑戦でもあり，人生を変えるものでもあるとも言われています。恐れがあったり，モチベーションがなかったりするために，このステップを避ける人もいますが，棚卸し表を完成させると成長し，自己洞察が深まるとも言われます。高機能アルコール依存症のある女性はこう言っています。「はじめは，ステップ４は私の欠点をすべて指摘していると思いました。実際には，長所と欠点と両方を教えてくれたのです」。このステップは「カタルシス」「浄化」「自分の来た道をきれいにする」ことだと言う人もいます。このステップでは，回復に向けた行動を起こすことが，一生懸命取り組んだことの象徴であり，「スピリチュアルな練習，鍛錬」の始まりだとしています。別の回復中のアルコール依存症者はこう言っています。「棚卸し表は自分自身を理解するための道を開きます。私は棚卸し表を作ることで成長することができました。自己発見には謙虚になることと，正直になることが求められ，私の問題のほとんどが対処されました」。

今だからわかること：筆者の振り返り【ステップ４】
〈過去の日記から〉

2004 年 7 月 9 日　しらふになって 6 カ月

　ステップ４で混乱してしまった。このステップが，自分がしらふでいるためにどれだけの役に立つのかは理解できないが，前に進んで，きっと意味のあることだと信じよう。

　ステップ４の棚卸し表を作っている間，これがどう作用するのか，アルコール依存症から回復するためになぜこれが役立つのかを，常に考え続けていました。このときには，このステップが自分の病気をどう扱

うのかが理解できていませんでした。そのうちに，このステップは不思議な力を持つもので，なぜ役立つのかということは重要なことではなく，実際に有効なのだということがわかってきました。

2004 年 7 月 17 日

　　この怒りや傷つきがどこからくるのか私にはわからない。激しい感情があり，なぜそれが起こるのか答えを探し続けている。私は無防備で傷つきやすかったが，どうしようもなかった。感情が血をたぎらせて身体中を駆け巡る。でも実際には何も起こらない。何かが私をかき乱すが，それは何だろう？　私はそのことをごまかし続けてきたが，問題も抱えていた。まわりの人は，私が自制心を失ったと思っている。ある友人は，私が定期的にセラピストに会っているのかと聞いてきた。今や，私は感情のジェットコースターに乗っているかのようだ。でも感情はそのままだ。私は怒っている。誰に怒っているのだろうか。

　ステップ 4 の棚卸し表を作っているときには，たくさんの感情がかき乱され，気分が上下するということを，他のしらふのアルコール依存症者から学びました。棚卸し表に書かれていることは過去のことなのですが，潜在意識が私たちを悩ますのです。私はむやみに気分が揺れ動くようになり，強い不安を感じ始めましたが，このステップを終えた人から，こう感じるのはこのステップでは普通のことだと言われ，安心しました。ステップ 4 とステップ 5 を終えれば，感情のバランスが取れるようになってくると信じ続けていました。

2004 年 8 月 12 日

　　いろいろな理由をつけて，ステップ 4 に取りかかるのを先延ばしにしていた。時間がなかったし，忘れてしまうこともあったし，このステップに対して少し抵抗もあった。しかし，やみくもに前に進むの

ではなく，私を導いてくれる場所を見つける必要があった。自分の人
生について，すっかり振り返ってしまって，これ以上に何が見つかる
のだろうかと感じたこともある。私のスポンサーは休暇を取って出か
けているときに，こんなメールを送ってきた。「あなたは問題を抱え
ながら生きている。これではまたお酒を飲む可能性が高くなります。
あなたはステップ4をやり遂げる必要があります。そうすれば問題
を解決して生きることができるのです」。

　ステップ4の棚卸し表を作るプロセスは，単調で飽き飽きするよう
なものであり，時間がかかります。こういう点から，中断したり，もし
くは全くやめてしまったりする人が多くいます。私もときおり，このプ
ロセスでモチベーションを失いました。特に，内省や，大学院での研究
や，過去のセラピーによって自己認識が十分，身に付いたと確信したと
きには，やる気を失いました。しかし，自分自身について知らないこと
を見つけることはできませんでした。私のスポンサーは，棚卸し表を書
き終えることがいかに重要で，今のしらふの状態ではどれだけ無防備か
ということを，私に気づかせてくれました。最終的に自分自身について
理解した真実は，このステップに取り組んだことのギフトです。神の導
きや，仲間の助けを得て，私は以前の自己洞察のレベルを超えることが
できたのです。

【ステップ5】
神に対し，自分に対し，そしてもう一人の人に対して，
自分の過ちの本質をありのままに認めた

　ステップ5は，ステップ4の解放です。ステップ4で作った棚卸し表
をすべて声に出して読みます。通常はスポンサーやハイヤーパワーに向

かって読みます。自分が選んだ相手に読むことができます。それは司祭やラビ（ユダヤ教の指導者），セラピストかもしれませんが，スポンサーであることが理想的です。このプロセスは数時間のセッションに分けることもできますし，一度にすべてやってしまうこともできます。すべて読み終えたら，家に帰って，1時間，瞑想し，棚卸し表に書き漏らしたことがないかよく考えます。瞑想の後，スポンサーへ電話をかけ，見逃していたことで表面化したことについて話し合います。

　しらふのアルコール依存症者の多くが，自分の棚卸し表を人と分かち合うことに，はじめは恐れを抱きます。しかし，このステップの後では，スティグマや過去の出来事に対しての羞恥心がやわらぐことを実感します。「自分は人とは違う」という感覚が減ります。棚卸し表の個人的なことを声に出して分かち合うことをためらったときに，スポンサーが自分の似たような体験を話してくれると，真の癒しが起こるのです。ある高機能アルコール依存症の女性はこう打ち明けました。「ステップ5を始める前から私は恐れでいっぱいでした。私は自分なりの考えや感情，行動がありました。なので，人に対して，自分の悪い部分を認めることは，不可能に思えました。恐れは，棚卸し表に書いてあることよりも問題でした」。ある高機能アルコール依存症の男性は，こう感じていました。「このステップは自分を解放してくれる。私は秘密を手放した。スポンサーも同じような話をしてくれたから，自分は特別ではないんだ」。真実を話すことは安心感をもたらしてくれることがわかりました。グリフィンはこう結論づけています。「かくしていた秘密や恥をスポンサーに打ち明けると，自分が一人ではないということがわかる。あなたの失敗はみんなに共通するものだ。恥じることは無用なのである」[23]。

　しらふのアルコール依存症者は，ステップ5を終えた後で，何かしらのスピリチュアルな体験やスピリチュアルな目覚めを体験したと言っています。心が穏やかで平穏を感じていることを，多くの人がしらふになってはじめて感じます。しかし，「過去の残骸」を癒すためにもさらにステッ

プに取り組むことが必要であり，残ったステップを休まずにやり続けな
ければなりません。

今だからわかること：筆者の振り返り【ステップ5】
〈過去の日記から〉

　ステップ5では，読み合わせのセッションが約10回行われました。急いで読んで終わらせたこともありました。ステップ4を9カ月かけて作り上げた後，私はステップのプロセスを進める準備が十分にできていました。私のスポンサーは，読み上げる前に灯す，美しいキャンドルをくれました。ステップ3の祈りを唱え，約2時間，棚卸し表を読みました。私のスポンサーは私が棚卸し表を読んでいる間，いくつかの場合を除いては最小限の返事だけで，別のことをしながら聞いていました。このことで，私は最後に神に向かって棚卸し表を読んで，ゆだねているのであり，スポンサーは単なる目撃者だという感覚になりました。

2005年5月24日，28歳　しらふになって1年4カ月

　今，自分がどう感じているかが恐ろしい。良くない時間だ。動けずにいる。もう一度「自分」を感じたいと泣いて願い，想像している。胃や頭は痛み，恐ろしくて悲しくて怖くて，ほとんどどうすることもできない気分だった。「これで良い」と思えるためには，非常にたくさんのワークをしなければならないと感じた。何かが失われていて，どうやって解決したらよいのか私にはわからない。

　ステップ4で棚卸し表を作っているときよりも，ステップ5で棚卸し表を読んでいるときのほうが気分が良いだろうと願っていました。しかし，私はいまだに感情的にも不安が強く，苦しんでいました。私のスポンサーはステップ5に取り組んでいる間，感情の底をついたと言い

ました。私は一人ではないこと，自分がこう感じる理由があることを知って励まされました。

2005年6月5日

　　今日でステップ5をやり終えた！　なんていう安堵感——この暖かな晴れた日に，文字通り，たくさんの過去を置いていくことにわくわくしている。瞑想の時間，私はアパートが並ぶ団地の中庭に座ることにした。夏の太陽は，私を祝福する神の光のようだった。30分が過ぎたとき，近くの工事現場からの騒音に注意が乱されたが，平和とは，落ち着きと散漫とが混在するものなのだと悟った。私は人生が邪魔された時期に恨みを抱いている。瞑想が邪魔されたときに，少し自分がうんざりしているのを感じた。しかし，私はその考えや反応のまま，瞑想を続けることを決めた。完璧な瞑想などないということもわかったからだ。

　　私は裏玄関で残り半分の時間をすごすことにした。そこのほうが静かだからだ。邪魔されずに30分の瞑想をした後，穏やかな気持ちで，太陽をたっぷり浴びた。いつもこんなふうに感じられたらなんてすばらしいのだろうかと考えた。それから，この平和がいつの間にか失われるのではないかと心配になった。私は自分が人生のアップダウンや自分のメンタルヘルスに恐れを抱いていることがわかった。人は，将来起こりそうな悪いことを心配していて，大事な瞬間を逃してしまう。

　　私の一日はすばらしいものだった。行く先々で，穏やかで満足だった。雲が漂い，私の問題を肯定的に解決する新しい段階が始まるのを感じた。

　ステップ5を終えると，私は瞑想の時間に，鮮明で力強いスピリチュアルな体験をしました。私の心のつぶやきは静まり，真の平和と静けさを感じました。この平穏な期間は数カ月続き，私はついにアルコール依

存症から「回復した」と感じていました。

【ステップ6】
こうした性格上の欠点全部を，
神に取り除いてもらう準備がすべて整った
【ステップ7】
私たちの短所を取り除いてくださいと，謙虚に神に求めた

　通常，ステップ6とステップ7は同時に取り組みます。ステップ4で棚卸し表を作り，ステップ5でそれを読み上げることで，性格上の欠点が明らかにされます。性格上の欠点（不正直，怒りっぽい，八方美人など）は，性格のパターンとか，古い行動と言われたり，ハイヤーパワーとのつながりを遮るものだと思われていたりするかもしれません。ビッグブックの他のステップは何ページも，何章にもわたって書かれていますが，ステップ6・7はたった2節です。ステップ4とステップ5に時間をかけて取り組んだ後で，1日でこの二つのステップを終えることが可能だと聞くと当惑するかもしれません。しかし，性格上の欠点は魔法のように消えるものではなく，この二つのステップは生涯にわたって取り組むものだということがすぐにわかるでしょう。

　ステップ6を終わらせることは，「人生を賭けた大仕事を始める」という意志のあらわれです。「飲酒して忘れるように，性格上の欠点すべてを追い出すことを期待するわけではありません。いくつかはすっきりするかもしれませんが，ほとんどは辛抱強く改善していくことで満足しなければなりません」[24]。ある高機能アルコール依存症者はこのステップについて，「誤った信念と，かつては自分の役に立ったけれど，今では不適当で無用となった対処メカニズムを手放そうという意志」であると言っています。いったん決意したら，ステップ7へ進んで，ビッグブッ

クのステップ7の祈りを唱えます。「神様，私は今，私のすべてを，良いところも，悪いところもあなたにおまかせする気持ちになっています。あなたと，そして仲間たちの役に立ちたいと願う私にとって，行く手の邪魔になる性格上の欠点をどうか取り除いてください。私がどこにいるときもあなたの意志のままに行っていく強さを私に与えてください」[25]。

　ステップ7では謙虚さを強調しています。謙虚さとは，「私たちが本当は何者であるかということをはっきりと認識し，私たちができることを誠実に試みること」[26] です。それは，「自己認識，自己受容，宇宙での自分の居場所を知ること」[27] です。謙虚さによって，ある性格上の欠点を望むことも取り除くこともできないということを理解することができます。そして，ハイヤーパワーだけが，こういった短所を取り除くことができると理解しなければなりません。軍隊に所属しているある高機能アルコール依存症者は「私には謙虚さに問題がありました。軍隊のトレーニングでは，謙虚さとは『屈辱』を意味しているからです」と言いました。しかし，時間とともに，彼は「謙虚さとは神の御心を求めて行うことであり，御心とは，幸せと喜び，自由である」ということを信じることができるようになりました。

　祈りを唱えるという手軽さや，このステップに取り組む時間の長さでは，このステップの難しさはわかりません。実際，多くの高機能アルコール依存症者が，この二つのステップは回復を進める中でいちばん難しかったと言っています。高機能アルコール依存症のある医師は，自分を成功に導いてくれた性格の特徴というものは，たいていが「回復に反するような」ものであると言っています。高機能アルコール依存症者は，こういった特徴から恩恵を受けてきたと感じているために，それが自他を傷つけるようなものであっても固執するかもしれません。ある回復中のアルコール依存症者は，この二つのステップが「自分の性格上の欠点に本当は愛着を感じている」ために，最も難しかった，と言いました。ある高機能アルコール依存症の男性は，「神は，この利己主義，エゴ，

恐れから私を救ってくださる。アルコールの問題と同じように，私はこのことに対して無力である」ということを理解したことで，この二つのステップで救われたと言っています。

今だからわかること：筆者の振り返り【ステップ6・7】
〈過去の日記から〉

しらふになって1年5カ月

　数分でステップ6と7を進められたというのは，ステップ4と5を終えるのに11カ月かかった私には驚きだった。何かをやり残しているのではないか，全部やり遂げてはいないのではないかと感じた。このときは，回復を続けていく中で，このステップを続けていくのだということがわかっていなかった。私は，ステップ7の祈りを唱えれば，道徳的な棚卸しで明らかになった性格上の欠点が全部消え去るのだと期待していた。いくつかの欠点は消えたが，時間とともに違う欠点があらわれ，私や人に痛みを与えるようになった。私は再び，自分の無力を認め，このステップにもう一度，取り組まなければならなかった。そういった性格上の欠点に，自分が喜びを見つけていることに気がついたが，ゴシップや怒りといった欠点は消さなければならないこともわかっていた。しかし，私は自分自身のことを顕微鏡で見るかのようにじっくり観察し，自分の良心が酷使されすぎているということに気がついた。自分の言ったことが，ゴシップだったかもしれないと考え，罪悪感を抱き，スポンサーに「告白」していたのだ。しだいに，私は自分を打ちのめすのをやめ，性格上の欠点が神とのつながりを妨害しているかどうか判断できる力を養っていった。

【ステップ8】
私たちが傷つけたすべての人の表を作り，その人たち全員に
進んで埋め合わせをしようとする気持ちになった
【ステップ9】
その人たちやほかの人を傷つけない限り，機会あるたびに，
その人たちに直接埋め合わせをした

　ステップ8とステップ9はビッグブックではまとめて載っており，埋め合わせのプロセスを取り扱っています。埋め合わせとは，過ちを正すことと定義できますが，これには自分のやってきた行動や与えた危害に対しての責任を負う勇気を持つ，ということも含まれています。スピリチュアルな道を進み続けるためには，しらふのアルコール依存症者は，自分を傷つけてきた相手も許さなければなりません。ハイヤーパワーとのつながりを妨げる恨みの感情を抱えていることで，自分が苦しむからです。ステップ8では，傷つけた人や組織のリストを作ります。ステップ9は埋め合わせをするための具体的なプロセスであり，スポンサーの案内とサポートが必要となります。このステップでは，自分自身の責任を負い，他の人の問題は扱いません。埋め合わせは，直接，顔を合わせる，また電話や手紙，メール，その人のために祈るなどの方法でできますが，いちばん良い方法をスポンサーと決めましょう。自分の罪悪感を軽くするために，人の気持ちを犠牲にして埋め合わせをしないことが重要です。「私たちはアルコール依存症から自分を救うために，無駄に他人を犠牲にするような，せっかちで愚かな殉教者ではない」。ビッグブックでは例を示して，しらふのアルコール依存症者をこのプロセスに導いていますが，それぞれの埋め合わせのやり方はスポンサーと話し合って決めるようにと書かれています。このステップは何年もかかりますが，すぐに始めることが重要です。

　多くの高機能アルコール依存症者たちが，このステップはさまざまな点で困難だったと言っています。人にどう思われているかを気にしがちな高機能アルコール依存症の人にとって，自分が間違っていて，自分たちもただの人間であると人に知らせることは難しいことです。ある高機能アルコール依存症の女性はこう言いました。「私は常に非常に高機能な人物であり続けました。私のまわりの人たちは，どれだけまずいことが私の身に起こっているのか，うわべを守るためにどれだけ私が嘘を重ねているのかを知りませんでした。しかし，一度，埋め合わせをしてしまうと，本当は問題のある関係がたくさん変わっていくことがわかりました」。別の女性はこう言っています。「自己憐憫に陥ったり，自分がひどい人間だと思ったりすることなく，自分の過ちを認めることは難しいことでした。病気だけれども活躍していたときの自分と，現在，回復している自分とを分けることは困難です。ステップ9に取り組むことは，人として成長し，世の中に再び戻っていくためには，最も役に立つものだと思っています」。また別の女性もこのステップは難しいと言っています。「それは反感があって近寄りたくない人がいるからです。気持ちを入れ替えるためにハイヤーパワーに祈ることが必要でした」。埋め合わせを書き出すことに，最初は恐れや抵抗を感じる人もいるかもしれませんが，その努力の成果として，平穏やスピリチュアルな成長を手に入れることができます。ある高機能アルコール依存症の男性はこう言っています。「私が抱いていた恐れは大きなものでしたが，埋め合わせを終えた後には，神の存在を感じ，このプログラムへの取り組みに新たな信念を持つようになりました」。

今だからわかること：筆者の振り返り【ステップ8・9】

〈過去の日記から〉

しらふになって1年6カ月から現在まで

　ステップ8とステップ9に私は怯え，急いで私の人生に関わった人に対しての埋め合わせを始めた。心の中では，酔ったときの行動に対して，友人にすでに何度も謝罪の言葉を言っていたが，この埋め合わせは，今は飲んでいたときのように生きていないということを説明した，最終的な謝罪なのだ。ほとんどの人が自分の行動を矮小化しがちであり，誰も傷つけていなかったかのようにふるまう。しかし，最も強力な埋め合わせは，自分が酔ってしでかした行動にどう感じたかを思い出し，マイナスの影響を受けたと言う友達に対して埋め合わせをすることだ。このプロセスを始めると，私はものすごい勢いで取り組んだ（私は仕事一途なのだ）。しかし，時間が経つにつれ，スピードダウンして，感情的な埋め合わせに直面した。

　私がいくつかの団体に対して行った埋め合わせは，特に意味のあるものだった。私は大学の女学生クラブへ行き，自分の「飲酒歴」を週間ミーティングで話したのだ。女学生クラブのメンバーへの私からのメッセージは，私も皆さんと同じように，たくさんの友人に囲まれて，良い成績も取って大学生活を送っていたけれども，それは私がアルコール依存症ではなかったという意味ではない，ということだ。うなずきながら，私の言っていることを理解してくれている若い女性たちが見えた。自分が大学生のときに，私のような高機能アルコール依存症の人の話を聞いていたら，その話から種が心に植えられ，私の飲酒習慣は変わっていたかもしれない。

【ステップ10】
自分自身の棚卸しを続け,
間違ったときはただちにそれを認めた

　ステップ10は「日々の生活をしっかり点検しながら生活するステップ」であり,ステップ10,11,12の三つの「メンテナンス」ステップの一つ目です。ステップ10では,前のステップ,特にステップ4の棚卸しを続けられるようにします。このステップに十分に取り組んでいないと,古い考えや行動のパターンに戻ってしまいます。アルコール依存症者は「スピリチュアルな状態をメンテナンスすることで一日を生き延びている」[30]のです。なんらかの形で定期的にこのステップに取り組むことをしていない人は,ハイヤーパワーとのつながりが妨げられている感じがするといいます。そして,これが結果として再飲酒につながるのです。ビッグブックには,このステップのための具体的な手順が示されています。「私たちは自分の棚卸し表を作り続け,そうしながら新たな過ちを正し続けます。これは一晩でできることではありません。人生をすごす間,続けるべきことなのです。利己的,不正直,恨み,恐れに注意を払い続けましょう。これらを見つけたら,すぐに取り除いてもらうように神に祈りましょう。そのことについてすぐに誰かと話をして,誰かを傷つけていたら,すぐに埋め合わせをしましょう。埋め合わせができる人へ,思考を決意して向けるのです」[31]。

　さまざまな方法でステップ10に取り組むことができます。スポンサーと一緒に実験的に取り組むことによって,どの方法が最も効果的かを理解していきます。書いて取り組む人もいますし,スポンサーや他のしらふのアルコール依存症者と話して取り組むことを好む人もいます。ある高機能アルコール依存症の男性はこう説明しています。「私は毎晩,ビッグブックの棚卸し表をやっていました。毎晩,自分は利己的で不正直で

恨み，恐れを抱いていたかどうか自問していました。はじめのうちはこれを書き留めていましたが，今では毎晩，頭の中で考えるだけにしています。こうすることで，自分の行動を見つめ，短所のある場所を見つけることができるのです」。

　別の女性は，このステップでは苦労しており，ときどきやり忘れたり，やるのを引き延ばしたりしていると言っています。また別の女性はこう言っています。「今では，自分や他の人に誠実ではない方法で行動すると，すぐに気づくことができます。自分の価値観に会わない方法で行動すると，それを教えてくれるしらふの心を持っているのです。このステップによって，どんな状況でも真実をすぐに見きわめ，いちばん良い対処方法を決めることができるようになりました」。

今だからわかること：筆者の振り返り【ステップ 10】

〈過去の日記から〉

しらふになって 1 年 7 カ月から現在まで

　　ステップ 10 を学び始めた頃は，自分がそれを正しくやれるかどうかが気がかりだったが，時が経つにつれ，完璧にやろうとすることは，このステップに取り組むことそのものに比べると重要なことではない，とわかった。たくさんのスポンサーの助けを借りてこのステップをやることで，私はさまざまな方法を学んだ。あるときには，一日を振り返る夕暮れどき，ビッグブックのステップ 10 を読んだ。しかし，読み続けることができなかった。また別のときには，スポンサーに連絡して，直面している困難な状況と，誰かに埋め合わせをする必要があるかどうかについて話し合った。このステップで得た最も効果的なものは，一日を振り返って「利己的，不正直，恨み，恐れ」を，祈る，埋め合わせをする，人と話す，などといった解決策とともに，ステップ 10 のノートを作って書き出すことだった。自分に正直に，

真実を伝える人のことを気にかけて生きることが，私にとって重要なことになった。

【ステップ11】
祈りと黙想を通して，
自分なりに理解した神との意識的な触れ合いを深め，
神の意志を知ることと，それを実践する力だけを求めた

　ステップ11は，回復とともに，変化しながら一生をかけて取り組むプログラムです。ビッグブックの中のこのステップが示す明確な方向性は，昼の間も夜も，信仰の目覚めを促します。しかし，いつどのように，祈ったり瞑想したりするのかはその人しだいです。グリフィンはこのステップについてこのように説明しています。「棚卸しと埋め合わせという難局を乗り切ってしまえば，このステップは平和と平安を約束して生きることができる，安全な港に導いてくれます」。そして，このステップはスピリチュアルなメンテナンスをするためには重要なものだとも付け加えています [33]。

　ビッグブックは，宗教に入っている人は，礼拝を回復に組み入れることをすすめています。そして，「もし，朝のお祈りを定めている宗教に属しているならば，そこにも参加しましょう。宗教の一員ではないなら，これまで議論してきた本質を強調するようなお祈りをいくつか覚えておいてもよいでしょう。役に立つ本がたくさんあります。司祭や牧師，ラビからも提案が得られるかもしれません。宗教を信仰する人が正しくあるところをすぐに見てみましょう。彼らがくれるものを利用しましょう」 [34] と言っています。しかし，ほどほどが回復の鍵となります。極端な方法で宗教やスピリチュアルな取り組みに身をゆだねるしらふのアルコール依存症者は，回復プログラムから脱落し，再飲酒のリスクがあり

ます。

　高機能アルコール依存症者は，このステップをさまざまな方法，さまざまな頻度で行ってみたと報告しています。ある男性は，「これからのことについて瞑想をして神に指示を仰ぐ。一日中祈ることもあるけれど，いつもそうするわけではなく，短い瞑想をしたり，夜に振り返りをしたり，さまざまな時間にさまざまなやり方をした」と言っています。ある女性は，このステップについて「そのときの勢いで，助けを求めて休んだりすると，神が私に与えてくれるものが示され，私をもう一度中心に据え，状況を客観的にとらえることができる」と言っています。多くの人がこのステップをやることで，飲んでいたときに求めていた混沌と酩酊の代わりに，しらふの人生ではバランスと調和を求めるようになります。この変化は回復の兆しです。ある高機能アルコール依存症の女性は，このステップの効果を得てこう言っています。「ステップ11をやることで，私はこの現代社会の急速に変化する混沌に巻き込まれるのではなく，平穏な生活を生きられるようになりました。酒のない人生なんて，恐ろしく退屈でがまんすることなんてできないと恐れていました。平和な気持ちで平穏な人生を送ることは非常に価値のあることであり，ドラマに満ちた人生，働きすぎの人生よりもずっと良いということが，このステップをやってわかりました」。

今だからわかること：筆者の振り返り【ステップ11】

〈過去の日記から〉

しらふになって1年7カ月から現在まで

　ステップ11をやることで，本当の意味で神を感じることができ，人生において平穏な感覚を手に入れることができた。このステップに集中しているときは，ステップ10のことは忘れていた。しらふを続けながら，私はこのステップをさまざまな方法で行っていた。起きた

ときや寝る前に瞑想用のクッションに座って祈ったり，ヨガや鍼療法をやったり，走りながら祈ったり，毎週の瞑想グループに参加したりした。深い腹式呼吸をしたり，神とつながったりして，一日を通してこのステップに取り組んでいた。後になって回復の中で気がついたのは，自然を通して神につながることができるということだった。単にガーデニングをしているだけでも深く自分を洞察できるのだ。私はこのステップをやってみて，キリスト教会やユダヤ教会，仏教の寺で，「神と意識的につながること」を感じることができた。私は礼拝の場所すべてに宇宙的なスピリチュアルなつながりを感じた。

　まだ飲んでいたとき，私は「私が」望む方法で人生の状況を変えてくれるように祈っていた。回復の12ステッププログラムを通して，祈りとは，神にものごとをどうにかしてほしいとお願いすることではなく，ものごとをあるがままに受け入れるために，力の源に接触することだということを学んだ。しらふになって，私はどんな人生でも自分の道を歩み，神の意志を実行する力を得られるように，祈り始めた。また，他の人もこの強さを得て，人生の課題を解決するためにスピリチュアルなつながりを感じることができるように祈った。これは，コントロールを手放して，人生とは，神が意図したことだけが起こっているのだということを受け入れるプロセスなのだ。

【ステップ12】
これらのステップを経た結果，私たちは霊的に目覚め，このメッセージをアルコホーリク（アルコール依存症者）に伝え，そしてすべてのことにこの原理を実行しようと努力した

　ステップ12に取り組んだ回復したアルコール依存症者は，この病の利己的なところを乗り越え，どうやったら他の人を助けることができる

か考えるようになりました。飲んでいたときには自分のニーズばかりに焦点が当てられていたのとは全く対照的です。前のステップは，スピリチュアルな目覚めへと導くものですが（第 8 章参照），ステップ 12 にはアルコール依存症からの回復に必要な目覚めがあることが書かれています。しかし，これは回復を続けるための道の始まりにすぎません。多くの人が，「このメッセージをアルコール依存症者へ伝えること」や，人の役に立つことが長期にわたる回復の鍵になると信じています。ビッグブックのステップ 12 について書かれた章では，人の役に立つためのさまざまな方法について議論され，こう書かれています。「人生は新しい意味を持つようになるだろう。人の回復を見守ること，仲間意識を育てること，たくさんの友人を持つこと，これは逃してはならない体験である。新しい仲間や他の仲間とお互いに頻繁に連絡を取り合うことは，人生の輝かしい場所である」[36]。ステップ 12 のやり方はたくさんあります。スポンサーになること，ミーティングで自分の話をすること，他の仲間からの電話に出ること，人の役に立つこと，ミーティングでコーヒーを作ったり椅子を並べたりすることなど，これだけに限りません。人の役に立つことは，自分に焦点を当てずに，人の利益を優先させることができるようになります。人間関係で，職場で，社会で，「すべてのことにおいて，この原則を実行すること」を，このステップではすすめています。ある高機能アルコール依存症の男性は自分がこれをどのように実行したかについて，このように言っています。「自分が一日の中で出会う人の役に立てる機会を探しているということは，広い意味で，幸福感，目的意識を高め，より豊かな視点を持てるようになります」。

　多くの人にとって，このステップは本当にやりがいのあるものであり，自分の人生において，そして回復中のアルコール依存症であるという経験において，その意味を見出すことができます。しらふのアルコール依存症者とそのスポンサーとの関係は，依存症者の回復ほどではなくても，スポンサーの回復にも役立つという点で，お互いに有益です。ある

高機能アルコール依存症の女性は，スポンサーをすることについてこう言っています。「スポンサーをすることで，自分が正しい方向にいられます。私が誰かにものごとのやり方を教え，適切でスピリチュアルな行動に導くときには，自分自身が霊的な原則によく従っているということになるのです」。そして，こうも言っています。「私が12ステップを使ってスポンシー（スポンサーの支援を受けているしらふのアルコール依存症者）を引き受けるたびに，12ステップを何度も経験するというだけでなく，人生に新しい愛すべき人間関係が得られるということでもあります。自分の理解した神，神とのつながり，他の人への愛は成長し続けます」。別の男性は，12ステップが確かで必要なものであると知り，「これを投げ出してしまえば回復はない」と信じています。別の女性は次のように気がついたと言っています。「人の役に立つ方法は限りなくあります。毎日，自分に問いかけるのです。どうやったら人を助けられる？この状況で私に何ができる？　このステップを使って他の人とお互いに影響し合うことで，私が助けられました。自分のことや，自分の現在のニーズは置いておいて，私が貢献できるものに焦点を当てます。私は，貢献できているというこの感覚によって，自己肯定感が高まると信じています」。また別の男性はこのステップによって自分自身が本当に変わったと感じていました。そして詩的にこう表現しています。「ぼくは変わった。自分の起こした行動で何かが起こった。強迫的な行動はなくなった。酒を飲む生活なんて想像できない……でもわかっている，あなたと一緒なら，自分のことを忘れたりしない。これは愛と奉仕なんだ。ぼくは人生の新しい生き方を見つけた。ものごとの新しい見方を見つけた。これはぼくが達成したことではなくて，ぼくが経験したことなんだ」。

今だからわかること：筆者の振り返り【ステップ12】

〈過去の日記から〉

しらふになって1年7カ月から現在まで

　　誰かのスポンサーになる前は，12ステップが終わることを待ち構えていた。私がメンタルヘルスカウンセラーであることを考えると，誰かのスポンサーになることと，カウンセリングをすることの違いについて学ぶ必要を感じた。時が経つにつれ，私はこの違いを完全に理解することができた。スポンサーとしては，しらふのアルコール依存症者がハイヤーパワーとの関係を12ステップを通して育てることができるようにする。その中で，私は自分の個人的な体験も話し，自分の過去についてオープンでいる。反対に，カウンセラーとしては，クライエントが対処技術を学んだり，自分自身の話に耳を傾けたりして，人生で最高の選択ができるように導く。このとき，私は個人的な体験や葛藤については話をしない。私はカウンセラーとして人を援助する機会に恵まれており，自分の回復に対しての真の目的意識や達成感をもたらしてくれる，さまざまな奉仕活動にも恵まれた。

第 **10** 章

挑戦
―回復の中での人生―

　初期のしらふの生活から，長期間に及ぶ回復に向けた変化のためには，時間も取り組みも労力も必要とします。この旅を何年も前に始めたしらふの人は，それまでと異なる信念体系，行動，思考パターンを持つ回復した人へと変化・発展します。この発展は，アルコール依存症に支配されている中では，とても可能とは思えませんが，しらふになった人は，あるタイプの奇跡が起こったと理解するのです。多くの高機能依存症者は，突然驚かされるのです。初期のしらふの状態にいたときの強烈な感情やこころの痛みから解放され，より安定して回復した人生がどのように違うかについて。さらに，アルコールとの関係という点において，自らがプログラムし直されたと感じられるような数々の内なる変化に気づくものなのです。

　アルコール依存症から回復するための道は決して一つではありません。本書は主に 12 ステップの回復プログラムを通しての回復に焦点を当てていますが，依存症者たちは長期にわたる回復を維持するために他の方法も見つけています。ある研究では，依存症者は，いくつかのタイプの治療と回復プログラム（第 7 章参照）につながっているとき，より

良い回復率を見せる，と言っています。回復プログラムが成功する鍵は，まずしらふになることへと導くだけでなく，しらふでいることを維持することにつながることです。「飲むのをやめるのはたやすい，自分はそれを何百回もやった」という発言は，このことをよく言い表している言葉です。長期にわたる回復に取り組む依存症者は，再発率がより低く，飲酒に対するより強い防御力を持っています。アルコール依存症は生涯にわたる病気であり，慢性的で進行する病気でもあります。だからこそ，依存症者は自らの回復に向けて努力し，自分をはぐくみながら徐々に進んでいく必要があるのです。

長期間にわたる回復

　長期間にわたる回復を維持することは，アルコール依存症の治療における究極のゴールですが，それを望むすべての依存症者にとって現実になるわけではありません。再発の可能性がいつもあるからです。アルコール依存症からの長期の回復をやり遂げられるかどうかには多くの要因が関係してきます。それらの要因は，これがすべてではありませんが，以下のようなものがあります。治療や回復プログラムへのアクセス，助けを求める意志，家族や友人のサポート，回復へ向けた努力，スピリチュアルな信念，そのときの年齢，飲み始めた年齢，病気の進行レベル，合併している精神疾病などです。高機能依存症者は，強力な複数のスキルや，支援システムを持っているため，より長期にわたる回復のチャンスを持っていることをマリガンは確認しています。しかし，しっかりした回復へと発展していく依存症者は，少数だけです。国立アルコール乱用・依存研究所（NIAAA）の研究では，アルコール依存症者の18％が1年以上の断酒状態であることがわかりました。この研究では，断酒の可能性は時間の経過とともに増え，また年齢が進むに従って増え，また女性

や結婚しているか同棲している者，18～24歳で依存症が始まった者，より多くの依存症症状を経験した人で断酒している人が多い，とも言っています[3]。

　長期間の回復にあるほとんどの依存症者は，初期のしらふになったときに比べて自らの生活のあらゆる方面で劇的な変化があったと言っています。トランスセオレティカル・モデルによると，長期にわたり回復にある人たちは，前熟考期，熟考期，準備期，実行期に続く最終段階である「維持期」に入ります。かなりの時間や努力がこの段階に至るまでに求められます。この段階における回復の維持発展の成功には，下記が含まれます。

1．あらゆる脅威や誘惑に対して積極的に対抗すること
2．いろいろな人，物との関わり合いをチェックし，必要に応じて変えること
3．断酒の決心が，依存的な行動に戻ってしまうことを拒絶できるものであるかどうか確認すること
4．自分を守ることができる環境と自分を満たすライフスタイルを確立すること[4]

　付け加えれば，しらふでいる努力に費やすエネルギーがより少なくてすむ人は，自己効力感を高め，再飲酒に向かうことなく，回復の道のりのでこぼこをなんとかやりおおせる能力に対する信頼を発達させることができるのです。飲酒しないでいることをうまく維持する人は，アルコールへの引き金と戦ったりしらふでいるためのその日その日の葛藤ではなく，人生を大きな全体像としてとらえ始め，自らを他のゴール，教育を受けたり，キャリアをより良くしたり，健康的な関係性を形作ったりなどに焦点を当てるようになるものです。そして，新しいアイデンティティを形づくります。アルコールなしで完全な自分自身です[5]。ある回復中

の依存症者は，「私は回復の中で自分自身に出会った」と打ち明けました。

　長期にわたる回復は，一人ひとり異なった経験です。しかし，いくつかの共通するパターンと経験があります。12ステップの回復プログラムの参加者では，12ステップをきちんと踏んだ後で回復が起こることが多いです。多くの高機能依存症者は，依存症的に飲んでいるときやしらふでいる初期においても信じられなかった個人的でスピリチュアルな信念体系の根本的な変化を経験します。彼らは，自分のスポンサーをあまりあてにはしておらず，自分の強さや心の平和についてハイヤーパワーをあてにしています。ある女性の高機能依存症者は10年飲まずにいましたが，自分の外側の生活よりも内面が変わったと感じました。「価値観やスピリチュアルな原則にそっていかに生きるかを学んだ……正しい人生に基づいた自己効力感を私は築き始めた。私は自分自身の責任を取るようになった……私は受け入れることを学び──現実に抗う人生にエネルギーを費やすのではなく──おかげで多くの平和がもたらされた」。別の女性高機能依存症者は，3年以上断酒していますが，こう説明しています。「私は自分自身とスポンサーに完全に正直でいられる。私は自己効力感と心の平安，そしてものごとはすべてそれで良いのだという本当の信念を見つけることができた」。男性高機能依存症者は，3年間断酒していますが，社会の中では，機能する依存症者として孤立しがちでした。彼は自らの行動や生活において果てしない変化が起こったと言い，以下のような話をしています。「対外的に，私の人生は改善した。古い友人との付き合いを復活させ，また新しい友人をも作った。医師という職業的役割において自信を持ち，役立つ存在になった。確執や争いが起こる前に謝罪して自分のミスを正すようになったので，人に接するときに目を見ることが怖くなくなった。人々ももはや私を恐れることもない。私は接しやすく，分別があり，ありきたりな人物なのだ」。8年も断酒している依存症の回復者である女性は，断酒した初期の頃に比べて，回復している人生は「比べ物にならないし，私の生活の質は以前

とは異なっていて，唯一同じものがあるとしたら，同じ肉体の中で生き
ているということであり，私は相変わらず依存症者であるということだ」
と言っています。

　長期にわたる回復のもう一つの特徴は，断酒してしらふでいるという
ことが当たり前のことになり，アルコールへの欲求が最小限になるとい
うことです。高機能依存症者の女性は，4年以上断酒しているが，こう
言っています。「しらふでいることは私にはとても普通のことのように
思える。はじめて断酒してしらふになったとき，何かアルコールなどの
影響を受けないでいるということは，とても奇妙に感じた」。アルコー
ルを断っている別の女性依存症者は，「もうアルコールが欲しくてたま
らないということはないし，飲んでいる人と一緒にもいられるし飲みた
いとも思わない」と付け加えて言いました。かつて底辺にいる依存症者
と自分を比べることによって，自分はアルコール依存症だと受け入れら
れずにいたことのある高機能依存症者は，今や自分の依存症を完全に受
け入れています。ある女性依存症者はやはり3年以上断酒していますが，
そのことをこのように説明しました。「お酒を断っている時間が長くな
ればなるほど，自分は正真正銘の依存症者だとより強く認識するように
なるのです。私が『たいして面白い話はない』と言ったことの意味を理
解してくれる，私自身のような高機能アルコール依存症者たちのミー
ティングのほうがよい。おそらくそこには底辺の依存症者たちより私た
ちのような高機能依存症者が多くて，彼らみたいに助けが必要な依存症
者は別として，自分たちはそうたいしたことがないから12ステップ回
復プログラムに参加したりそういうグループの助けを必要としたりしな
い，と思うことができるから」。

　長期にわたる回復によって，飲酒による高揚感と高機能依存症者がこ
れまでにやらかしてきた失敗の数々が出所は同じであるということがわ
かるようになっていきます。回復はこれらの帳尻を合わせていくことに
なる傾向があり，最初は違和感を覚えるかもしれませんが，しかし高

機能依存症者は時間をかけて順応していきます。3年以上アルコールを断っているある女性高機能依存症者が言うことには，「今とても調子が良いのです。もはや張りつめた感情をいつも感じることはないし，人生は良いものだと思います。幸せです。最高に幸せというわけではないけれど，抑うつ感もありません。ごくありふれた人生だけど幸せで心身の調子も良いし，たまに調子の悪いときもありますが，それがごく普通のことだとわかってきたところです。ほとんどの時間，自分がごく普通だと感じていて，それが良いことなんだと思えるのです」。2年以上断酒している男性高機能依存症者は「正直に言って今自分の感情がとてもバランスが良い状態だと言えるし，自分の調子を整えるためのごく当たり前の行動に楽しみを見つけ始めていて，神を信じ頼ることや他の人のために奉仕することにも喜びを見出だし始めている」と話しています。

　多くの高機能依存症者たちが口をそろえて言うのは，回復することによって，感情に任せて飲酒していたときとは対照的に，自分の感情にうまく対応できるようになるということです。言葉を変えれば，回復するということは身体的にアルコールから解放されるのと同じく，感情や精神面でもアルコールから解き放たれるということを意味しているのです。20年以上アルコールと縁を切っている男性依存症者は「破壊的な感情は私たちを外から遮断し，そのために私たちはハイヤーパワーとつながれなくなる。ハイヤーパワーとともにいられないということは，つまり間違った最初の1杯へと導く狂気じみた考えから自分を守れなくなるということだ。感情面において，平均台の上にとどまっているということが大切なのだ」と強調します。10年間飲まずにいるという女性は「私はもうそんなに感情を恐れていない。今自分がそういう感情を覚えている，とただ感じることができるようになった。感情が私を殺すわけではないと知っているし，感情がすべてではなく，感じるままにしておくことができる」と話します。さらに，高機能依存症者はアルコールが居心地の悪さや痛みの解決には決してならないのだと確信し始めます。

人生の困難な時を切り抜けようとしている女性依存症者は「世界中のどんなアルコールをもってしても，私がどう感じているかを修正することはできないとわかった」と話します。彼女はアルコールとは別のものの見方とスピリチュアルな対処法を身に付け，それが自分の感情に対処する助けになりました。その感情がどんなに痛みを伴うものでも対処ができるようになり，彼女の回復をさらに助けました。3年間アルコールから離れている男性は「今自分は心の奥底で確信しているし決して忘れはしない，アルコールで自分の感情から逃げるなんてもはや一つの選択肢でもない……絶対に。僕は幸せでとても生産的だ。絶望したり，苦々しかったり，あるいは怒りに満ちたりするよりも，ずっと前向きな気持ちのときが多いし，前の自分の暮らしぶりから見れば本当に大きく変わったと思う」と言っています。8年以上飲んでいないという回復中の依存症者は，こうした考えに同意しています。「自分にとって今あらゆることを感じられることは本当に大切なことだ。かつて何年も何も感じられずにすごし，何も感じないということが酔う理由でもあった。なぜなら自分の感情をなんともできなかったから。自分の感情の善し悪しなんてどうでもよかったし，すべてがどうでもよかった。自分にとって，本当にそう感じていたのだが，すべてが大きく強すぎて対処できなかった。だから，本当にしょっちゅう自分自身を酒で麻痺させていたんだ……。自分にとって，酒を飲むことは死へ向かって歩いているようなものだった……今は違うけれど。そんなふうに感じることなんて以前はなかった。自分は死に向かって歩いていると，そう感じられることが大切なんだ」[6]。

再発

　回復という言葉は，酒を断ちそれを長く維持することを意味していますが，回復とはアルコール依存症者にとって，とてつもない挑戦です。

男性でも女性でも，依存症者がどんなに長く回復の状態にあったとして
も，再発は本当にたやすく起こります[8]。再発という点では高機能依存
症者も底辺にいる依存症者と全く同じような問題に直面します。再発と
は「問題のある行動へと戻ること」と定義できます[9]。再発にはいろい
ろな例があります。しかし本書では断酒を基本とした回復を追い求めて
いるため，どんな量であれ意図的に飲酒することや気分を変えるために
他の薬物を使うこと（例えば大麻やコカインなど）を再発ととらえてい
ます。たった1回，アルコールの入ったものを飲むだけで，アルコール
に対する強い欲求の症状が刺激され，依存性を復活させうるのです。加
えていえば，もし依存症者が大麻のような気分を変えるドラッグを使え
ば，判断力が阻害され，そのためにアルコールを再び飲んでしまうこと
も起こりうるのです。

　広範囲に及ぶ依存症に関する研究が行われてきていますが，再発の割
合については明確なデータがありません。その理由とはいくつか言われ
ていますが，一つは，何をもって治療の成功とするか，その定義が施設
によってさまざまに異なっているということにあります。再発に関する
ほとんどの研究は治療施設から出されたデータに基づいており，再発率
は再発の定義はもちろん，追跡調査の回数にも影響を受けます[10]。いく
つかの治療センターは継続して酒を断っている依存症者の割合を報告し
ていますが，他の施設ではアルコールを飲む回数を減らしている依存症
者の割合を報告していたりもするのです。ある研究は治療センターに入
院した患者全員を評価対象としていますが，他の研究では，回復プログ
ラムを最後までやり遂げた患者のみに焦点を当てているということも起
こります[11]。

　治療センターに通った人で見た再発率の幅を見てみると，治療後の最
初の数カ月における再発率は40%〜60%で，はじめの年の終わりまで
に限定すれば70%〜80%に跳ね上がります。追跡までの間隔が2年以
上の研究では，患者の30%だけが断酒を続けられるというのですが，

それは再発率が70％だということを示唆しています [12]。治療センターに入院していない一般人口における依存症者の再発率についての研究は最低限のものしかありません。全国的な一般人口における依存症者のサンプルで見た研究では，31％程度が3年後の追跡調査で再発していました。この数字は18〜25歳の若い世代で高くなり，40％を越えていました [13]。治療センターに入院している依存症者とそうでない一般社会における依存症者で見た場合，その再発率に大きな差が出るのは，治療センターの症例のほうが厳密に調べられているからだと説明できるでしょう。

　依存症者は酒を断ちたいと望み，再発したくないと思うものでしょう。しかし，アルコール依存症という慢性疾患の性質を考えた場合，それは現実的な考えではなく [14]，高い再発率がそのことを反映しています。依存症者が再発するとき，その人はたいてい再びアルコールを断つことに準備ができていたりもします——この過程は，トランスセオレティカル・モデル（変化のステージモデル）のステージの変化を例にとれば，「再循環」と言い表すことができます。例えば，再発しても，その後に実行期への準備ができて再び断酒しようと目論む依存症者もいれば，再発したことによって自分には変化への準備ができていたかどうか疑い始め，循環して熟考期に戻っていく依存症者もいます。再発は断酒を続けようという，それぞれのやる気に影響を及ぼしうるし，もし繰り返し再発すれば，依存症者は病気に打ち負かされたと感じるかもしれません。だから依存症者がどのように再発し，再発に対処したのかを考えることは非常に重要なのです。再発は依存症者にとって自分をおとしめる経験であり，失敗によって回復プログラムに今まで以上に熱心に取り組もうとするようになる者もいます。なぜなら，再発したことによって今や自分が自らのもろさの目撃者となってしまったからです。彼らはまた再発したことによって，自分の身の回りにあるものの中で，何が感情的な，そして内面的な，そして身体的な引き金なのかを知るようになります。ディクレメンティによれば，「治療や自助，その他の介入方法を用いるのは，

依存症者の学びをより効率良くさせるためであり，この変化のプロセス
をよりよく理解することによって，回復への動きや各ステージをもう一
度やり直すことを促進し，うまく変化させその変化を保つのに必要な時
間を減らすことが見込める」[15] といいます。

　再発する依存症者に共通するパターンがいくつかあります。下に挙げ
たのは，注意すべき兆候と多くの依存症者が再発を誘発する引き金とし
て報告したものです。

- 社会的に孤立する。
- 極端にネガティブな考え方
- ネガティブな気分の状態（例：怒り，悲しみ）
- ポジティブな気分の状態（例：有頂天，興奮）
- 他者とのスピリチュアルなつながりの欠如
- 個人的な価値観／道徳観の喪失
- 自らの断酒に過剰な自信を感じる。
- 無敵だと感じたり謙虚さが欠けたりする。
- 依存症が「治った」と信じることによる誤った安心感
- 自己管理や次は飲酒を制御できるという確信
- 回復プログラムに参加しなくなる。
- とことん底をついたわけではないという考えの再発
- 根強い否認
- アルコールや大酒飲みをする人の周辺で必要のない時間を長くすご
  す。
- 強烈に過去を懐かしみ，アルコールを美化し，飲酒の肯定的な面を
  極端に強調する。
- 日々の習慣やスケジュールを失う（例：休暇，引退，失業）。
- ネガティブなライフイベント（例：家族の死，離婚）
- 精神的疾患の放置

- 回復のために生活を変えることに失敗する。
- 人間関係の葛藤
- 休日やその他のお祝いごとの機会（例：結婚，誕生日）

　このリストが示しているのは，依存症から回復することの重要性，そして再発の引き金は絶えることなく身の回りに存在するということです。治療センターや回復プログラムは，依存症者が回復したりアルコールへの誘惑や再発のきっかけに対する抵抗力を強くしたりすることを助けます。高機能依存症者は，「とことん底をついたわけではないという考えの再発」や「根強い否認」といったすでに列挙した警告のサインや引き金をいくつか経験しているという意味では再発の危険性がより高いのです。なぜならそれらがアルコールを断っている初期の頃に戦わなければならない問題だからです。加えて，高機能依存症者は「強烈に過去を懐かしみ，アルコールを美化し，飲酒の肯定的な面を極端に強調する」傾向も強いからです。というのは，アルコールは底辺の依存症者には多くを失わせるのに，高機能依存症者からは多くのものを失わせたわけではないからです。高機能依存症者は自分の依存症は「治った」という考えを疑い続ける必要があり，さらに謙虚さを持ち続ける必要があります。というのは，彼らは問題を修正して成功するために自らの意思を使うことに慣れているからです。グリフィンがこの点を説明して言うには，「自分が出会ったトラブルは，他のすべての経験と同じように一時的なものだ。瞑想，治療，断酒，そしてその他の心理的／内面的取り組みの中で多くの人が同じような瞬間を経験している。もし彼らが自分が得るものはいつも良い物だという幻想の下に落ちてしまったら，彼らは最低でも落胆してしまうか，もっとひどいことになる可能性もある」からです[16]。さらに，高機能依存症者は，助けてもらおうという必死の思いにならないために，回復プログラムにも参加せず回復のために必要な取り組みもしない者もいるかもしれません。そのために，底辺のアルコール依存症

者たちとは違う意味で再発しやすいもろさを持っているのです。

　依存症者がアルコールを断っている中で，再発はさまざまな理由で，そしていろいろなときに起こりえます。多くの依存症者たちが口をそろえて言うのには，実際に再発の1杯を飲んでしまうという物理的な再発の前に，感情的な再発を経験しているということです。断酒している依存症者が自らの価値感を危うくする方法で行動したとき（不正直な行動をする，他人に食ってかかるなど），しばしば内面的部分や感情の面でまわりとの関係をブロックしてしまいます。そのうちに，人とつながれない状態によってネガティブな考え方や行動パターンが再び戻ってきて，彼らを飲酒へと誘い込むのです。ディクレメンティは，それを「『明らかに不適切な決心』が何かを考えたり意志決定したりする際に，依存的な行動に戻ることを促すような検討の仕方をさせる。そして考え方が変わっていく。そして，回復していこうという誓いが，ゆっくりと破られていく。依存的ふるまいが少しずつではあるが増えていく。しだいに回復への誓いは損なわれる……実際に，多くの者にとって，依存的行動に戻ることはいつでも容易なのだ」[17]と言っています。これは依存症者が，まだ安定した長期にわたる断酒を定着させていないときには特に重要な事実です。キャロンの説明では，依存症者が回復に必要な取り組みをしていないとき（例：ミーティングを欠席している，不健康な友人とともにすごしている）に再発はゆっくりと始まり，その後急速に進んでしまう。キャロンはトイレの水を流したときにできる回転する水の渦を例えに使い，「それはてっぺんのゆっくりとした崩壊で水が流れ出ていき始め，人を飲み込む早い回転が起こり，そこから出ることができなくなる」状態として再発を説明します。

　再発は依存症からの回復の一部であると多くの人が考えています。このことはアルコールを断ち続けようと戦っている人たちには励ましとなりうるけれど，再発が引き起こす危険を減じることにはなりません。本当に多くの依存症者が再発するので，再発は依存症者が回復する際に起

こる後退だ，という間違った印象があるかもしれません。再発は単なる
やる気をそぐような後戻りよりもずっと重要で，結果として命を危うく
させることさえあるのです。

回復を維持すること

　回復は依存症者が一度何かをすればそれで終わり，というようなもの
ではありません。実際，アルコール依存症者にとっての最大の難関は，
最初にアルコールを断つことではなく，回復した状態を維持し続けるこ
となのです。ある男性高機能依存症者は3年以上断酒していますが，明
るく認めてこう言います。「回復したという卒業証書が欲しいね……い
まだに卒業を待ち続けているんだ」。フォスターによれば，アルコール
依存症は慢性的な病気であるから，「実際には治らない……それは長期
にわたって管理することが必要な病気だし，だから回復とはどうやって
この病気を管理するかを考えることなのだ。そして，その病気を管理す
る方法はたくさんある」[19]のです。回復は依存症者が自ら努力し続ける
ことなくしては，維持し続けることができません。ディクレメンティも
同意してこう言います。「人の言動を変えるという取り組みは，長く変
化を起こし続けるためである」[20]と。
　研究者や依存症の専門家，そして回復中のアルコール依存症者が皆同
意するのは，回復を維持する方法はたくさんあるということです。デュー
ダは回復した依存症者は「自分の人生のあらゆる面で責任を持つ」必要
があると確信しています。自分をケアし維持することは，底辺にいる依
存症者たちと同様，高機能依存症者にも欠かせないことで，実際の回復
プログラムの取り組みや個人的なセルフケア，スピリチュアルな探求，
精神保健，人間関係に努力して関わっていくことです。長期にわたる回
復を成し遂げてきた人々は，これらの回復のいろいろな側面と人生の間

でうまく均衡を保っています。さらに，感情的にも内面的にもスピリチュアルにも成長しようと継続的に努力しています。それにもかかわらず，最も基本的なことですが，長期にわたる回復における最も重要な側面は，アルコールを飲まないということです。

　12ステップの回復プログラムに取り組んでいる高機能依存症者たちは，自らの回復を持続させるために基本的な取り組みをします。最も重要なものが生活の中で回復を最優先させるということであり，それなくしては依存症者はすべてを失う危険にさらされるのです。7年もアルコールを断っているある回復中の依存症者は「長期間の断酒を達成している人としていない人の違いは，自分の回復やハイヤーパワー，そして他人へ奉仕することに再び取り組もうと行動できるかどうかだ」と言います。アルコールを断っている依存症者たちが感情や身体，そして内面的にも良い状態でいることは容易ですが，そのうちやる気を失ってしまうことがあります。痛みはしばしば回復への動機となり，痛みがなくなると停滞することになるのです。長期にわたる回復は人生の困難な時と喜びに満ちている時の両方を通して継続した行動を起こすことが求められるのです。

　12ステップの回復プログラムに取り組むことが主要な回復のためのツールであり回復を維持するための中核である，と多くの高機能依存症者が述べています。多くの人が祈りや瞑想を含むなんらかの日課に取り組んでいます。25年も断酒している男性高機能依存症者は「朝のコーヒーと瞑想は欠かさない。毎日1時間やる」と言っています。4年間アルコールを断っているという別の男性は，「朝起きて最初の1時間は本を読み，祈り，瞑想し，そして日記を書く。夜眠りにつく前に一日を振り返り，また一日依存症から離れていられたことをハイヤーパワーに感謝する」のだと言います。高機能依存症者の中には朝や夜，あるいは朝晩ともに数分間，祈ったり日々の日記を読み直したりしてすごすと話す者もいます。ストレスを感じたり意識をスッキリさせる必要があるとき

には，一日を通して祈ったり自分の呼吸に集中する者もいます。決まった時間を祈りや瞑想に割くことが重要なのではなく，自分の深い内面とスピリチュアルにつながり，自分を見つめ直す方法を見つけることが重要なのです。

　12ステップの回復プログラムの中で回復するために必要なもう一つのことは，ミーティングに参加することです。高機能依存症者によると，ミーティング参加の頻度は人によって異なっています。依存症者が自分にはどれくらいの頻度でミーティング参加するのがよいかといえば……そこには何の規則もなく単にいくつかの提案があるだけです。さらに高機能依存症者は，自分以外に酒を断っている依存症者と電話で話したり一緒にすごしたりすることが回復にはきわめて重要だと口をそろえて言います。多くの依存症者は，仲間を支えることを通して他の依存症者を助けることが自分の回復に必要不可欠だと気づくし，3年断酒しているある女性高機能依存症者は「私はアルコールを手放す必要があるし，この希望のメッセージを自分のような体験をしている他の人に伝える必要がある」と考えています。

　個人的なセルフケアという観点では，健康的な方法でストレス解消することが不可欠だと高機能依存症者たちは言います。4年も断酒している女性依存症者は「定期的に体を動かし，よく食べて煙草もやめた。自分自身をケアしてバランスを保つことに私は本当に力を入れている。だって私がお酒を飲んでいたのは，不安やストレス，そして不安感といったものを和らげるためというのがあったから」と話しています。別の女性は断酒2年ですが，「自分を強く保ち，お酒以外にもカフェインやたばこのような依存しやすいものから離れていられるように健康的な食べ物を食べているし，毎晩十分な睡眠を取るようにしている」と言います。多くの依存症者は運動を瞑想や祈りと組み合わせて心の中に安らぎを作り出すヨガに取り組んでいます。一般的に，高機能依存症者はなんらかの一貫した日課を持っており，それによって適切な環境を整え日々目標

を設定しています。

　身体的なセルフケアに加えて，精神的なセルフケアも同じように重要
です。高機能依存症者の中には回復プログラムとは別に，あるいはプロ
グラムに付随したものとして精神保健面の問題に取り組むために治療を
受ける者もいます。2 年間アルコールを断っている女性依存症者は，回
復プログラムに加えて「必要に応じて，依存症カウンセラーとの治療に
も通っています。人生でストレスの多いときには毎週通うけれど，普段
は 1 カ月に 2 回の割合です」と話します。4 年間アルコールを断ってい
る女性は「私も自分自身が安全で幸せな状態でいられるよう治療に取り
組んでいます。セラピーや瞑想の練習，そして 12 ステップの回復プロ
グラムがそのことにすべて役立っています」と話します。心理的セルフ
ケアには楽しくまた個々の生活に喜びをもたらす活動や趣味も含まれ，
例えばハイキングやガーデニング，人との付き合い，読書，ダンスなど
があります。回復した生活とは自らの人生を生きることに関わっている
べきであり，依存症者は自分が情熱を感じられるものを見つけてそれに
参加するよう奨励されるべきです。

　健康的な友人関係や恋愛関係も，回復を維持するための重要な側面で
す。20 年も断酒している男性依存症者が言うには「回復プログラムの
仲間との友情はこの何年もの間，本当の意味での僕の支えとなってきま
した」。回復の途上にある依存症者はしばしば，自分が飲酒して混沌と
した状態で生きていたときに比べて，酒をやめバランスの取れた生活を
送っていると，自分の人生により健康な人々を招き入れていることに気
づく，と言っています。4 年間飲酒をやめている女性依存症者は「私は
善良でお酒を飲まない人と付き合うよう努力している。自分の行動に責
任を持つよう努力している。そして劇的な事件を避け，離れていられる
よう努力している」と言っています。2 年飲んでいないという依存症者
は「最近，自分を抑圧しすぎないようもう少し余裕を持つように気をつ
けているけれど，でも回復プログラムの仲間と過ごすのも好き」と話し

ます。それとは対照的に，依存症者が一人でいるときに「（精神的）圧力を減らす」ことができるのは，依存症者がもはや絶えず気をそらす必要がなくなったということを意味しています。多くの依存症者にとって，依存症的にアルコールを飲むのには人間関係を持続させる一面でもあります。だから，回復には他の人とともにすごすことと一人でいることのバランスを見出だす必要があるのです。

今だからわかること：筆者の振り返り
〈過去の日記から〉

◆長期にわたる回復

2006 年 3 月 14 日，29 歳　2 年間の断酒

　　自分のゆがんだ考えを越えてアルコールについて考えられるようになったと思う。私が参加している回復プログラムは，アルコール依存症が私の中に作り出したゆがんだ考え方に挑む助けになった。

　　人生に葛藤している間でも，私はずっと魂のどこかで自分の将来進むべき方向につながっていた。私は祈り，そして自分の痛みを振り返り，他の人をうまく助けられる時がくるのを待っていた。とうとうその時がきて「今日一日」と考えられる今の状態にたどり着いたのだ。私はようやくかつて自分がどのような人間だったかを省みることができるようになった。私はアルコール依存症者である部分を恥ずかしいと感じるけれど，今そのことを他の人たちと共有しているときには誇りを感じることができる。私が依存症だと知っている人たちに恐れを感じていたけれど，今私は強くて，問題から解放されたと感じる。私は他の人のために差し出せる何かを持っている，飲まずにいること，知恵，そして心の安らぎを持っていると正直に言うことができるのだ。

12ステップをやり遂げることによって，私の過去は癒された。私は今現在に生きている。私の人生における本当の意味がはっきりとしてきて，そこで生きるための強さを見つけることができた。

2007年2月2日，30歳　3年間の断酒

　私は結婚して，お酒を飲まず，家を持ち，満足していて……多くのことが変わった……すべての山や谷を通り抜け，神に導かれて私は打ち勝った。私は完璧ではない。私はいまだに自分自身に取り組んでいるし何度も失敗している——でもまわりの人たちの愛や支えで立ち上がり，自分の欠点を直すことができる。

　過去の痛みの一部が私を脅かすけれど，罪悪感は消えた。今日この日の真実を知っている……そして私が最も誇れることは「お酒を飲まずにいるためにどんな努力も惜しまない」ことだ。最後に飲んだときや最後にバーにいたとき，そして最後に気を失ってからの長い道のりを進んできた——神の愛によって。

　内面的にも外見的にも，アルコールを断った初期から回復プログラムのステップを通して，私の人生には劇的な変化があり，それによって長期の回復へと入っていきました。断酒の初期のトンネルをうまく切り抜けると，自分の依存症が自分の人生や人間関係にどんなに影響を及ぼしていたかが明らかになり，そのことに驚かされました。回復によって本当の自分を見つけることができました。飲酒や人づきあい，そして依存症による混沌とした状態にかくされていた本当の自分を発見することができたのです。回復している今の人生と飲んでいたときの生活を比べることなどできません。それらは全く別の存在のように感じられるからです。

　回復における成長の過程は決して終わりがありません。一つの問題に直面して学びを終えると，新たな課題が登場します。絶えることなく挑

戦すべきことが生じて，いまだに不快な感情が不意にあらわれることがあるけれど，それらは通り過ぎていくし，私もそれらをやりすごす方法を持っています。私は何度も恐れるかもしれないけれど，でもいつも安心しています。人生にどんなことが起ころうと私は大丈夫だ，私は神という，つながるべき力の源を持っているのだから。

◆再発

　私はアルコールを完全に断つ前に，何度も同じような形で再発をしました。4年間，しばらくの間断酒した後にほどほどに飲もうと目論んだのです。私は何度も自分や他の人たちに対して二度と気を失ったりしないと約束をして，そして何度も何度もその約束を破ったのです。こうした酔っぱらったときのエピソードの数々によって，私は強烈な恥ずかしさや打ちのめされた感覚を覚え，そして同じことを繰り返しました。12ステップの回復プログラムに参加した後，私は幸運なことに再発はしませんでした。しかし，私が再発しなかった理由は，プログラムにつながる前に，節酒をしようとあらゆることを試して失敗したからだと思っています。

2006年8月4日，29歳　断酒して2年7カ月

　マーサズ・ビニヤード島ではとても楽しかった。だけど，ビーチバーがついている水辺の地域で，近くにボートが停泊している場所に夕食のために出かけたら，突然，外でお酒を飲んでいる人たちに嫉妬している自分に気づいた。立つこともできず男性の肩にもたれかかっている若い女性に目が釘付けになった。私は実際に自分が彼女だったらと思ったのだ——自分が酔っぱらってあの麻痺した状態の彼女だったらと。その強迫観念じみた考えや渇望は，自分自身を驚かせ，その考えや渇望感について恥ずかしさを感じた……。私は自分のスポンサーに電話をしていくつかの助言を受け，これは自分が元の状態にひどく後

戻りをしているわけではなく，単に自分がまだアルコール依存症だと思い出させる出来事にすぎなかったことに気がついた。

　回復している状態でも，自分に再発の心配がないと感じることは決してありません。私は自分の意識の裏で延々と続いているアルコール依存症という病気を感じます——表面にはあらわれていないけれど，でも決してなくなることはないのです。何度も，私の一部はアルコールを美化するし，そしてこれが奇妙な形の天の恵みだと気づくのです。なぜならそのことによって自分が依存症だと屈辱的に思い起こさせてくれるからです。飲酒が私や他の人にもたらしたあらゆる痛みや危険を経験した後になっても，飲酒していたことを懐かしく思い出すということ自体が，この病気の症状なのです。今では私はこの考えや感覚が何のためのものかわかります。飲むための理由ではなく，回復のための取り組みを続ける動機を与えてくれていたのです。

◆回復を維持すること

2005年7月19日，28歳　断酒して1年6カ月

　私はヨガセンターにいて数日をすごしている。このセンターはマサチューセッツ州の西側の，あるゆるやかな丘陵地帯で静かな湖を見下ろす場所にある。ここではヨガや瞑想，マッサージの他に多くのスピリチュアルな訓練を提供している。これはバーに行く代わりのご褒美なのだ！　今のところはここにやってくることができたし，ここでの心の平安に畏敬の念を抱いていて，さまざまなことを乗り越えるために祝福されているように感じる。ここでは神の存在を感じるし，この旅が精神的，身体的，そして深い内面においても私のためになるだろうと感じる。この場所の目に見える美しさとこの地域のスピリチュアルな性質が私の中のすべての感覚を刺激した。

私はかつて私をいらつかせたものたちが私から流れ出ていっている
ことにさえ気づいている。私は大局的な観点で考えることができる
——なぜ小さな事件がそれを妨げられるだろうか？
　それらが私のまわりで無駄に動いていて「その波に乗る」ことがい
かに容易かわかる。私たちの意識のできない問いには，信仰が平安を
もたらしてくれるもの。私は自然や小さな事柄，そして心の落ち着き
に感謝することができるし，それらはすべて私の魂が本当に切望して
いると私は知っていたのに，アルコールが邪魔をしていたのだ。酔っ
ぱらうことよりも飲まずにいることを，混沌よりも心の平安を，劇的
な事件よりも調和を，そして怒りよりも愛を選ぶのだ。

2006年9月2日，29歳　2年7カ月

　ときどき，だらだらしたくなる——いつも断酒という名前のルーム
ランナーの上を歩かされているような気持ちになる——「自分にはこ
れをやることが必要なんだ，あれをやれ，これをもっとするんだ，等々」
——ただ「そのまま」でいたい……多分，私の一部は消極的に反抗し
ているんだろう。ただ行動したくないのだ。

　私が自分の回復を維持するのには，長い時間がかかりました。12 ス
テップの回復プログラムに参加することがアルコール依存症から回復す
ることを助け，自分の内面奥深くにある本当の自分を大切にする生き方
へと導いてくれました。しかし，12 ステップのプログラムは，外側の
問題をすべて解決するために作られているわけではありません。だから
回復プログラムで対応できることとできないことの区別を認識するよう
にして，積極的にセルフケアを行い，生活の中で取り組まなければなら
ないさまざまな訓練とうまく組み合わせるようにしてきました。鍼治療，
マッサージ，ヨガ，ランニング，治療といったものはすべて，生活の中
のさまざまなときに私がバランスを維持するのに重要な助けとなってい

ます。お酒を断って初期の頃には，かなりの時間をかけて回復とセルフ
ケアに専念しました。何度も思ったものです。まるでお酒を断った生活
をするという常勤職に就いたようなものだと。そこで 12 ステップの回
復プログラムミーティング，それぞれのステップでの取り組みを実行し，
ボランティア活動，そしてセルフケアを実行しなくてはならないのです。
大丈夫な状態でいられるように私は一生懸命に取り組み，そして何度も
何もしたくなくなりました。自分を分析するのをやめてもう一度気楽な
生活がしたくなりました。時間はかかったけれど，私は感情的にも身体
的にも自分の中の深い奥底でもより安定した場所にたどりつき，そのこ
とによっていくつかのセルフケアをやめても大丈夫な状態になっていき
ました。私の回復のほぼ全体を通して気づいたのは，一人になって心を
静かにし，そして自分を充電する時間を持つことが必要だということで
した。アルコールを断つ前に自分が決して望まないことやお酒をやめる
前にやる必要があったこともこれだったのです。

　アルコール依存症との私の戦いは，自分の奥深いところを見つめるス
ピリチュアルな旅と感情的な成長へと形を変えていきました。自分の中
の混乱を収めるために必要なこととして始まったものが，心の中の安ら
ぎを求める強い願いへと変わっていきました。私は自分の経験の数々を，
そのままの形で仲間とシェアしてきたし，私の人生の学びと成長が，他
の人の助けになることを祈っています。神の光というたいまつが，新た
な仲間を導くために灯り続いていくように。

監訳者あとがき

水澤　都加佐

　本書は，日本にも多い「高機能アルコール依存症者（High Functioning Alcoholic：HFA）」をテーマにしたものである。ある専門職の女性アルコール依存症者が，自分の回復のプロセスを振り返りながら，高機能アルコール依存症の特徴と対応について述べている。

　「やまい（病）」とか「病気」，あるいは「疾患」などと呼ばれるものは，実に多種多様にわたり，6年間の医学教育ですべてを学ぶことはとうてい困難であるばかりか，臨床の場に従事している専門家ですら，診断が異なることも決してめずらしいことではない。しかし，いったん診断名が確定すれば，その診断に適した治療が開始される。たとえその病を抱える人が女性であれ男性であれ，高齢者であれ若者であれ，仕事をしていようがしていまいが。間違っても，病そのものが否定されたり，問題視されないことは普通ありえない。

　しかし，アルコール依存症に関して言うと，こういう言葉を聞くことは珍しいことではない。「彼（彼女）は，確かに飲みすぎの傾向はあるけれど，仕事はちゃんとやっているから問題ない」あるいは，「仕事をやれているうちは，飲む，飲まないは個人の問題だから，口を出すべきではない」などと。言い換えれば，病があっても（そもそも病と言う認識すらないのだが）仕事がやれていれば問題ではない，という考え方が存在している。まして，高機能を果たしている人たち，専門職や職場で高い地位にある人，業績を上げている人となると，誰も問題を指摘することはない，と言っても言いすぎではなかろう。家族がどれほど困り，心配をしていたとしても。また，ある種の芸能人などでは，「彼の酒が芸を磨いた」とか，大酒家であることが勲章のように言い伝えられることすら珍しいことではない。依存症という病がいまだに正確に理解され

ているとは言い難いのだ。

　高機能であろうがなかろうが，病気は病気であり，なぜ初期のうちに
治療に向かわせられないのか，その背景に関して，本書ではさらに二つ
の問題を挙げている。一つは，依存症者特有の問題，すなわちそれは「否
認の構造」である。否認には，実にさまざまなものがあるが，自分の問
題を正確に理解し，受け入れようとしないこと，常に自分よりも問題が
大きくなっている依存症者と自分を比べて自分の問題を過少評価するこ
と，病的なまでの飲酒欲求により，飲酒を正当化する（いつかまたかつ
てのように上手に飲酒したい，できるのではないか，という否認も含ま
れる），こうしたさまざまな種類の否認が治療を困難にしているのであ
る。また，治療者・援助者が未熟なために，正確な診断ができず，依存
症者の巧みな否認（言い訳，合理化，話題のすり替え）に乗ってしまい，
節酒や減酒を容易に認めてしまう傾向もあり（依存症治療の先進国と言
われるアメリカにおいてすら），結局いつかは断酒以外には回復の方法
がないと本人が理解するまで，何年にもおよぶ回り道をさせている現実
がある。かつてアメリカ・カリフォルニア州の病院で，節酒治療をして
いた専門家がいて，予後調査では，完全断酒を主眼として治療をしてい
る病院で治療を受けた患者の予後よりも，節酒治療を受けた患者の予後
の方が優れている，という結果を発表し世論をにぎわしたことがある。
再調査の結果では，節酒治療を受けた患者の予後が惨憺たるものである
ことが判明した。治療者・援助者は，よほどしっかりした診断ができな
い限り，安易に患者の飲酒欲求に妥協をし，節酒だ減酒だといって治療
対象を増やすべきではないことも本書から学べるものの一つである。こ
の際だから言っておくが，依存症治療とは，何をどうすべきものなのか，
に関しての確たるものが確立されて，それが全国水準に達しているとは
とうてい言い難い日本の現状においては，まず依存症治療のレベルを
もっとしっかりと確立しなければならないのは言うまでもない。教育プ
ログラムばかり発展（？）し，まるで依存症教育をしっかりすれば，患

者は回復するとでも思っているかのような印象すら与える今日である。またなかには，20年も30年も前から臨床の場で普通に使われてきた援助技法の，ほとんど名前を変えただけのようなものが，あたかも新しい技法のように紹介され，まかり通っている。その中身の点検もしないままありがたがって飛びつく援助者・治療者も多いのは，なんとも情けない現状である。

　もう一つ，本書から学ぶべき点がある。それは，アルコール依存症者が，結局自分は生涯断酒をする以外には，生き延びる方法がないのだ，と認識するに至るまで，何年もの間，飲酒と断酒を繰り返し，ときに節酒を試みる，という事実を認める必要があるということである。回復の道のりは，決して平たんではないということだ。そのプロセスを，専門家といわれる人たちは，忍耐強く一緒に歩かねばならない。また，いわゆる自助グループ，本書ではAAのみならず，他の自助グループも随所に紹介されているが，なぜ自助グループにつながっている人に回復の道を歩む人が多いかが理解できる。治療者・援助者は，何ができるかの議論は置いておくとして，患者や家族のネガティブな話は聞きたくない人が多い。そのまま受け入れず，やたらに説得をしたり，言いくるめようとする。何かを教えようとする。自分たちは，専門家だ，というスタンスで。しかし，専門家と言われる人たちは，何を患者よりもわかっているのだろうという疑問も本書から学び取れる。実は，依存症という病に関してもっともよく理解をしているのは，患者自身なのだが。だからこそ，自助グループにつながった人たちに回復者が多いのだ。

　本書の訳に関しては，別記のように3人の方々にお願いをした。それぞれ専門の領域で仕事をしている方々である。訳の統一を図ったつもりではあるが，もし読みにくさや不統一の部分があった場合には，監訳者の責任である。また，訳者一人ひとりの文章表現の違いを尊重しながらも，読者の混乱を防ぐために，監訳者好みの表現にしたことを訳者の方々のご了承を得たい。

訳者を代表して

伊藤　真理

　50 年余りの私の人生を振り返ってみると，実はアルコール依存症は長く私の身近に存在していたといえるかもしれません。ごく普通の家庭で育ちましたが，アルコール依存症者もその家族も私にとっては遠い存在ではなかったのです。私にとっては世間にいるいろいろな人たちの一人として，当事者が存在していました。それぞれの言い分や嘆き，悲しみ，恨みつらみのようなものも直に見聞きし触れながら育ち成人しました。ここでいう依存症者とは，いわゆるステレオタイプの依存症者とその家族です。アルコールの問題飲酒によって仕事や家族を失い，最後はアルコールで体を壊し亡くなった人もいます。

　大学を卒業して新聞社で働くようになり，私自身もアルコールを嗜むようになりました。当時のマスコミ業界ではアルコールを通した「付き合い」は非常に重要な位置を占めており，まだ少なかった女性記者としてやっていくためには，アルコールによる付き合いは避けられないものでした。少なくともそのときの私はそう信じていました。ですから同僚や上司，仕事関係者から声がかかればなるべく出かけましたし，20 代の頃は毎日のように飲んでいました。体質的にアルコールに強かったこともあり，人前でお酒につぶれたりふつか酔いで動けなくなったりしたことは一度もなく，朝まで飲み会に参加してシャワーと着替えだけして出勤したこともありました。

　そんな中でステレオタイプではないアルコール依存症的な人々の存在に私は薄々気づいていました。例えば仕事はバリバリこなす優秀な人が，いったん仕事を離れて飲み始めると際限なく飲み続け，酔う過程で正気を失って罵詈雑言を吐き，奇行や問題行動に走り，ときには人に暴力をふるうのです。そのままつぶれてしまって誰かが家まで送り届けなけれ

ばならない場面にも出くわしました。もちろん次の日はふつか酔いで仕事なんてできる状態ではありません。でも，朝9時から夕方5時で完結する業界ではありませんし，「飲みニケーション」が重要視される環境から，そう大きなチョンボにはなりません。普段の仕事ぶりが良ければ「酒癖が悪い」で許されすまされてしまうということが日常茶飯事でした。

　酔ってしでかした言動を本人が全く覚えていないこともしばしばあります。でも，裏では家族やまわりで傷つく人が存在しているのも事実でした。そういう人たちとともに飲んでいるわけですから，問題飲酒による言動によって私自身も不快な思いをしたり傷つけられたりすることもたびたびありました。問題飲酒の後始末を担当することもあり，イネイブラーの役割を果たしていた部分もあったわけです。問題飲酒をする人は仕事をこなしているから（その内容はピンからキリまでありましたが）大目に見られ見逃されているだけで，実際に起こっていることはいわゆるステレオタイプのアルコール依存症者と変わらないのではないかと薄々感じていました。

　一方で，私は自分の中にある一種の危険性にも気づいていました。付き合いではあったものの，私がアルコールを飲むときには日々のストレスから解放されて気持ちを和らげたいという気持ちも大きくありました。たいていは生ビールで始まるのですが，最初のグラスを飲み干したときにやってくる，ふわっと心身が緩むような，ごくごく軽い麻痺が全身に起こり行き渡るような感覚，あれが好きでした。でも，毎日飲んでいるうちに効き目は弱くなります。いわゆる耐性です。付き合いによる飲酒を続けながら30代になったばかりの頃，はじめてふつか酔いを経験しました。心身ともに最悪の状態で移動の途中で何度もトイレに駆け込みながらも予定していた国内出張をなんとかこなし，仕事には穴をあけずにすみました。

　しばらくは飲まずにいたものの，体調が落ち着いてまわりから声がかかると，また「あの感覚」を求めて飲みました。20代の頃ほど量は飲

まなくなっていましたが，飲んでいるとビール1杯では足らなくて2杯目，3杯と増やしていかなければならなくなります。疲れで体調が悪いときには気持ち良くなるどころか胃にむかつきを覚えることもありますが，でも，疲れていたり体調不良だったりするからこそ精神的には「あの感覚」で気晴らしすることが必要になるのです。あるとき，「もう1杯飲んだら気持ち良くなるんじゃないか」と考えたことがあり，それが飲めるけれど飲まない選択をする大きなきっかけになりました。ずっと昔，ある依存症者が私に言った言葉を思い出したからでした。「もう1杯飲んだらきっと自分は元気になれる。気持ちも良くなってまた頑張れると思う」。自分の中に依存症の種のようなものがあることに気づいた瞬間であり，その衝撃は非常に大きかったのです。それ以来，30代半ばで結婚・出産をしたこともあり，ほとんど飲まない生活をしています。

　40歳で会社を辞めて大学院に進学し，公衆衛生を専攻しながら精神保健についてもひと通り学びましたが，その間にもずっと気になっていました。自分の中にある依存症の種，会社員時代に見た人々の酒癖の悪さ，私の中でわだかまっているそれらものの正体は何なのだろうかと。

　勉強や仕事の傍ら，手探りで自分なりに調べ専門家に話を聞きに出かけるということを繰り返すうちに，今回監訳を担当してくださった水澤都加佐先生に出会い，「高機能アルコール依存症」という概念があると教えてもらいました。この言葉を知ったとき，胸につかえていたものがストンと腑に落ちて目の前が開けたように感じました。詳しく知りたいと文献を探しましたが国内には高機能アルコール依存症について書かれたものがなく，ようやく見つけ出した一冊が今回翻訳出版する本の原書UNDERSTANDING THE HIGH-FUNCTIONING ALCOHOLIC です。2014年1月下旬のことでした。

　Amazonで注文した本はすぐに手元に届き，実物を手にした瞬間に翻訳して出版したいと思いました。私のように「高機能アルコール依存症」について知りたいと思う人の役に立つと思ったことが第一ですが，同時

に自分自身を見つめ直したいという思いがありました。幸いなことに星和書店が理解を示してくださり機会をくださいましたが，翻訳に取り組んでみると簡単な作業ではありませんでした。筆者セイラ・アレン・ベントンは各章で高機能アルコール依存症者としての自らの体験も綴っています。翻訳しながら彼女がくぐり抜けてきたものの大きさに触れ，それを正直に綴る彼女の勇気を感じるたびに何度も圧倒されました。ときには自分の生き方を問われているようにさえ感じるなかなか重い作業でもありました。紆余曲折を経て，水澤先生を通じて知り合った精神保健福祉士の大先輩である水澤寧子さん，会津亘さんに助けていただきようやく翻訳し終えることができました。私の力不足でわかりにくい部分もあると思いますが，それでも，本書が持つ本来の作品としての力強さ，内容の濃さは十分ご理解いただけると信じています。監訳者と共同翻訳者のお三方のご協力・ご尽力のおかげで全体のレベルも保たれています。

　最後に翻訳の機会をくださいました星和書店の石澤雄司社長と岡部浩企画室長をはじめ本書の出版に関わってくださったすべての皆さま，そして本書を手にとって読んでくださる皆さまへ心から感謝したいと思います。

アルコール依存症を取り巻く環境がより良いものになることを願いながら
2017 年 3 月

【著　者】

セイラ・アレン・ベントン（Sarah Allen Benton）

　アメリカ，ボストンで活躍する精神保健カウンセラー。問題飲酒者を援助するためのスキルのトレーニング・プログラムを展開するリーダーの一人。ハーバード大学医学部やマサチューセッツ総合病院と提携しているマクレーン精神科病院でもカウンセラーとして仕事をしていたことがある。カリフォルニアのディズニーチャンネルやデンバーの CBS 局，デンバーの NBC 局などのテレビ番組をプロデュースした経験も持つ。2004 年以来断酒を継続していてアルコホリクス・アノニマス（AA）のメンバーでもある。ノースイースタン大学にて心理カウンセリングの修士号取得。

【監訳者】

水澤　都加佐（みずさわ　つかさ）

　学習院大学卒業。日本社会事業大学研究科修了。神奈川県立精神医療センターせりがや病院心理相談科長を経て，現職は，㈱アスク・ヒューマン・ケア取締役研修相談センター所長，Healing & Recovery Institute 所長，非営利活動法人アスク（アルコール薬物問題全国市民協会）副代表。

　著書に「仕事で燃えつきないために」「悲しみにおしつぶされないために」「依存症者を治療につなげる」（以上大月書店），「あなたのためなら死んでもいいわ」（春秋社），「自分の怒りと向き合う本」（実務教育出版）など多数。

　訳書に「子どもの悲しみによりそう」「PTSD ってなに？」（以上大月書店），依存症から回復した大統領夫人」「恋愛依存症の心理分析」（以上大和書房），「うつをやめれば楽になる」（PHP 研究所），監訳書に「親の依存症によって傷ついている子どもたち　物語を通して学ぶ家族への援助」（星和書店）など多数。

Healing & Recovery Institute（HRI）

〒 231-0013　横浜市中区住吉町 2-21-1　フレックスタワー横浜関内 504

電話：045-663-9027　E-mail：hri@mzs.jp

【訳　者】

伊藤　真理（いとう　まり）

　日本女子大学家政学部家政理学科（生物農芸専攻）卒業後，新聞社に 18 年勤務。2007 年東京大学大学院医学系研究科修士課程（公共健康医学専攻）入学，2013 年 9 月同研究科博士課程（健康科学・看護学専攻）満期退学。博士（保健学）。精神保健福祉士。東京都健康長寿医療センター研究所非常勤研究員，国立がん研究センター特任研究員などを経て，公益財団法人未来工学研究所（主任研究員）。

会津　亘（あいづ　わたる）

　早稲田大学教育学部卒業後，医療機器販売会社に勤務。その後渡米しコネティカット州立大学分子細胞生物学科にて博士号取得。博士（理学）。精神保健福祉士。介護福祉士。ノースイースタン大学，ハーバード大学の研究室でがん治療の研究に従事した後，現在は帰国し依存症治療施設の副施設長として回復のプログラムをアルコール依存症やギャンブル依存症の利用者に提供している。

水澤　寧子（みずさわ　やすこ）

　東京女子大学文理学部心理学科卒業。精神保健福祉士。現職は，長谷川病院の精神科ソーシャルワーカー。

　訳書に「すばらしい悲しみ　グリーフが癒される 10 の段階」（地引網出版），「傷つけられていませんか？　虐待的な関係を見直す（10 代のセルフケア）」（大月書店），「すべてがうまくいく安らぎの言葉」（PHP 研究所），「親の依存症によって傷ついている子どもたち　物語を通して学ぶ家族への援助」（星和書店）など。

高機能アルコール依存症を理解する

2018 年 1 月 22 日　初版第 1 刷発行
2019 年 1 月 11 日　初版第 2 刷発行

著　　者　セイラ・アレン・ベントン

監 訳 者　水 澤 都 加 佐

訳　　者　伊 藤 真 理・会 津 亘・水 澤 寧 子

発 行 者　石 澤 雄 司

発 行 所　株式会社 星 和 書 店
　　　　　〒 168-0074　東京都杉並区上高井戸 1-2-5
　　　　　電 話　03（3329）0031（営業部）／ 03（3329）0033（編集部）
　　　　　FAX　03（5374）7186（営業部）／ 03（5374）7185（編集部）
　　　　　http://www.seiwa-pb.co.jp

印刷・製本　中央精版印刷株式会社

親の依存症によって
傷ついている子どもたち
物語を通して学ぶ家族への援助

ジェリー・モー（Jerry Moe）著

水澤都加佐 監訳

水澤寧子 訳

四六判　336p　定価：本体2,200円＋税

親の依存症によって傷ついた子どもたちには、これまで援助の手がさしのべられてこなかった。この問題にいち早く気づき、活動を始めた著者が、子どもたちの物語を通して、援助の具体的方法を紹介する。

お酒を飲んで、
がんになる人、ならない人
知らないと、がんの危険が200倍以上

横山顕 著

四六判　232p　定価：本体1,500円＋税

お酒を飲むと、どんな体質の人ががんになりやすいのか。遺伝的体質の違いを知ることは、がんをはじめとする病の予防や改善に役立つ。アルコール関連問題の専門家である著者がわかりやすく丁寧に説明。

発行：星和書店　http://www.seiwa-pb.co.jp